U0339741

Tae-Hwan Lim

Practical Textbook of Cardiac CT and MRI

心脏 CT 和 MRI 实用教程

主　编　〔韩〕李泰焕

主　译　李　保　牛金亮

天津出版传媒集团

天津科技翻译出版有限公司

著作权合同登记号：图字：02－2019－98

图书在版编目（CIP）数据

心脏 CT 和 MRI 实用教程/（韩）李泰焕主编；李保，牛金亮主译. —天津：天津科技翻译出版有限公司，2019.12

书名原文：Practical Textbook of Cardiac CT and MRI

ISBN 978－7－5433－3918－7

Ⅰ.①心… Ⅱ.①李… ②李… ③牛… Ⅲ.①心脏病－计算机 X 线扫描体层摄影－诊断学－教材 ②心脏病－核磁共振成像－诊断学－教材 Ⅳ.①R540.4

中国版本图书馆 CIP 数据核字（2019）第 049556 号

First published in English under the title
Practical Textbook of Cardiac CT and MRI
Edited by Tae-Hwan Lim
Copyright © 2015 Springer-Verlag Berlin Heidelberg
This edition has been translated and published under licence from
Springer-Verlag GmbH.

授权单位：Springer-Verlag GmbH

出　　版：天津科技翻译出版有限公司

出 版 人：刘子媛

地　　址：天津市南开区白堤路 244 号

邮政编码：300192

电　　话：(022)87894896

传　　真：(022)87895650

网　　址：www.tsttpc.com

印　　刷：山东鸿君杰文化发展有限公司

发　　行：全国新华书店

版本记录：889mm×1194mm　16 开本　22 印张　400 千字

　　　　　2019 年 12 月第 1 版　2019 年 12 月第 1 次印刷

　　　　　定价：198.00 元

将此书献给我尊敬的师长们：

我的父亲 Jae Keun Lim, MD, PhD

我的老师 Man Chung Han, MD, PhD

我的导师 Charles B. Higgins, MD

本书配有读者交流群

入群指南详见本书目录后页

译者名单

主　审

王　峻　张　辉

主　译

李　保　牛金亮

副主译

张　进　邢万红　薛雁山　王新文　赵卫东

译　者（按姓氏笔画排序）

王　阳　石　蕊　田　雪　白晶晶　朱　虹

刘建军　刘淑琴　李文晋　李建婷　何　洁

宋晓丽　张　静　张冬艳　张俊杰　武文奇

范　荣　郑　荣　赵　丹　胡彦君　姚婷语

贾　丹　高　勇　崔　厦

协助翻译（按姓氏笔画排序）

卫玉华　马　静　李晓君　吴文青　张润梅

郑　洁　胥　毅　甄俊平

本书配有读者交流群

入群指南详见本书目录后页

编者名单

Yeon Hyeon Choe Department of Radiology, Samsung Medical Center, Sungkyunkwan University School of Medicine, Seoul, Republic of Korea

Byoung Wook Choi Department of Radiology, Research Institute of Radiological Science, Severance Hospital, Yonsei University College of Medicine, Seoul, Republic of Korea

Sang Il Choi MD Department of Radiology, Seoul National University Bundang Hospital, Gyeonggido, Republic of Korea

Eui-Young Choi Division of Cardiology, Heart Center, Gangnum Severance Hospital, Yonsei University of College of Medicine, Seoul, Republic of Korea

Ki Seok Choo Department of Radiology, Pusan National University Yangsan Hospital, Pusan National University, School of Medicine, Busan, Republic of Korea

Eun Ju Chun MD Department of Radiology, Seoul National University Bundang Hospital, Gyeonggido, Republic of Korea

Jin Hur Department of Radiology, Research Institute of Radiological Science, Severance Hospital, Yonsei University College of Medicine, Seoul, Republic of Korea

Sung Ho Hwang Department of Radiology, Korea University Anam Hospital, Korea University College of Medicine, Seoul, Republic of Korea

Jung Im Jung Department of Radiology, Seoul St. Mary's Hospital, College of Medicine, The Catholic University of Korea, Seoul, Republic of Korea

Joon-Won Kang Department of Radiology and Research Institute of Radiology, Asan Medical Center, University of Ulsan College of Medicine, Seoul, Republic of Korea

Doo Kyoung Kang Department of Radiology, Ajou University School of Medicine, Suwon, Republic of Korea

Eun Young Kim Department of Radiology, Gachon University Gil Hospital, Incheon, Republic of Korea

Yun-Hyeon Kim Department of Radiology, Chonnam National University Medical School and Hospital, Gwangju, Republic of Korea

Jeong A. Kim Department of Radiology, Inje University Ilsan Paik Hospital, Ilsan, Republic of Korea

TaeHoon Kim Department of Radiology, Gangnam Severance Hospital, Yonsei University College of Medicine, Seoul, Republic of Korea

Young Jin Kim Department of Radiology, Research Institute of Radiological Science, Severance Hospital, Yonsei University College of Medicine, Seoul, Republic of Korea

Sung Min Ko MD Department of Radiology, Konkuk University Hospital, Seoul, Republic of Korea

Whal Lee Department of Radiology, Seoul National University Hospital, Seoul, Republic of Korea

Heon Lee Department of Radiology, Soonchunhyang University Hospital, Bucheon, Republic of Korea

Bae Young Lee Department of Radiology, St. Paul's Hospital, College of Medicine, The Catholic University of Korea, Seoul, Republic of Korea

Jongmin Lee Department of Radiology, Kyungpook National University and Hospital, Daegu, Republic of Korea

Tae-Hwan Lim Department of Radiology and Research Institute of Radiology, Asan Medical Center, University of Ulsan College of Medicine, Seoul, Republic of Korea

Eun-Ah Park Department of Radiology, Seoul National University Hospital, Seoul, Republic of Korea

Hajime Sakuma Department of Radiology, Mie University Hospital, Mie University Graduate School, Tsu, Japan

Hyun Ju Seon Department of Radiology, Chonnam National University Medical School and Hospital, Gwangju, Republic of Korea

Yon Mi Sung Department of Radiology, Gachon University Gil Hospital, Incheon, Republic of Korea

Dong Hyun Yang Department of Radiology and Research Institute of Radiology, Asan Medical Center, University of Ulsan College of Medicine, Seoul, Republic of Korea

Hwan Seok Yong Department of Radiology, Korea University Guro Hospital, Korea University College of Medicine, Seoul, Republic of Korea

Yeonyee E. Yoon Division of Cardiology, Department of Internal medicine, Seoul National University Bundang Hospital, Gyeonggido, Republic of Korea

中文版前言

　　心血管疾病是现代社会威胁人类健康和生命的常见病、多发病。近年来,随着影像技术的快速发展、影像设备的不断更新,心脏计算机断层扫描(CT)和磁共振成像(MRI)在心血管疾病诊治过程中得到广泛应用。尽管冠状动脉造影被认为是目前诊断冠心病的"金标准",但在诸多临床情况下,冠状动脉CT血管造影(CTA)以安全无创的方式取代了冠状动脉造影技术。与传统超声心动图相比,心脏CT可提供更多的解剖信息,利于诊断心脏结构的改变及相关病变;心脏MRI具有良好的时间和空间分辨率,可同时显示心脏的结构和功能,定量评估组织成分。目前心脏CT和MRI已逐渐发展为诊断和鉴别诊断心脏疾病的理想方法,为心血管疾病制订个体化的治疗方案提供了影像学依据。同时,心脏CT和MRI也用于术后疗效监测及导引电生理介入治疗。

　　本书内容包括心脏的正常解剖及变异、各种心血管疾病的CT和MRI表现(冠心病、心肌病、瓣膜病、心包疾病、心脏肿瘤等)和心血管CT和MRI的最新技术讲解。本书内容全面翔实,文字简练,注重实用,以经典图例解读为主,影像学图像清晰度高、注释详细、标记醒目,可读性强。

　　本书适用于影像科医生、心血管科医生及广大医学爱好者,相信本书的翻译出版能进一步加强心脏CT和MRI知识的普及,拓展其在临床诊疗及科学研究中的应用,为心脏疾病的精准诊断、治疗提供新的手段和方法。

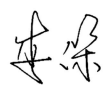

前　言

　　随着技术的进步,心脏计算机断层扫描(CT)和磁共振成像(MRI)在过去十年中得到了广泛应用。虽然冠状动脉造影仍被认为是诊断冠状动脉疾病的金标准,但在许多临床病例中,冠状动脉CT血管成像已经逐步取代冠状动脉造影。与传统的超声心动图相比,心脏CT可以显示更多的解剖结构信息,有助于诊断器质性心脏疾病。通过对心脏组织结构特点的显示和心功能的定量评估,MRI可以为各种心脏病的诊断提供独特的信息。新一代的心脏CT拥有更宽的Z轴覆盖范围和更高的时间分辨率,有助于先天性心脏病的诊断、冠状动脉支架的评估以及心肌灌注,并且可将辐射剂量控制在可接受范围。最近开展的MRI心肌图技术有助于阐明各种心肌疾病的病理生理学改变。随着硬件和软件技术的进步,在不久的将来心脏CT和MRI将更为广泛地应用于临床。因此,极力推荐放射科医生及其他影像医生熟练掌握各种心脏疾病的成像技术、病理生理学改变及其影像学表现。

　　这本以病例为导向编写的教材,可满足住院医生、放射科医生及其他临床医生的需要,学习各种心脏疾病的CT和MRI影像学表现。同时,对于心脏的基础解剖、各种心脏疾病的影像学表现,以及近年来在CT和MRI发展上的一些新技术,本书都进行了详细讲解。本书还用丰富的影像学图片显示心脏疾病典型的影像学表现。特别是读者可扫描二维码实时在线演示用于心脏功能评价的电影成像。同时,CT成像也可以在线学习。我们期望本书可以成为阅览室的常备手册,读者可以快速发现各种图像,便利地辅助每天的临床工作。

　　2006年成立亚洲心血管影像学会(ASCI)后,许多韩国的放射科医生致力于将ASCI建设成为全亚洲重要的心脏影像学会。韩国心血管影像学会(KOSCI)在韩国国内外都被认为是心血管影像学会的代表。作为ASCI的创始主委和KOSCI的前主委,我很荣幸能够邀请到ASCI和KOSCI的多位资深学者共同编写本书,包括Hajime Sakuma教授和Yeon Hyeon Choe教授。同时,我对Sang Il Choi、Dong Hyun Yang、Jeong A. Kim、Hyun Jung Koo和Mi Sun Chung为本书的编辑出版做出的贡献表示感谢。最后,我要真诚地感谢我的妻子Mi Ran、儿子Yang Kyu和女儿Hye Yun,感谢他们一直以来对我的支持和鼓励。

李泰焕

韩国首尔

目 录

读 者 交 流 群 入 群 指 南

欢迎加入读者交流群，通过社群一起学习和分享心脏病相关知识，提高诊治水平。读者可根据阅读需要，加入不同属性和用途的交流群。

入群步骤

❶ ➤ 微信扫描本页二维码，根据个人需要选择交流群；

❷ ➤ 根据入群欢迎语回复关键词领取学习资源，参与阅读活动；

❸ ➤ 根据阅读需要、读书活动、兴趣爱好扫码换新群。

本书包含以下读者交流群

心脏病影像学习交流群　看视频，学诊治，分享学习经验，夯实医学基础。

心脏病诊治技能提升群　听专家，讲要点，探讨前沿技术，提高诊治水平。

◀ 微信扫描二维码

加入本书读者交流群

第1部分

冠状动脉成像

本书配有读者交流群

入群指南详见本书目录后页

第 1 章

心脏的正常解剖及解剖缺陷／变异

Jung Im Jung

目录

J.I. Jung
Department of Radiology, Seoul St. Mary's Hospital,
College of Medicine, The Catholic University
of Korea, Seoul, Republic of Korea
e-mail: jijung@catholic.ac.kr

摘要

多排计算机断层扫描（MDCT）和磁共振成像（MRI）能从三维结构角度，提供心脏结构的详细信息。一系列的图像后处理技术能够无创地从多个角度对心血管系统进行评估。这需要我们全面了解冠状动脉及心脏的基本解剖。为避免对影像发现的理解错误，熟悉正常心脏解剖知识非常必要。

本章将讲述心腔解剖，重点是影像检查过程中容易被误诊的心脏发育缺陷和变异。同时介绍心脏影像常用的成像平面。

1.1 右心房

1.1.1 正常解剖

● 右心房（RA）由右心耳、腔静脉窦和前庭3个部分组成(图1.1)。

● 右心耳起源于原始心耳，是包括小梁和梳状肌的三角形结构(图1.2)。

● 腔静脉窦起源于右窦静脉，构成右心房光滑的壁。上腔静脉（SVC）和下腔静脉（IVC）位于其背侧面，冠状静脉窦（CS）位于后室间沟上方的右心房与房间隔的交界处。

● 前庭也称为瓣膜上层，是围绕在三尖瓣（TV）口周围的平滑肌结构。

● 三尖瓣位于右心房和右心室（RV）之间。

● 窦房结（SAN）位于上腔静脉与右心房交界处的

心外膜,由窦房结动脉供血(图 1.3 和图 1.4)。房室结(AVN)位于右心房的下壁(图 1.5),近 Koch 三角的顶端(见电生理解剖)。

1.1.2 解剖缺陷及正常变异

1.1.2.1 界嵴

- 界嵴是右心耳与腔静脉窦之间纵行的肌肉桥,是原始心耳和腔静脉窦之间的融合线。由上腔静脉延伸到下腔静脉(图 1.1)。
- 界嵴在常规对比增强胸部 CT 和超声心动图上

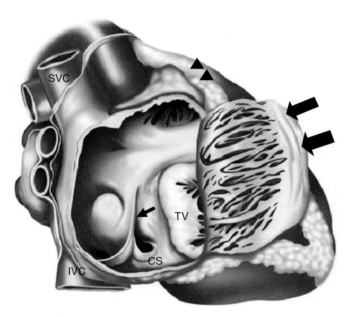

图 1.1　右心房解剖示意图。右心房(RA)由右心耳(三角箭头)、腔静脉窦以及前庭构成。腔静脉窦是右心房光滑的壁,并接受上腔静脉(SVC)、下腔静脉(IVC)和冠状静脉窦(CS)的血液。前庭是围绕三尖瓣(TV)口的平滑肌环。注意界嵴(粗箭头)和下腔静脉瓣(细箭头)。

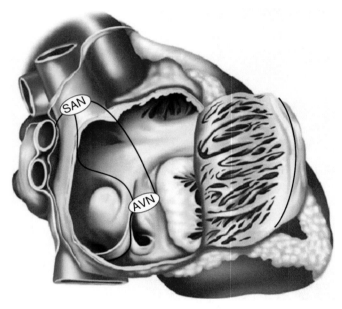

图 1.3　右心房传导系统示意图:窦房结(SAN)通过前束、中间束和后束与房室结(AVN)相连。

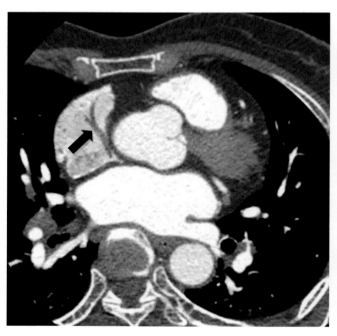

图 1.2　右心耳梳状肌(箭头)。

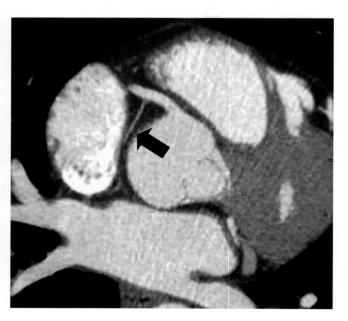

图 1.4　右冠状动脉的窦房结支(箭头)提示窦房结的位置。

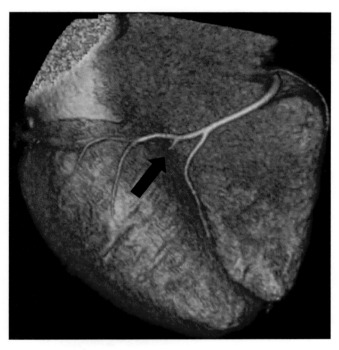

图 1.5　右冠状动脉的窦房结支(箭头)提示窦房结的位置(右心房底部)。

易于显示,但有时会被误认为是肿瘤或血栓。心脏 CT 容易确认出其位置以及延伸的肌性纤维组织凸起的结构,以此与肿瘤或血栓鉴别[1](图 1.6)。

1.1.2.2　下腔静脉瓣

● 下腔静脉瓣,由胚胎期右窦静脉瓣演变而成,位于右心房与下腔静脉连接处(图 1.1)。

● 胎儿时期,下腔静脉瓣引导血流从下腔静脉到卵圆孔。通常,在胚胎发育过程中,下腔静脉瓣退化。如果下腔静脉瓣退化不全导致下腔静脉瓣较大或右心房部分或完全分隔,成为右侧三房心[1,2]。

● 下腔静脉瓣通常不可见。偶尔足够大的瓣膜残存部分会被误认为是肿瘤或是血栓[2]。极少情况下,下腔静脉瓣与心内膜炎、肿瘤或者囊肿并存[3]。

1.1.2.3　右侧三房心

● 右侧三房心的胚胎与下腔静脉瓣相同。但是右

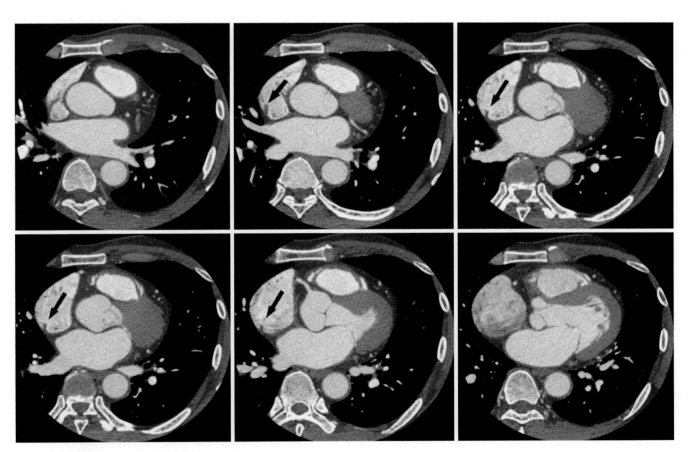

图 1.6　右心房界嵴。可见右心耳与腔静脉窦之间纵行的肌肉桥(箭头),从上腔静脉延伸到下腔静脉。

侧三房心的特征是房间隔上的附着物看起来像心房分隔[4]。

1.1.2.4　冠状窦瓣

- 冠状窦瓣,也称冠状静脉窦瓣膜,是一个位于冠状静脉窦口的右心房内膜的半圆形折叠结构。可防止血液在收缩期从右心房反流到冠状静脉窦,瓣膜大小差异较大[5](图 1.7)。
- 近年来,对于冠状窦瓣的认识越来越受到重视,因为它给通过心导管进行心脏再同步治疗过程带来了一定难度[6]。

1.2　右心室

1.2.1　正常解剖

- 右心室(RV)由三尖瓣入口、顶端肌小梁和肺动脉下流出道三部分构成。
- 右心室流入道围绕和支持三尖瓣膜及其附属结构。三尖瓣分为三叶:隔瓣叶、前瓣叶和后瓣叶,隔瓣叶附着于室间隔的右室面,这使三尖瓣明显不同于二尖瓣,瓣叶通过腱索与乳头肌相连。
- 前乳头肌的腱索与三尖瓣的前瓣叶和后瓣叶相连,后乳头肌的腱索与后瓣叶及隔瓣叶相连,中间乳头肌的腱索与前瓣叶和隔瓣叶相连。
- 顶端小梁部分与三尖瓣结构相延续。众所周知,主要的小梁是隔缘肉柱(隔束),隔缘肉柱与右心室尖部相连,在并入顶端小梁前发出前乳头肌。前乳头肌根部延续成调节束与右心室侧壁相连,调节束包含右束支。

- 较多的肌小梁、粗糙的隔面以及调节束是右心室独有的特征(图 1.8 和图 1.9)。
- 肺动脉下流出道,又称动脉圆锥或肺动脉漏斗部,是支撑肺动脉瓣叶的管状肌性结构。漏斗的后壁由突出的肌肉脊形成,也被称为室上嵴,用于分隔三尖瓣及肺动脉瓣。在左心室、主动脉瓣和二尖瓣之间存在纤维连续,这也是右心室的突出特征之一(图 1.10)。
- 右心室壁通常较薄,厚约为 3mm。
- 肺动脉瓣有 3 个瓣叶:左叶、右叶以及后叶(图 1.11)。

1.2.2　解剖缺陷及正常变异

1.2.2.1　右心室脂肪沉积

- 右心室脂肪浸润在无症状的老年患者中并非罕见。根据 Kim 等的报道,CT 能观察到大约 17% 的无症状患者存在右心室脂肪浸润[7]。脂肪浸润经常发生在心室基底部上壁、中间段和右心室流出道,右心室厚度正常或是增厚(图 1.12)。
- 右心室脂肪沉积的临床意义尚不明确。因为尸检研究表明,右心室心肌脂肪化发生的频率及程度与年龄成正相关,因此认为它的形成是老化过程的一部分。右心室心肌脂肪化与其他因素之间的关系,如性别及肥胖,还存在一定的争议[8]。

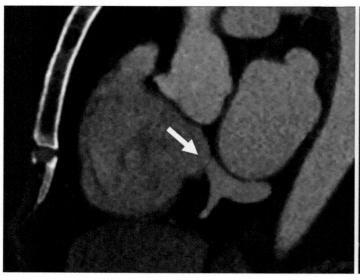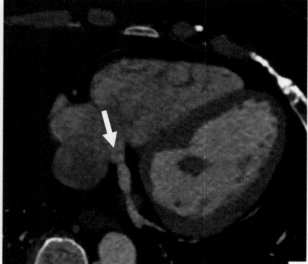

图 1.7　冠状窦瓣。图中可见位于冠状窦口的薄瓣膜(箭头)。

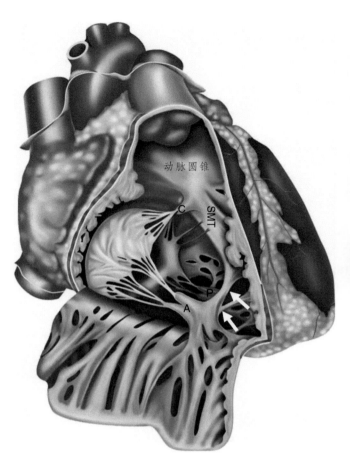

图 1.8　右心室解剖示意图：可见隔缘肉柱发出前乳头肌，前乳头肌延续为调节束（箭头）。C，圆锥乳头肌；A，前乳头肌；P，后乳头肌；SMT，隔缘肉柱。（见彩图）

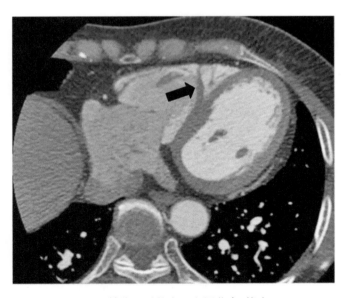

图 1.9　轴位显示的右心室调节束（箭头）。

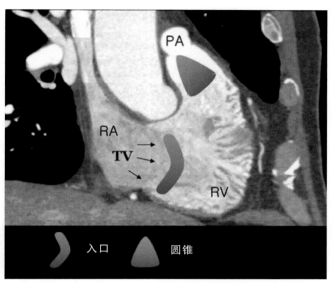

图 1.10　斜冠状位上显示的右心室流入道和流出道（动脉圆锥）。注意右心室壁上存在较多的肌小梁。RA，右心房；RV，右心室；TV，三尖瓣。

- 在有症状的年轻患者中发现右心室脂肪浸润时，应除外致心律失常性右心室发育不良（arrhythmogenic right ventricular dysplasia，ARVD）。由于纤维脂肪从心外膜向心内膜逐渐替换正常心肌，致心律失常性右心室发育不良的右心室游离壁通常较薄。相反，生理性脂肪沉积的右心室游离壁厚度正常或有时增厚[8]。

1.3　左心房

1.3.1　正常解剖

- 如同右心房，左心房（left atrium，LA）包括静脉窦、左心耳及瓣膜上前庭。
- 壁光滑的静脉窦位于左心房的后壁，接受来自 4 条肺静脉的血流。
- 左心耳来源于原始心房，有梳状肌，由于左心耳与左心房连接处较狭窄，因此它是血栓形成的潜在腔隙。左心房前庭支持二尖瓣叶。
- 二尖瓣有前叶和后叶，与主动脉瓣有纤维连续。二尖瓣环嵌入心肌，是心脏骨架结构的一部分（图 1.13）。

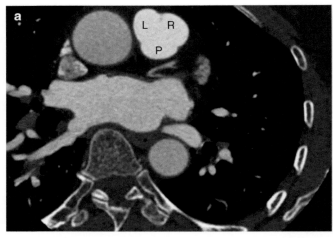
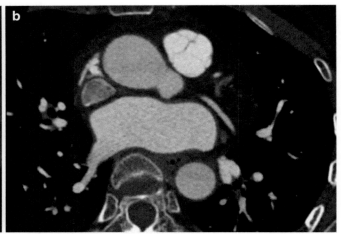

图 1.11　具有 3 个瓣膜的肺动脉瓣(a,b)：左叶(L)、右叶(R)及后叶(P)。

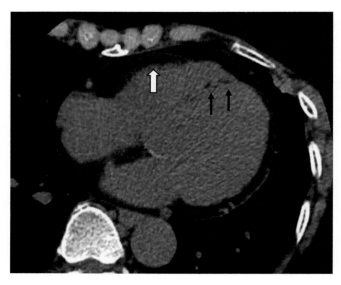

图 1.12　75 岁无症状女性右心室脂肪沉积。右心室游离壁(白箭头)和乳头肌(细箭头)的脂肪沉积。

1.3.2　解剖缺陷及正常变异

1.3.2.1　副左心耳和左心房憩室

●副左心耳是具有明显的开口、颈部及体部的外翻结构,轮廓不规则的体部为梳状肌。副左心耳与左心耳共同来源于原始心房,具有显著的收缩功能[9](图1.14)。

●左心房憩室是具有广泛基底开口和光滑壁的囊状突起结构,左心房憩室被认为是胚胎发育过程中心脏主静脉系统的残存部分。组织学上,憩室包含正常的心肌壁结构,并和心房其余部分心肌同步收缩。

但是也发现一些少见类型的憩室不包含心肌细胞,并不具备收缩功能,常被归为动脉瘤的范畴[9](图 1.14)。

●据报道,左心房憩室的发生率是 10%~46%,副左心耳的厚度为 3.9~12mm。憩室最常见的发生部位是左心房右前上壁[9]。

●副左心耳和憩室的大小与异位心电活动有关[1]。

●对电生理学家而言,由于左心房憩室或副左心耳的开口与肺静脉孔相似,因此它们的存在对于计划进行射频消融的患者非常重要[10]。

1.3.2.2　左侧三心房和共同肺静脉残腔

●左心房被肌性纤维隔膜分隔形成的三房心,是肺静脉与左心房连接处异常发育的结果。共同肺静脉的错位并入,是与内脏血管丛连通以建立肺静脉引流到左心房的临时结构,但将其作为左心房中的不同结构留下。这个“腔室”与前面的“胎儿”左心房(包含左心耳和与之交通的二尖瓣)被隔膜分开,称为三房心,是最罕见的一种心脏畸形[11](图 1.15)。

●这种不太明显但未完全消退的静脉,将导致共同肺静脉的残留物与左上肺静脉交界处沿左心房侧壁的肿块出现[1]。

1.3.2.3　残存第一房间隔(房间隔袋)和卵圆孔未闭

●第一房间隔残存(房间隔袋)

◆在妊娠的第 5 周,原始心房的腔通过向下生长到腔中的第一房间隔再分成右心房和左心房。第一房间隔最终与心内膜垫融合,而穿孔位于上部,形成第二中隔孔。同时,在第一房间隔右侧,心房壁内陷开始形成第二房间隔。妊娠第 7 周结束时,第二房间隔停

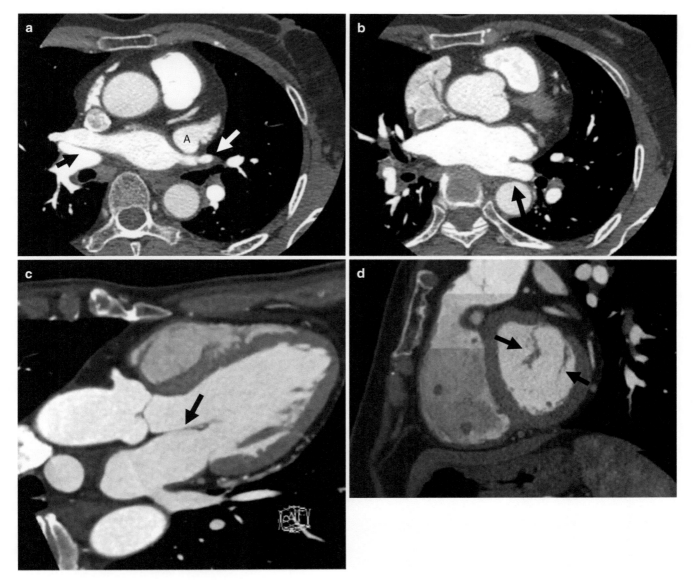

图 1.13 左心房解剖。(a,b)左心耳梳状肌和左心房后部引流肺静脉的静脉窦结构(箭头)。(c)二尖瓣与主动脉瓣的纤维连续(箭头)。(d)矢状位显示二尖瓣前叶和后叶(箭头)。

止生长,留下一个位于后下方的裂隙,称为卵圆孔,在出生以前将下腔静脉血流分流到左心房。第一房间隔的下半部分持续存在到成年,成为位于卵圆孔上方的片状瓣膜,房间隔为通道样结构[1,12-14](图 1.16)。

● 卵圆孔未闭

◆ 出生后,由于肺膨胀,右心房压力较左心房压力低,导致第二房间隔的片状瓣膜移位,最终 2/3 的片状瓣膜与第二房间隔融合。片状瓣膜和第二房间隔融合不良导致卵圆孔未闭(PFO)[15]。

◆ 食管超声心动图(TEE)是诊断卵圆孔未闭的基本方法。通过静脉注射盐水和 Valsalva 动作,在食管超声心动图上,右心房最大强化的 3 个心动周期内在左心室中观察到微泡时,即可诊断为卵圆孔未闭[12,15]。

◆ 最近 CT 已成为诊断该疾病有效的方法(敏感性为 73.1%,特异性为 98.4%,阳性检出率为 90.5%,阴性检出率为 94.7%)。CT 显示卵圆孔未闭的确诊是通过房间隔内通道,造影剂从左心房到右心房,然后进入下腔静脉[13](图 1.17)。

◆ 临床上,卵圆孔未闭是体静脉循环栓子转移到脑部的潜在途径,但是卵圆孔未闭在隐源性卒中的发病机制中的确切作用尚未确定[16]。

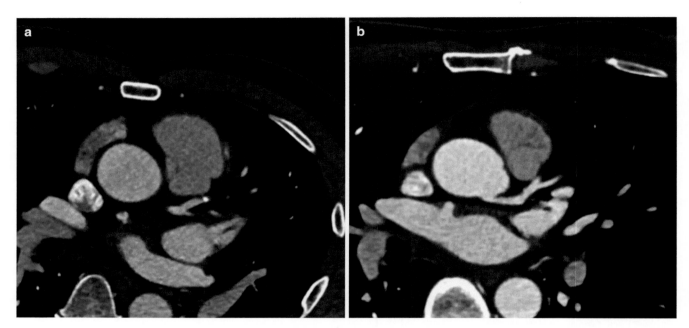

图 1.14　副左心耳和左心房憩室。(a)副左心耳。可见明显的开口、颈部和不规则轮廓的体部,提示为梳状肌。(b)具有广泛基部的囊状膨出,提示左心房憩室。

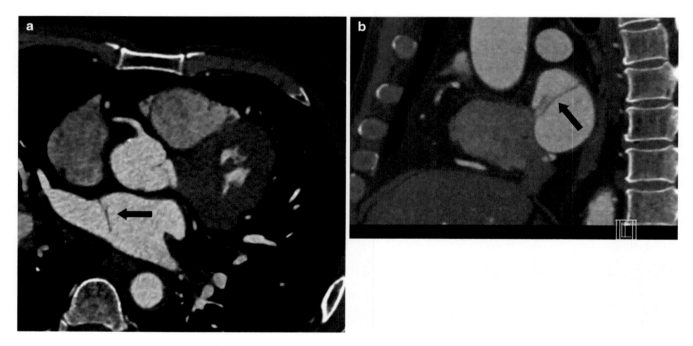

图 1.15　左侧三房心。轴位(a)和三维重建(b)图像显示分隔左心房的薄隔膜(箭头)。

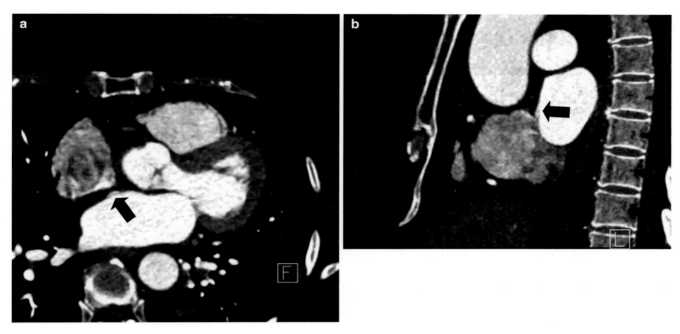

图 1.16　第一房间隔残存。轴位(a)和三维重建(b)图像显示房间隔的通道样结构(箭头)。心房之间未见造影剂。

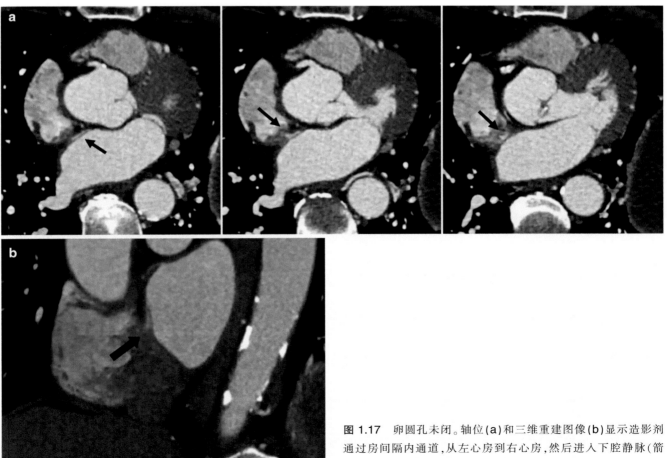

图 1.17　卵圆孔未闭。轴位(a)和三维重建图像(b)显示造影剂通过房间隔内通道,从左心房到右心房,然后进入下腔静脉(箭头),构成卵圆孔未闭的血流动力。

血栓形成时,隔膜会显示多余运动,而且伴随的 PFO 或并发穿孔可引起反向栓塞[19]。

1.4　左心室

1.4.1　正常解剖

- 左心室(LV)与右心室相似,包括流入道、流出道和肌小梁成分。
- 左心室流入道部分由二尖瓣(MV)及其张力装置、腱索和乳头肌组成。
- 二尖瓣有两个瓣叶,即前叶和后叶。二尖瓣与主动脉瓣之间存在纤维连续,其间没有间隔附着,这些特征使二尖瓣明显不同于三尖瓣。二尖瓣由相当密集的胶原环支撑,称为瓣下膜,环状钙化较常见,通常涉及后瓣环。
- 左心室包含前、后乳头肌,前、后乳头肌通过腱索和二尖瓣瓣叶相连(图 1.19)。前乳头肌由左前降支动脉分支供血,后乳头肌由优势右冠状动脉分支或左回旋动脉分支供血。
- 与右心室相比,左心室的顶端小梁成分由细小梁构成,这是诊断先天性心脏病左心室形态学的有用特征。左心室心尖部通常较薄。
- 左心室流出道支撑主动脉瓣(AV)。主动脉瓣由瓣环、3 个瓣膜和瓣膜交接组成。3 个瓣叶将由主动脉壁向外凸起形成 3 个冠状窦,即右冠状窦、左冠状窦和无(后)冠状窦(图 1.20)。
- 室间隔将两个心室分开。在主动脉下区域,隔膜很薄,称为膜性间隔。三尖瓣附着于膜性间隔,将其分为房室部分和心室间部分。心脏传导系统的左束支进入膜性间隔后面的左心室流出道。

1.4.2　解剖缺陷及正常变异

1.4.2.1　左心室心尖变薄

- 在无症状的正常人群或是具有心肌梗死病史的患者中,可以观察到左心室心尖局部室壁变薄,患者的心功能正常[1](图 1.21)。

1.4.2.2　室间隔膨出瘤

- 室间隔膨出瘤(VSA)表现为主动脉瓣下经由室间隔明显的隆起,凸向右心室,边界清楚(图 1.22)。
- 室间隔膨出瘤与膜部室间隔缺损(VSD)有关。

要点

- 第一房间隔残存(房间隔袋)

　两个胚胎隔膜的融合失败

　卵圆孔上方有片状瓣膜

　CT 图像上显示房间隔内通道

- 卵圆孔未闭(PFO)

　出生时房间隔未完全闭合

　CT 图像上造影剂通过未闭合房间隔通道从左心房流到右心房

1.3.2.4　房间隔膨出瘤

- 房间隔膨出瘤(IASA)是指房间隔的囊状隆起凸向一个或两个心房(图 1.18)。超声心动图显示房间隔膨出瘤的发生率为 2%~10%[17]。Hanley 对房间隔膨出瘤的诊断标准是:间隔的膨出部分形成的突出物超出房间隔平面至少 1.5cm,心动周期内心房间隔相位偏移,总幅度至少为 1.1cm 以及瘤体基底直径至少为 1.5cm[18]。
- IASA 多合并 PFO(大约为 72%),然而 PFO 合并 IASA 比较少见(大约为 22%)[17]。
- 现已明确,IASA 会增加年轻患者不明原因卒中的发生率。根据对隐源性卒中患者房间隔异常检出率的 Meta 分析,这类患者的 IASA 发生率为 4%~25%。

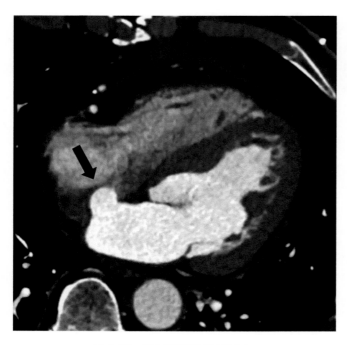

图 1.18　房间隔膨出瘤(箭头)。

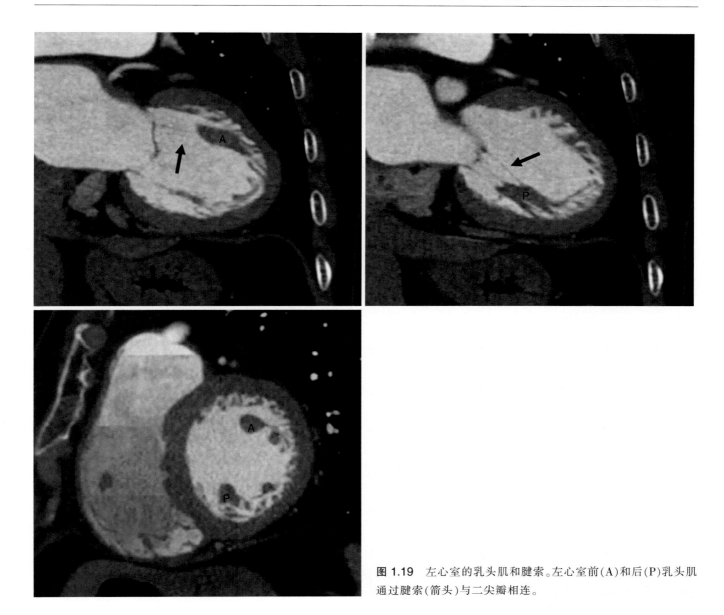

图 1.19　左心室的乳头肌和腱索。左心室前(A)和后(P)乳头肌通过腱索(箭头)与二尖瓣相连。

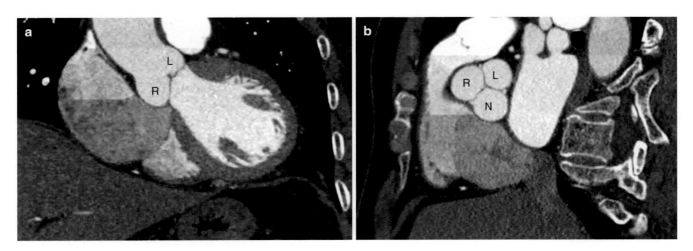

图 1.20　主动脉瓣。冠状图像(a)和重建图像(b)显示主动脉瓣的 3 个瓣叶:右(R)瓣叶、左(L)瓣叶和无冠(N)瓣叶。

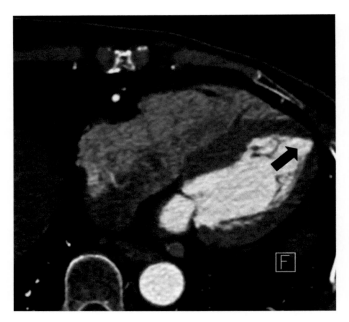

图 1.21　患者男性,76 岁,心脏功能正常,左心室心尖变薄。

1.4.2.3　左心室隐窝

- 心室隐窝表现为造影剂填充的线状缺陷或是 V 形纤维向心肌延伸,但又受到心肌的限制。它主要位于右心室进入左心室的插入点,左心室壁的中至下基底部间隔壁[21](图 1.23)。

- 虽然左心室隐窝的发现是偶然的,但左心室隐窝与肥厚型心肌病突变携带者有很强的关联性。还未发展成左心室肥大的肥厚型心肌病(HCM),其突变携带者心室隐窝的发生率较高(81%)[22]。

- 近期的临床随访报道,不伴有左心室肥厚的多发隐窝对于诊断肥厚型心肌病突变携带者具有高度的特异性[23]。

1.4.2.4　左心室脂肪沉积

- 有时左心室会有少量脂肪沉积,尤其是在心尖部[8](图 1.24)。

1.5　心脏成像平面

- 心脏的功能和心腔的解剖学评估需要心脏多平面成像。心脏成像平面的位置根据临床需求和对不同解剖结构的显示而变化,但临床有常用的成像平面。掌握如何从正交平面顺序获得成像平面是非常必要的(图 1.25,图示)。

较不伴室间隔膨出瘤的膜部室间隔缺损,伴有室间隔膨出瘤的膜部室间隔缺损更容易自发缩小或是闭合。

- 由于室间隔膨出瘤的位置干扰了希氏束的活动,导致成人室间隔膨出瘤与传导性心律失常,比如室性心动过速、房室传导阻滞或束支传导阻滞[20]。

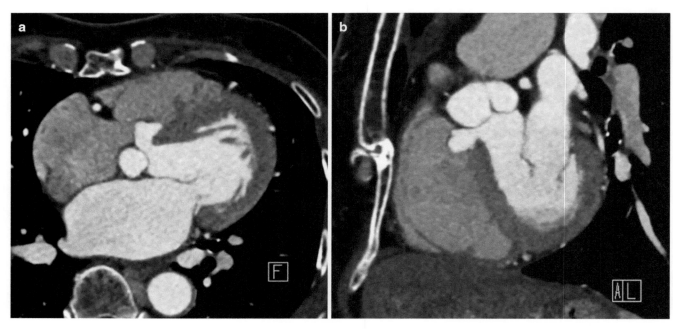

图 1.22　室间隔膨出瘤。轴位(a)和三维重建(b)图像显示在主动脉瓣膜下,其通过心室间隔向右心室突出。

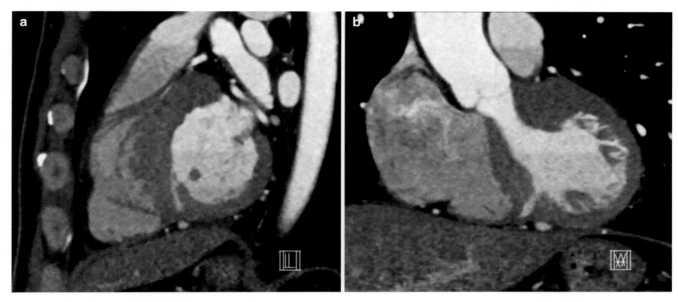

图 1.23 左心室隐窝。矢状位(a)和冠状位(b)三维重建图像显示造影剂填充的线性缺陷,终止于左心室壁下间隔壁的心肌。

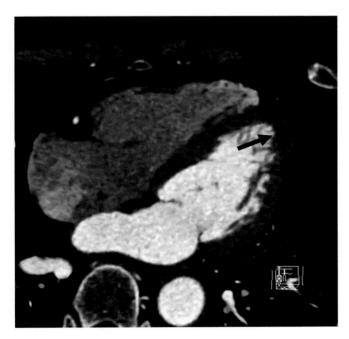

图 1.24 患者女性,67 岁,左心室生理性脂肪沉积。可见左心室心尖部脂肪沉积(箭头)。患者无心肌梗死史,无心电或心功能异常。

1.5.1 垂直长轴位(两腔心视图)

- 沿左心室腔的长轴旁矢状面,称为两腔心视图,用于评估左心房与左心室之间的关系(图 1.26)。
- 观察左心室心肌的下壁和前壁以及二尖瓣的最佳位置。

- 同时可看到左心耳和冠状窦。

1.5.2 水平长轴位(四腔心视图)

- 平分心脏四腔的水平位,用以评估腔室大小和瓣膜位置(图 1.27)。
- 同时评估间隔、心尖以及左心室侧壁。

1.5.3 左心室流出道视图(三腔心视图)

- 最佳观察左心室、左心房、主动脉根部、二尖瓣和主动脉瓣膜的斜长轴位视图(图 1.28)。
- 冠状位图像上沿心脏长轴平行于主动脉流出道斜向定位,或者在两腔心层面沿心脏长轴位斜向定位。
- 与超声心动图视图非常相似的胸骨旁长轴,对评估主动脉瓣畸形非常有用。

1.5.4 短轴位视图

- 相对于胸部的斜冠状面,沿左心室腔向下,评估左心室心肌的基部、中间部和尖部(图 1.29)。
- 根据冠状动脉区域容易评估左心室的大小、心肌收缩能力。

1.5.5 右心室流出道视图

- 平行于右心室流出道的矢状位图像上斜向定位取得右心室流出道图像(图 1.10)。
- 最佳评估漏斗和肺动脉瓣膜。

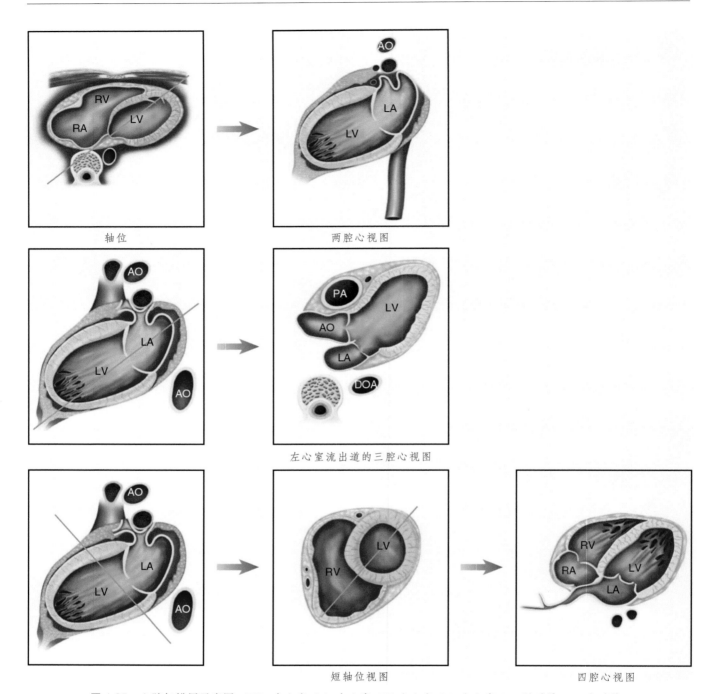

图 1.25 心脏扫描层示意图。RV，右心室；RA，右心房；LV，左心室；LA，左心房；PA，肺动脉；AO，主动脉。

1.5.6 主动脉瓣膜视图

- 从冠状位上主动脉根部的垂直平面图获得。

- 最佳评估主动脉瓣膜形态学 (图 1.20)。

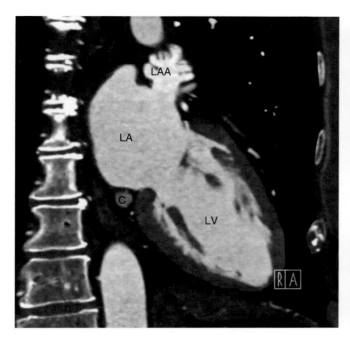

图 1.26　两腔心视图。LA,左心房;LV,左心室;C,冠状窦;LAA,左心房耳。

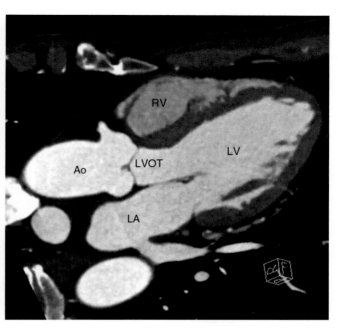

图 1.28　三腔心视图。LVOT,左心室流出道;Ao,主动脉根部;LA,左心房;LV,左心室;RV,右心室。

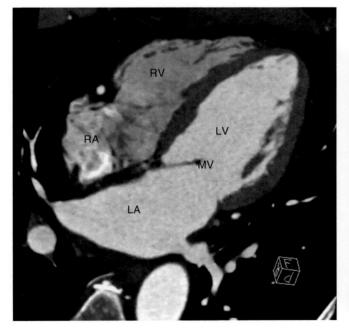

图 1.27　四腔心视图。MV,二尖瓣;LA,左心房;LV,左心室;RA,右心房;RV,右心室。

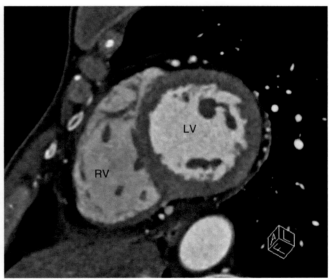

图 1.29　短轴位视图。LV,左心室;RV,右心室。

参考文献

1. Kim EY, Park JH, Choe YH, Lee SC. Normal variations and anatomic pitfalls that may mimic diseases on coronary CT angiography. Int J Cardiovasc Imaging. 2010;26 Suppl 2: 281–94.

2. Broderick LS, Brooks GN, Kuhlman JE. Anatomic pitfalls of the heart and pericardium. Radiographics. 2005;25:441–53.

3. Cho HJ, Jung JI, Kim HW, Lee KY. Intracardiac eustachian valve cyst in an adult detected with other cardiac anomalies: usefulness of multidetector CT in diagnosis. Korean J Radiol. 2012;13: 500–4.

4. Roldán FJ, Vargas-Barrón J, Espinola-Zavaleta N, Romero-Cárdenas A, Vázquez-Antona C, Burgueño GY, Muñoz-Castellanos L, Zabalgoitia M. Three-dimensional echocardiography of the right atrial embryonic remnants. Am J Cardiol. 2002;89:99–101.

5. Hellerstein HK, Orbison JL. Anatomic variations of the orifice of the human coronary sinus. Circulation. 1951;3:514–23.

6. Katti K, Patil NP. The thebesian valve: gatekeeper to the coronary sinus. Clin Anat. 2012;25:379–85.

7. Kim E, Choe YH, Han BK, Kim SM, Kim JS, Park SW, Sung J. Right ventricular fat infiltration in asymptomatic subjects: observations from ECG-gated 16-slice multidetector CT. J Comput Assist Tomogr. 2007;31:22–8.

8. Kimura F, Matsuo Y, Nakajima T, Nishikawa T, Kawamura S, Sannohe S, Hagiwara N, Sakai F. Myocardial fat at cardiac imaging: how can we differentiate pathologic from physiologic fatty infiltration? Radiographics. 2010;30:1587–602.

9. Abbara S, Mundo-Sagardia JA, Hoffmann U, Cury RC. Cardiac CT assessment of left atrial accessory appendages and diverticula. Am J Roentgenol. 2009;193:807–12.

10. Lazoura O, Reddy T, Shriharan M, Lindsay A, Nicol E, Rubens M, Padley S. Prevalence of left atrial anatomical abnormalities in patients with recurrent atrial fibrillation compared with patients in sinus rhythm using multi-slice CT. J Cardiovasc Comput Tomogr. 2012;6:268–73.

11. Mortensson W. Radiologic diagnosis of cor triatriatum in infants. Pediatr Radiol. 1973;1:92–5.

12. Kerut EK, Norfleet WT, Plotnick GD, Giles TD. Patent foramen ovale: a review of associated conditions and the impact of physiological size. J Am Coll Cardiol. 2001;38:613–23.

13. Kim YJ, Hur J, Shim CY, Lee HJ, Ha JW, Choe KO, Heo JH, Choi EY, Choi BW. Patent foramen ovale: diagnosis with multidetector CT-comparison with transesophageal echocardiography. Radiology. 2009;250:61–7.

14. Rojas CA, El-Sherief A, Medina HM, Chung JH, Choy G, Ghoshhajra BB, Abbara S. Embryology and developmental defects of the interatrial septum. Am J Roentgenol. 2010;195:1100–4.

15. Hara H, Virmani R, Ladich E, Mackey-Bojack S, Titus J, Reisman M, Gray W, Nakamura M, Mooney M, Poulose A, Schwartz RS. Patent foramen ovale: current pathology, pathophysiology, and clinical status. J Am Coll Cardiol. 2005;46:1767–76.

16. Kutty S, Sengupta PP, Khandheria BK. Patent foramen ovale: the known and the to be known. J Am Coll Cardiol. 2012;59:1665–71.

17. Agmon Y, Khandheria BK, Meissner I, Gentile F, Whisnant JP, Sicks JD, O'Fallon WM, Covalt JL, Wiebers DO, Seward JB. Frequency of atrial septal aneurysms in patients with cerebral ischemic events. Circulation. 1999;99:1942–4.

18. Hanley PC, Tajik AJ, Hynes JK, Edwards WD, Reeder GS, Hagler DJ, Seward JB. Diagnosis and classification of atrial septal aneurysm by two-dimensional echocardiography: report of 80 consecutive cases. J Am Coll Cardiol. 1985;6:1370–88.

19. Overell JR, Bone I, Lees KR. Interatrial septal abnormalities and stroke: a meta-analysis of case-control studies. Neurology. 2000;55:1172–9.

20. Choi M, Jung JI, Lee BY, Kim HR. Ventricular septal aneurysms in adults: findings of cardiac CT images and correlation with clinical features. Acta Radiol. 2011;52:619–23.

21. Srichai MB, Hecht EM, Kim DC, Jacobs JE. Ventricular diverticula on cardiac CT: more common than previously thought. Am J Roentgenol. 2007;189:204–8.

22. Germans T, Wilde AA, Dijkmans PA, Chai W, Kamp O, Pinto YM, van Rossum AC. Structural abnormalities of the inferoseptal left ventricular wall detected by cardiac magnetic resonance imaging in carriers of hypertrophic cardiomyopathy mutations. J Am Coll Cardiol. 2006;48:2518–23.

23. Brouwer WP, Germans T, Head MC, van der Velden J, Heymans MW, Christiaans I, Houweling AC, Wilde AA, van Rossum AC. Multiple myocardial crypts on modified long-axis view are a specific finding in pre-hypertrophic HCM mutation carriers. Eur Heart J Cardiovasc Imaging. 2012;13:292–7.

第 2 章

冠状动脉的解剖和异常

Bae Young Lee

目录

Electronic supplementary material Supplementary material is available in the online version of this chapter at 10.1007/978-3-642-36397-9_2.

B.Y. Lee
Department of Radiology, St. Paul's Hospital, College of Medicine, The Catholic University of Korea, Seoul, Republic of Korea
e-mail: leebae@catholic.ac.kr

摘要

因为冠状动脉复杂的三维几何形态显示在二维透视图像上，所以血管造影检查对于评估冠状动脉确切的走行是有限的。多排计算机断层扫描（MDCT）可各向同性扫描，使得包含有大量信息的心脏和冠状动脉的图像采集成为可能。多样的后处理技术包括多平面重建（MPR）、最大强度投影（MIP）、容积重建（VR）、曲面重建和心脏电影成像，可无创评估心血管系统的各个方面。MDCT 在定义异常冠状动脉的起点和近端路径方面优于常规血管造影。

本章我们将复习和介绍冠状动脉的解剖及异常[1,2]。

2.1 冠状动脉的概念和主要冠状动脉

- 通常位于心外膜脂肪内，有时位于心肌内（心肌桥）。
- 左冠状动脉（LM）起自左冠状窦。
- 右冠状动脉（RCA）起自右冠状窦。

- 冠状动脉开口：通常位于冠状动脉窦的上 1/3 处，与右冠状动脉相比，左冠状动脉开口位于后上方。
- 左冠状动脉分为左前降支（LAD）和左回旋支（LCX）。
- 左前降支沿前室间沟下行通过心尖部，主要分支是室间隔支和对角支（D）。
- 左回旋支在左房室沟内走行，主要分支是钝缘支（OM）。
- 右冠状动脉在右房室沟走行，主要分支是后降支（PDA）和左室后支（PL）。
- 环和圈：右冠状动脉与左回旋支沿两侧房室沟形成一个圈，左前降支和后降支沿前后室间沟形成一个环。这些圈和环具有侧支供应潜能（图 2.1a,b）[3-5]。

2.2 冠状动脉优势型

- 后降支和左室后支供应左心室后壁，决定优势型。
- 右优势型（85%）：后降支和左室后支起自右冠状动脉（图 2.2a）。
- 左优势型（8%）：后降支和左室后支起自左回旋支（图 2.2b）。
- 均衡型（7%）：后降支起自右冠状动脉和左室后支起自左回旋支，或者来自左右冠状动脉的并行分支（图 2.2c）。

2.3 冠状动脉

2.3.1 左冠状动脉主干

左冠状动脉主干通常分支为左前降支和左回旋支冠状动脉，直径分别为 5~10mm 和 4~5mm。有时左冠状动脉分为左前降支、左回旋支和中间支冠状动脉。

2.3.2 左前降支（图 2.3a,b）

- 对角支供应左心室的前侧壁。通常第一分支是最大的。按照其在左前降支的位置对这些分支进行编号，如第一对角支（D1）、第二对角支（D2）等。
- 室间隔支：垂直于室间隔。第一个分支是最大的分支，供应希氏束和左束支近端。它的起源通常远离第一对角支的开口。
- 中间支：起自左前降支和左回旋支之间的左冠状动脉主干，走行与第一对角支相似。
- 左前降支近段：从开口到发出第一室间隔支的开口。
- 左前降支中段：从第一室间隔支的开口到心尖的一半。
- 左前降支远段：其余到心尖的另一半。

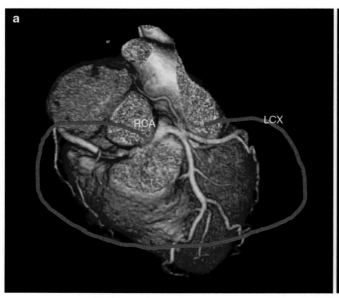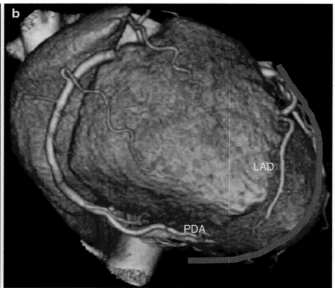

图 2.1 （a）环：右冠状动脉（RCA）与左回旋支（LCX）沿两侧房室沟形成环。（b）圈：左前降支（LAD）和后降支（PDA）沿前后室间沟形成一个圈。

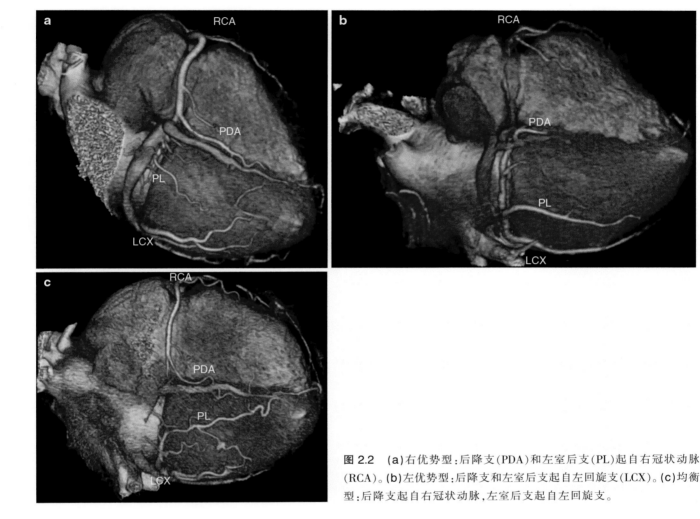

图 2.2 (a)右优势型:后降支(PDA)和左室后支(PL)起自右冠状动脉(RCA)。(b)左优势型:后降支和左室后支起自左回旋支(LCX)。(c)均衡型:后降支起自右冠状动脉,左室后支起自左回旋支。

2.3.3 左回旋支(图 2.3c)

● 钝缘支供应左心室的侧面,按照其在左回旋支的起源编号,如第一钝缘支(OM1)、第二钝缘支(OM2)等。

● 左回旋支近段:从开口到第一钝缘支。

● 左回旋支远段:第一钝缘支以远部分。

2.3.4 右冠状动脉(图 2.3d,e)

● 圆锥支:第一分支,发自右冠状动脉的最近端,供应右心室的肺动脉圆锥。一般从主动脉发出。

● 窦房结支:60%起自右冠状动脉,40%起自左冠状动脉。

● 锐缘支:供应右心室前壁。

● 右后降支和左室后支供应左心室下壁和房室结。

● 右冠状动脉近段:开口到锐缘支的 1/2。

● 右冠状动脉中段:锐缘支剩余的 1/2。

● 右冠状动脉远段:从锐缘支到心脏基底部。

2.4 血管造影与 CT

2.4.1 左冠状动脉血管造影

● 右前斜位(RAO):心脏右侧,观察左回旋支、钝缘支和左前降支近段(图 2.4a)。

● 左前斜位(LAO):心脏左侧,观察左冠状动脉主干、室间隔支和对角支(图 2.4b)[6]。

2.4.2 右冠状动脉血管造影

● 左前斜位:观察右冠状动脉开口和近段(图 2.4c)。

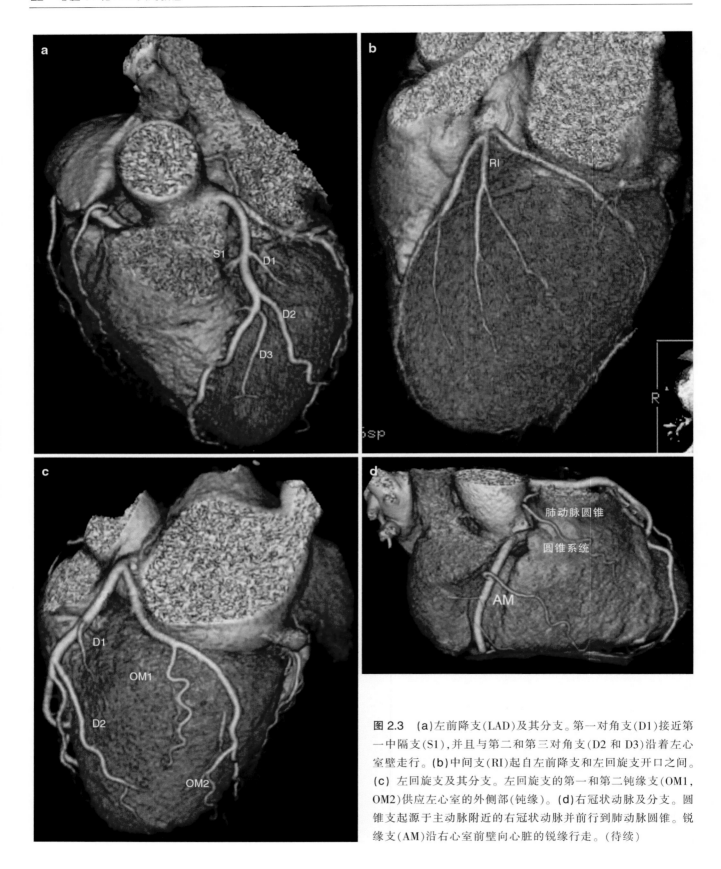

图 2.3　(a)左前降支(LAD)及其分支。第一对角支(D1)接近第一中隔支(S1)，并且与第二和第三对角支(D2 和 D3)沿着左心室壁走行。(b)中间支(RI)起自左前降支和左回旋支开口之间。(c) 左回旋支及其分支。左回旋支的第一和第二钝缘支(OM1，OM2)供应左心室的外侧部(钝缘)。(d)右冠状动脉及分支。圆锥支起源于主动脉附近的右冠状动脉并前行到肺动脉圆锥。锐缘支(AM)沿右心室前壁向心脏的锐缘行走。(待续)

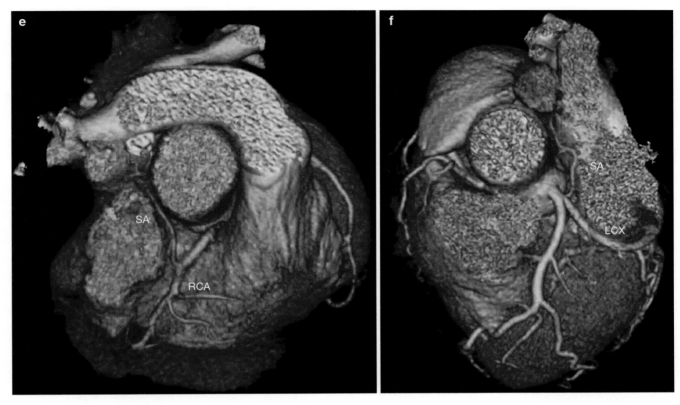

图 2.3(续)　(e,f)窦房结动脉(SA)的起源。窦房结动脉起源于右冠状动脉(60%)或左回旋支(40%),并汇入上腔静脉。

● 右前斜位:观察右冠状动脉中段(图 2.4d)[6]。

2.5　冠状动脉解剖变异与畸形

2.5.1　发生率

● 大多数畸形是偶然发现的。
● 心导管术的检出率约为 1%。
● 尸检的检出率为 0.29%[7-9]。

2.5.2　临床意义

● 多数畸形不会引发临床表现。
● 年轻人中,19%~33%的心源性猝死与冠状动脉、畸形有关。
● 良性(80%)和潜在严重畸形(20%)。
● 潜在严重畸形:冠状动脉异位起源于肺动脉、对侧主动脉窦、单支冠状动脉、多发或大的冠状瘘[7-9]。

2.6　异常起源与走行

2.6.1　左冠状动脉的异常起源

● 冠状动脉异常起源于肺动脉(ALCAPA)综合征(图 2.5)。
● Bland-White-Carland 综合征。
● 发生率为 1/30 万。
● 通常是孤立性畸形,但有 5%伴发其他心脏畸形,如房间隔缺损、室间隔缺损和主动脉缩窄。
● "冠状动脉窃血"现象;左向右分流导致心肌缺血或梗死。
● 约 90%未经治疗的婴儿在出生后第一年死亡,只有少数患者存活到成年。
● 当肺动脉压逐渐降低时,右冠状动脉和左冠状动脉之间获得性侧支循环的程度决定了心肌缺血的程度。
● 成年型患者具有丰富的侧支循环,婴儿型患者无侧支循环。两种类型具有不同的临床表现和结果。

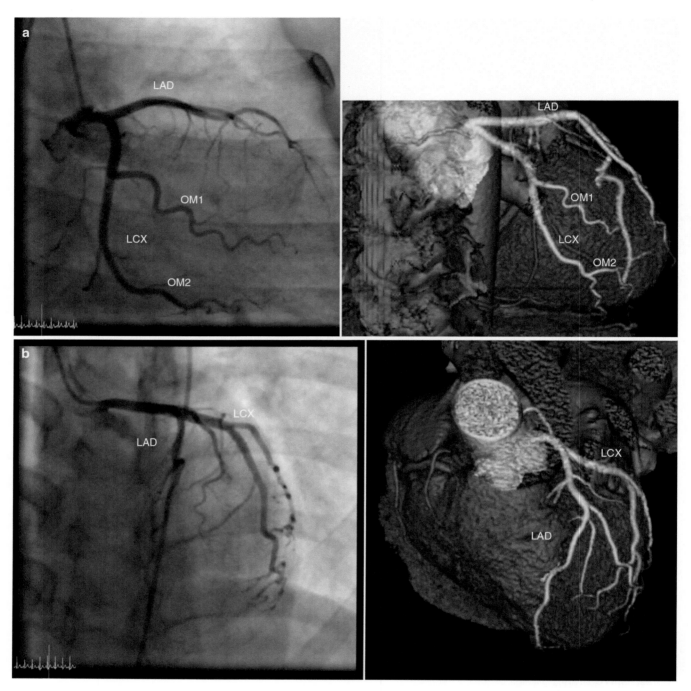

图 2.4　(a)左冠状动脉的右前斜位视图。血管造影和 CT 容积重建图像显示左回旋支、钝缘支和左前降支近段。(b)左冠状动脉的左前斜位视图。血管造影和 CT 容积重建图像显示左冠状动脉主干,较清晰地描述了对角支和室间隔支。(待续)

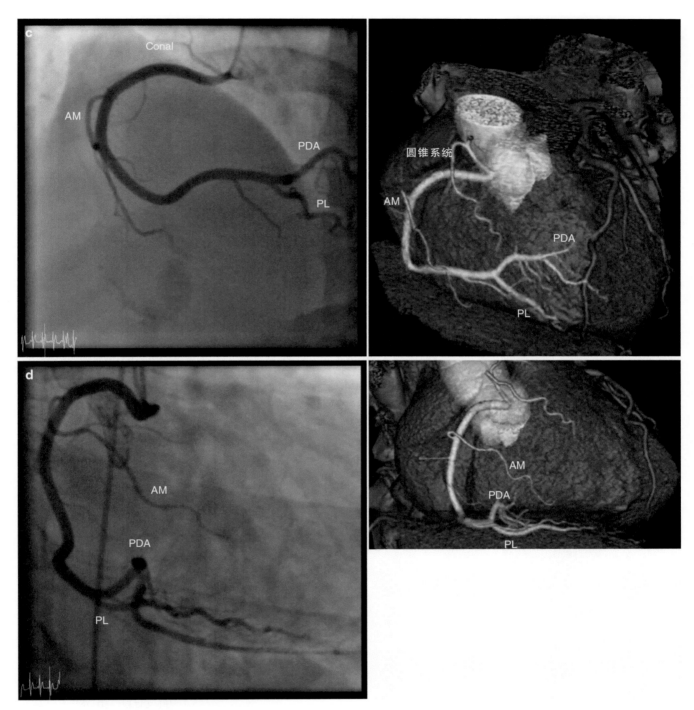

图 2.4(续)　(c)右冠状动脉的左前斜位视图。血管造影和 CT 容积重建图像显示右冠状动脉开口及其近段。(d)右冠状动脉的右前斜位视图。血管造影和 CT 容积重建图像显示右冠状动脉中段。PDA，后降支；PL，左室后支；AM，锐缘支。

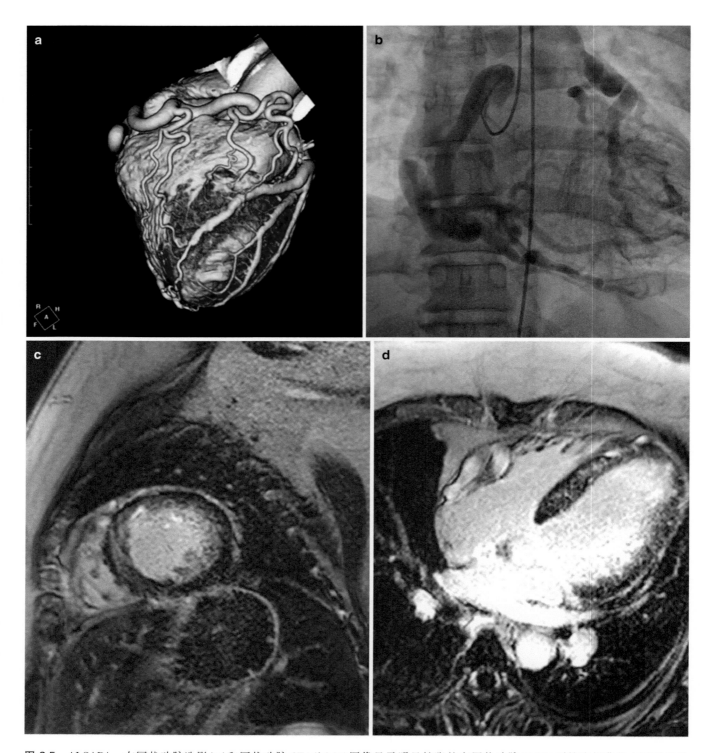

图 2.5　ALCAPA。右冠状动脉造影(a)和冠状动脉 CTA(b)(★)图像显示明显扩张的右冠状动脉(RCA)到扩张扭曲的左冠状动脉(LCA)之间发育良好的侧支循环。延迟增强 MRI(c,d)显示左心室弥漫性心内膜下增强,代表弥漫性缺血。

● ALCAPA 综合征的心脏 CT 和 MRI 影像特征

◆ 左冠状动脉起自肺动脉主干。

◆ 左冠状动脉血流反流到肺动脉主干称窃血现象。

◆ 右冠状动脉扩张及扭曲;慢性左向右分流。

◆ 冠脉内侧支循环血管扩张;右冠状动脉和左冠状动脉间的侧支循环。

◆ 左心室肥厚和扩张;慢性心肌梗死。

◆ 左心室壁运动异常;全身运动功能减退。

◆ 支气管动脉扩张;体循环供应左冠状动脉和灌注压力增加。

◆ 心内膜下延迟强化[8,10]。

2.6.2 冠状动脉或分支起自对侧冠状窦
(图 2.6 至图 2.9)

● 常见的 4 种走行方式:大动脉间、主动脉后、肺动脉前或间隔(肺动脉下)。

● 在主动脉与肺动脉之间的大动脉间走行:最常见的类型,具有潜在危险性(尤其是青年人)。

● 缺血可能的机制:起始呈锐角,狭缝状孔,壁内压迫以及主动脉和肺动脉之间的压迫。

● 右冠状动脉起自左冠状窦:血管造影的发病率为 0.03%~0.17%。

● 左冠状动脉起自右冠状窦:血管造影发病率为 0.09%~0.11%。由于其依赖于心脏负荷,较右冠状动脉起自左冠状窦有更高的风险。

● 年轻患者,左冠状动脉畸形,较长的壁内冠状动脉走行具有更高的危险性[11,12]。

2.7 单纯起源异常

2.7.1 高位起源(图 2.10)

● 右冠状动脉和左冠状动脉起源于窦管交接处上方。

● 通常没有重要的临床意义。

● 在传统血管造影中,较难评估血管。

● 在体外循环期间可切断或钳夹高位起源的冠状动脉[7,8]。

2.7.2 单冠状动脉(图 2.11)

● 只有一支冠状动脉起源于单个冠状窦口。

● 非常罕见的先天性畸形:0.0024%~0.044%。

● 通常是良性的,但是存在猝死的可能性[7,8]。

2.7.3 左前降支和左回旋支的单独起源
(图 2.12)

● 发生率:0.14%。

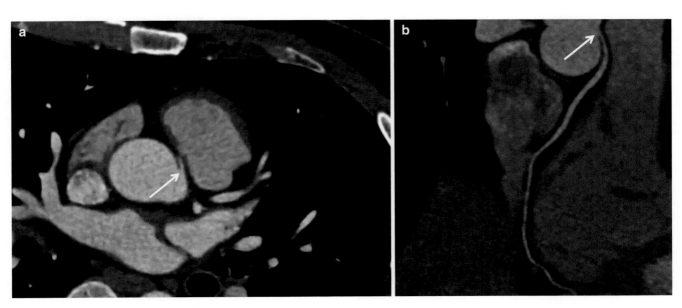

图 2.6 右冠状动脉(RCA)异位起源于左冠状窦,并在动脉间走行。轴位图(a)显示具有狭缝状孔口的右冠状动脉异位起源于左冠状窦(箭头)。曲面多平面重建图像(b)显示主动脉和肺动脉之间的动脉间走行,而且右冠状动脉在开口处明显狭窄,因此该患者在年轻时具有明显狭窄的潜在危险性。

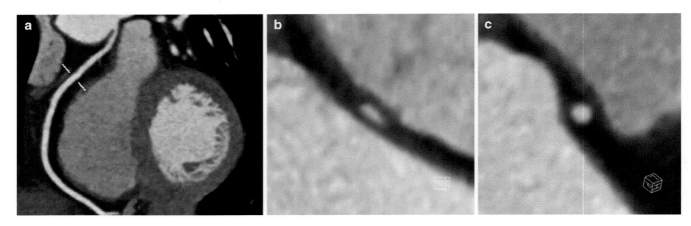

图 2.7   患者女性,59 岁,右冠状动脉(RCA)异位起源于左冠状窦,并在动脉间走行。曲面多平面重建图像(a)显示右冠状动脉异位起自左冠状窦,并在动脉间走行。动脉间走行的短轴位图像(b)显示与正常右冠状动脉相比,受压的右冠状动脉在主动脉和肺动脉之间(c)。

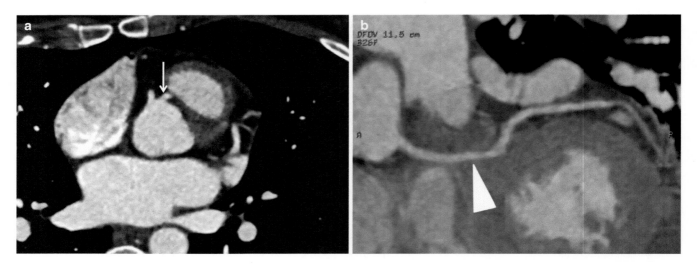

图 2.8   患者女性,29 岁,左冠状动脉(LCA)异位起源于右冠状窦,并在动脉间走行。轴向图像(a)显示 LCA 的异位起源于右冠状窦(箭头),曲面重建图像(b)显示动脉间走行的较长壁内冠状动脉(三角箭头),其与畸形危险性相关。

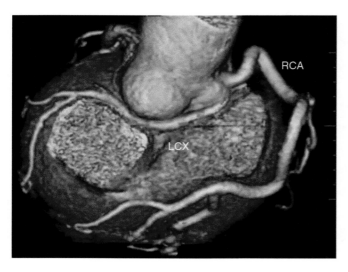

图 2.9   患者女性,64 岁,左回旋支异位起源于右冠状窦,并在动脉后走行。容积重建图像显示左回旋支异位起源于右冠状窦,并在动脉后走行。

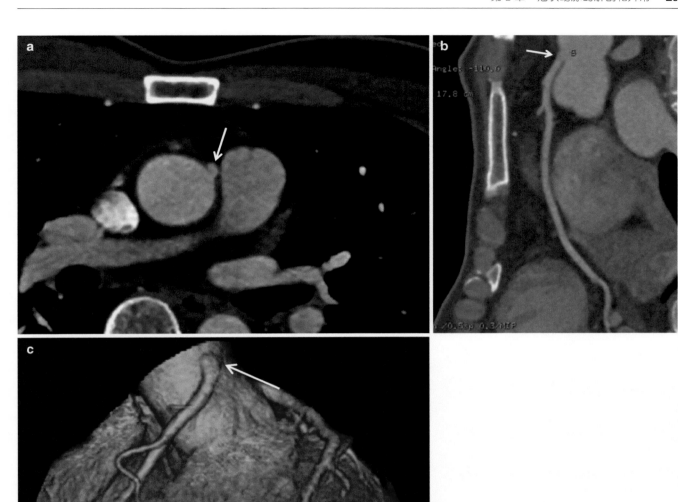

图 2.10　患者男性,39 岁,右冠状动脉高位开口。轴位图(**a**)显示右冠状动脉高位开口于主动脉(箭头),而不是冠状窦。未显示冠状窦轮廓。曲面和容积重建图像(**b,c**)显示右冠状动脉的高位开口。

- 良性畸形[7,8]。

2.8　单纯走行异常

2.8.1　心肌桥(图 2.13)

- 良性畸形。
- 冠状动脉节段性走行在心肌内。

- 绝大多数发生在左前降支中段。
- 流行病学:多变,0.5%~12%于血管造影时发现,5%~86%于尸检时发现,15%于外科手术时发现[13]。

2.8.2　重复畸形:右冠状动脉、左前降支冠状动脉(图 2.14)

- 发生率:0.13%~1%。
- 在手术前发现对外科医生有帮助[7,8]。

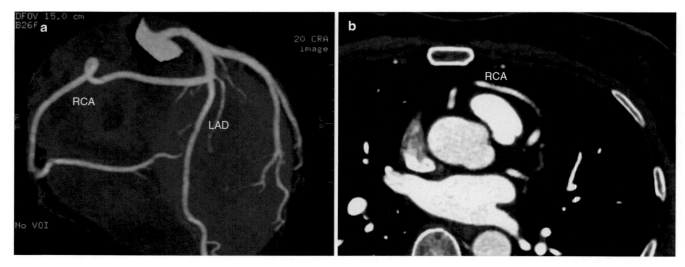

图 2.11　患者女性,50 岁,起源于左冠状窦的单根冠状动脉。最大密度投影图像(a)显示单根冠状动脉,右冠状动脉(RCA)起自左降支(LAD)。轴位图(b)显示 RCA 在肺动脉前方,未见明显狭窄。

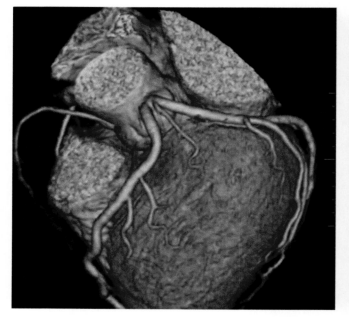

图 2.12　患者女性,66 岁,单独起源的左前降支和左回旋支。容积重建图像显示左前降支和左回旋支均起自左冠状窦。

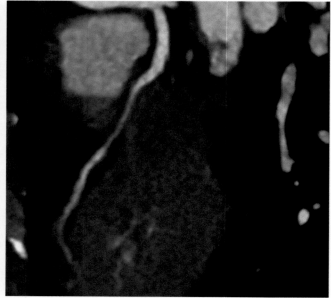

图 2.13　患者男性,46 岁,左前降支心肌桥。曲面重建图像显示被心肌包绕的狭窄的左前降支中段。

2.9　冠状动脉连接异常

2.9.1　冠状瘘 (图 2.15 和图 2.16)

- 冠状动脉连接异常。
- 冠状动脉与心腔、冠状窦、上腔静脉或靠近心脏的肺动脉或肺静脉之间直接连接。

- 一般人群的发病率为 0.002%,冠状动脉造影为 0.05%~0.25%。
- 右冠状动脉约为 50%, 左冠状动脉约为 42%, 右冠状动脉和左冠状动脉同时约为 5%。
- 临床表现主要取决于左向右分流的严重程度。
- 通常为良性,大多数瘘为单一交通。
- 大的或多发的交通比较危险。
- 最常见的分流部位是右心室(41%)、右心房、肺

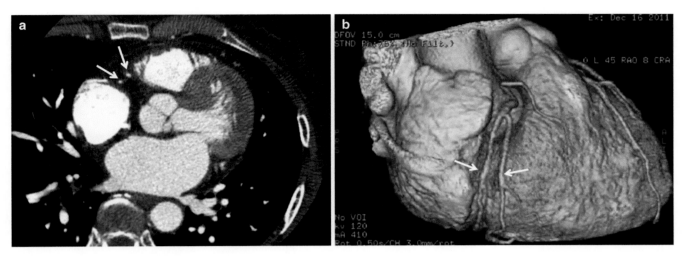

图 2.14　患者女性,59 岁,右冠状动脉重复畸形。轴位图像(a)显示在右冠状动脉走行的中段存在两条右冠状动脉(箭头),容积重建图像(b)显示单一起源的右冠状动脉重复畸形。

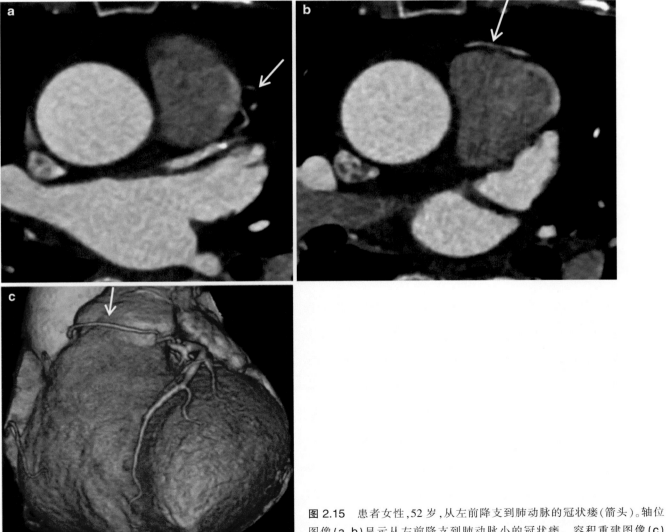

图 2.15　患者女性,52 岁,从左前降支到肺动脉的冠状瘘(箭头)。轴位图像(a,b)显示从左前降支到肺动脉小的冠状瘘。容积重建图像(c)很好地显示了肺动脉的前方瘘。

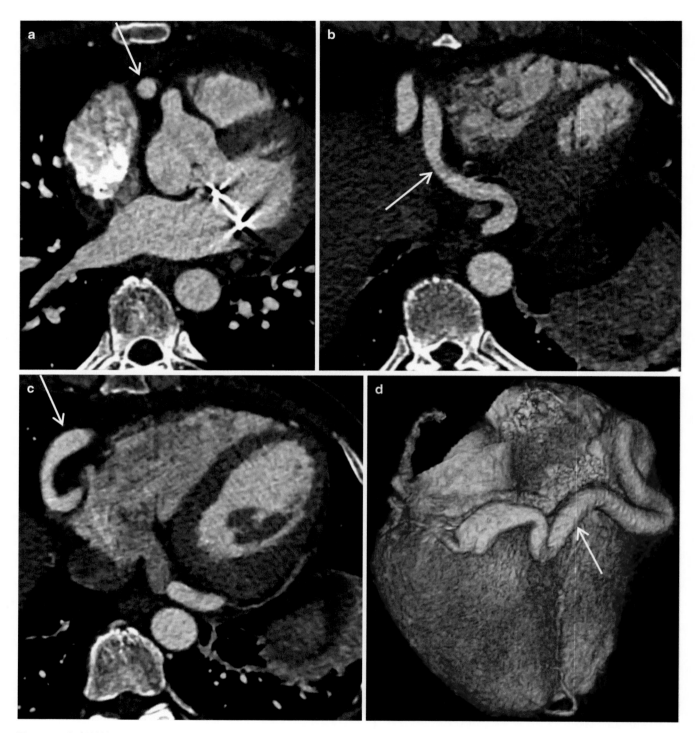

图 2.16 患者男性,51 岁,从右冠状动脉至冠状窦的大冠状瘘(箭头)。轴位图像(a–c)显示连接到冠状窦和心脏大静脉的较粗大的右冠状动脉。容积重建图像(d)很好地显示位于下缘的大瘘口。

动脉(17%)、冠状窦(7%)、左心房(5%)、左心室(3%)和上腔静脉(1%)[14]。

2.9.2 冠状动脉联通拱桥

在没有冠状动脉狭窄的情况下,血管造影足以检测到 RCA 和 LCA 之间的交通。

2.9.3 冠状动脉心外连接(图 2.17)

冠状动脉与心外血管相连[15]。

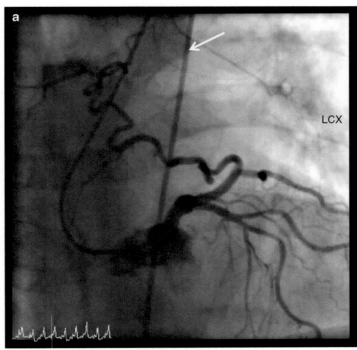
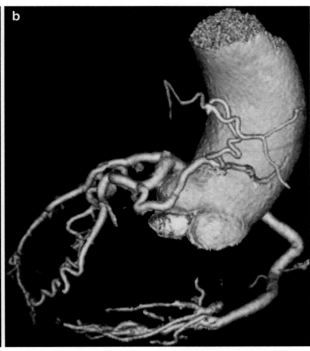

图 2.17　冠状动脉支气管动脉瘘。血管造影（a）显示支气管动脉（箭头）起源于左回旋支。容积重建图像（b）明确显示升主动脉后方的支气管动脉起源于左回旋支。

参考文献

1. O'Brien JP, Srichai MB, Hecht EM, Kim DC, Jacobs JE. Anatomy of the heart at multidetector CT: what the radiologist needs to know. Radiographics. 2007;27:1569–82.

2. Pannu HK, Flohr TG, Corl FM, Rishman EK. Current concepts in multi-detector row CT evaluation of the coronary arteries: principles, techniques, and anatomy. Radiographics. 2003;23:S111–25.

3. Alderman EL, Stadius M. The angiographic definitions of the Bypass Angioplasty Revascularization Investigation study (BARI). Coron Artery Dis. 1992;3:1189–207.

4. Scanlon PJ, Faxon DP, Audet AM, Carabello B, Dehmer GJ, Eagle KA, Legako RD, Leon DF, Murray JA, Nissen SE, Pepine CJ, Watson RM, Ritchie JL, Gibbons RJ, Cheitlin MD, Gardner TJ, Garson Jr A, Russell Jr RO, Ryan TJ, Smith Jr SC. ACC/AHA guidelines for coronary angiography. A report of the American College of Cardiology/American Heart Association Task Force on practice guidelines (Committee on Coronary Angiography). Developed in collaboration with the Society for Cardiac Angiography and Interventions. J Am Coll Cardiol. 1999;33:1756–824.

5. Faletra FF, Pandian NG, Siew Yen Ho. Coronary artery anatomy, Anatomy of the Heart by Multislice Computed Tomography 2008 John Wiley & Sons Ltd. 88–107.

6. Aquilina O, Grech V, Felice H et al. Normal adult coronary angiography. Images Paediatr Cardiol 2006;8:1–16.

7. Yamanaka O, Hobbs RE. Coronary artery anomalies in 126,595 patients undergoing coronary arteriography. Cathet Cardiovasc Diagn 1990;21:28–40.

8. Kim SY, Seo JB, Do KH et al. Coronary artery anomalies: classification and ECG-gated multi-detector row CT findings with angiographic correlation. Radiographics 2006;26:317–333.

9. Goo HW, Seo DM, Yun TJ et al. Coronary artery anomalies and clinically important anatomy in patients with congenital heart disease: multislice CT findings. Pediatr Radiol 2009;39:265–273.

10. Pena E, Nguyen ET, Merchant N, Dennie C, ALCAPA Syndrome: Not Just a Pediatric Disease. RadioGraphics 2009;29:553–565.

11. Lee BY, Song KS, Jung SE et al. Anomalous right coronary artery originated from left coronary sinus with interarterial course: evaluation of the proximal segment on multidetector row computed tomography with clinical correlation. J Comput Assist Tomogr 2009;33:755–762.

12. Lee BY. Anomalous right coronary artery from the left coronary sinus with an interarterial course: Is it really dangerous? Korean Circulation Journal 2009;39;175–179.

13. Lee BY, Song KS, Seo EJ et al. Myocardial infarction in a young female with reninoma induced hypertension and myocardial bridging. Int J Cadiovasc Imaging 2007:23:639–643.

14. Zenooz NA, Habibi R, Mammen L et al. Coronary Artery Fistulas: CT Findings RadioGraphics 2009;29:781–789.

15. Lee ST, Kim SY, Hur G, et al. Coronary-to-bronchial artery fistula: demonstration by 64 multidetector computed tomography with retrospective electrocardiogram-gated reconstructions. J Comput Assist Tomogr. 2008;32:444–7.

导引电生理介入的心脏影像

Sung Ho Hwang，Dong Hyun Yang

目录

S.H. Hwang (✉)
Department of Radiology, Korea University Anam Hospital,
Korea University College of Medicine, Seoul, Republic of Korea
e-mail: sungho.hwng@gmail.com

D.H. Yang
Department of Radiology and Research Institute of Radiology,
Asan Medical Center, University of Ulsan College
of Medicine, Seoul, Republic of Korea
e-mail: donghyun.yang@gmail.com

摘要

随着导管技术的显著进步，心律失常患者的治疗包括精确地消损致心律失常性组织的导管消融和用于不同心脏部分起搏的心脏再同步治疗。在实践中，心脏电生理介入在心脏解剖学知识的指导下能有效地进行。能否更快、更准确地将心内消融导管和起搏器电极放置到心脏相关靶区，可能会影响成功率和并发症的风险。最近，多排计算机断层扫描（MDCT）或磁共振（MRI）心脏成像已被用来准确地描绘电生理介入的心脏结构和组织特征。

3.1 引言

● 对于心律失常病理生理学的进一步了解为进行经皮心内途径消融心律失常和心脏再同步治疗提供了可能。

● 通常，心律失常的机制由主要的致心律失常成分作为触发和维持因素来决定。

● 在各种心律失常中，左心房的多重折返小波和快速触发点所导致的心房颤动（AF）是常见且严重的心律失常。

● 基于导管的用于分离致心律失常性心肌组织的消融已成为症状性 AF 的标准治疗。

● 慢性心力衰竭可能合并右心室或左心室开始收缩时的心室间传导延迟。

● 慢性心力衰竭时，双心室起搏的心脏再同步治疗（CRT）可以改善双侧心室的同步收缩。

● 如果提供了详细的"路线图",电生理学家可以更成功地进行导管消融和 CRT 同步治疗。

● CT 或 MRI 的心脏成像可以为电生理介入提供高水平的详细路线图。

● 本章通过心脏成像来指导电生理介入,我们将从电生理学家的角度描述心脏图像的关键信息。

3.2　心脏传导系统

3.2.1　心脏传导系统解剖

● 心脏传导系统包括窦房结 (SAN)、房室结 (AVN)、希氏束、右和左束支以及这些束支的周围分支构成的心内膜下和心肌内的浦肯野网络(图 3.1)。

● 传导系统的心房部分,如窦房结和房室结,与心房心肌收缩有关。

● 窦房结位于右心房的心外膜,在右心房和上腔静脉的交界处。

● 传导束从窦房结沿着右心房的界沟向房室结延伸。

● 房室结位于右心房的底部,与冠状静脉窦口的距离可变。

● 房室结上端与心房肌和节间束的纤维相连续。

● 房室结的下端形成总束支即希氏束,其沿着膜部间隔的后缘穿过右纤维三角(中心纤维体)。

● 在希氏束下方,总束支分为右束支和左束支,其沿着心室间隔表面在心内膜下延伸。

● 左束支快速再次分支,形成广泛的片状束支,并向左室间隔表面扩展。

● 右束支分支遍及调节束和心室心内膜表面的其他部分。

3.2.2　心律失常机制

● 从组织学上讲,心律失常的发病机制基于心律失常的触发和维持(图 3.2)。

● 触发或维持心律失常的致心律失常组织可以是正常的心血管组织以及损伤的心肌。

● 在各种心律失常中,异位灶快速电激动或多重折返小波诱发心房颤动[1-3]。

● 根据致心律失常组织的位置,AF 的机制分为 4

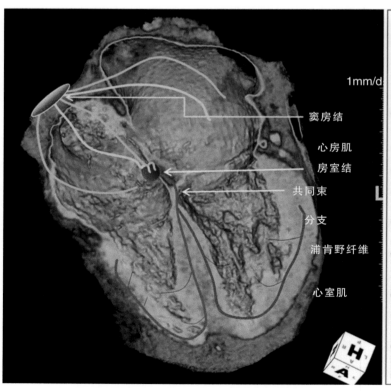

窦房结
心房肌
房室结
共同束
分支
浦肯野纤维
心室肌

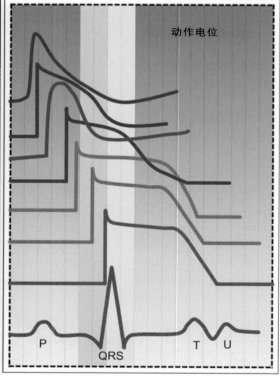

动作电位

1mm/d

P　QRS　T　U

图 3.1　心脏传导系统和动作电位图。首先,上腔静脉和右心房交界处的窦房结在心脏传导系统中发出电冲动。穿行于房室结绝缘平面的传导束是心房和心室心肌之间肌肉连续的唯一桥梁。

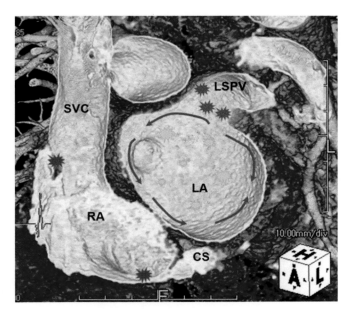

图 3.2　心房颤动的发生机制。在左心房和右心房，心房颤动（AF）的 4 种不同模式由肺静脉（PV）触发、多重折返小波、非 PV 触发和神经节丛过度活动组成。左心房后壁被认为是 PV 触发（红星）和非 PV 触发（黄星）常见的位置。蓝色箭头表示房颤触发和维持的多重折返小波。大多数心脏神经节丛（绿星）位于下腔静脉和上腔静脉附近的左心房脂肪垫。SVC，上腔静脉；RA，右心房；CS，冠状静脉窦；LA，左心房；LSPV，左上肺静脉。

种模式：肺静脉（PV）触发、左心房的折返小波、非 PV 触发和神经节丛过度活动。

- 肺静脉和非肺静脉触发常见的位置是左心房后壁。

- 与冠状静脉窦有共同胚胎学基础的许多非肺静脉的位置（上腔静脉、冠状静脉窦、Marshall 韧带、界嵴和左房后壁）也涉及心房颤动的触发和维持。

- 左心房的多重折返小波可能与心房重塑和受损心肌有关，并有心房颤动折返的潜力。

- 副交感神经节丛是心脏的迷走神经丛，位于上、下腔静脉心房连接处的脂肪垫。

3.3　电生理介入和术前心脏成像

3.3.1　电生理介入

- 在透视引导下，心内导管进入右心房或右心室（图 3.3）。

- 通过将导管跨过三尖瓣环并获得希氏束电描记图。

- 为了记录左心房和左心室的电活动，将导管引导至冠状窦。

- 左心房和左心室的左侧程序采用经间隔的方法或股动脉逆行途径。

- 在心房颤动的导管消融中，最常见的导管技术是在 PV 心房侧的开口外周消融来隔离 PV（图 3.4）。

- 由于非 PV 触发点通常位于左心房的后壁而不是 PV 的后壁，因此导管消融可以在左心房后壁的周围形成线性或盒子形的消融灶[4]。

- 为了成功治疗心房颤动，采用额外顺时针的方法可以进行多个线性消融，主要是左心房顶部、二尖瓣峡部、冠状窦和上腔静脉。

- 心脏再同步治疗（CRT）对于具有异常 QRS 间期和形态、药物难以治疗的收缩期心力衰竭的治疗具有一定的效果。

- 通过冠状窦途径实施左心室起搏的 CRT。

- 在心脏静脉系统中，沿着左心室外侧边缘的左侧边缘静脉和后外侧静脉，是 CRT 中起搏器电极放置的靶静脉。

- 瘢痕区域的起搏可能会导致再同步化不足，后外侧瘢痕是 CRT 无反应的强预测因子。

3.3.2　心脏成像模式

- 随着多排计算机断层扫描（MDCT）的引入，心脏 CT 图像可以提供优异的时间和空间分辨率，使得电生理介入的术前充分评估成为可能。

- 尽管心跳不规则，覆盖整个心动周期的回顾性心电-门控 CT 可为先进的三维后处理技术和导管引导系统提供较好的图像质量。

- 除了在 150、200 和 250ms 收缩末期的 3 次固定时间延迟重建之外，回顾性心电-门控心脏 CT 图像重建可使整个心动周期增加 10%。

- 对于手术前心脏 CT 成像，在弹丸注射造影剂结束时注射造影剂和盐水的混合物（例如，30%造影剂、70%盐水），可以减少条纹伪影和评估右侧心脏（图3.5）。

- 心脏磁共振成像（MRI）正在逐步代替 CT 图像。但是心脏 MRI 的一个潜在局限性是，带有起搏器和除颤器的患者是 MRI 的禁忌人群（图3.6）。

- 心脏 MRI 最大优点是描述受损心肌。应用晚期钆增强 MRI 序列评估心肌瘢痕可预测电生理治疗的

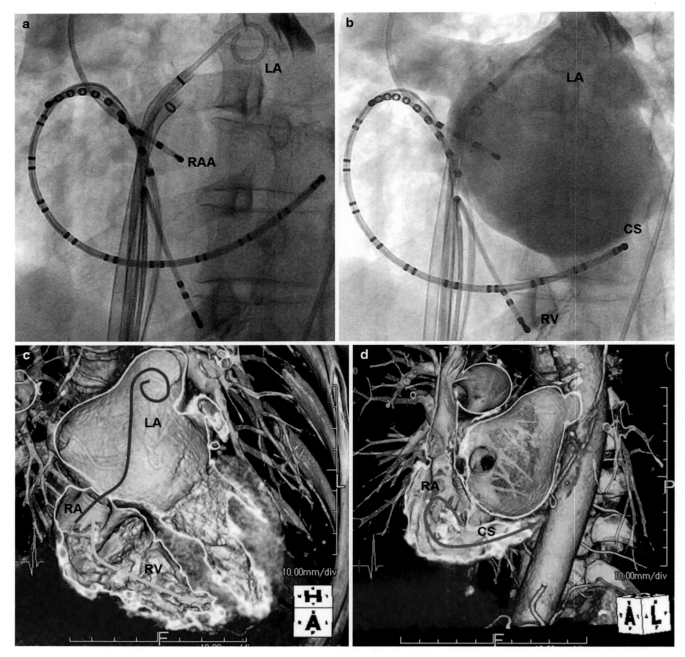

图 3.3　电生理介入方法。X 线片(**a,b**)显示 3 个心内导管,其通过下腔静脉进入冠状窦、右心室尖和右心耳。体积重建 CT 图像(**c, d**)显示心内导管进入 CS(红线)、RV 顶点(黄线)和经卵圆孔间隔穿刺的路线,来实施位于左心房的左侧手术(蓝线)。RA,右心房;RAA,右心耳;LA,左心房;CS,冠状窦;RV,右心室。

预后和治疗结果[5-7]。

　　●肺静脉的时间分辨对比增强 MRI 血管造影可用于为 AF 的导管消融提供"路线图"[8]。

　　●2008 年,研究者报道了导管消融手术期间实时心脏 MR 的可行性[9]。这种实时 MRI 潜在的优势是探知射频消融完全肺静脉瘢痕的实时信息。

3.4　心脏结构在电生理介入中的解剖观察

3.4.1　右心房

　　●作为心脏的一个腔,位于左心房前方的右心房

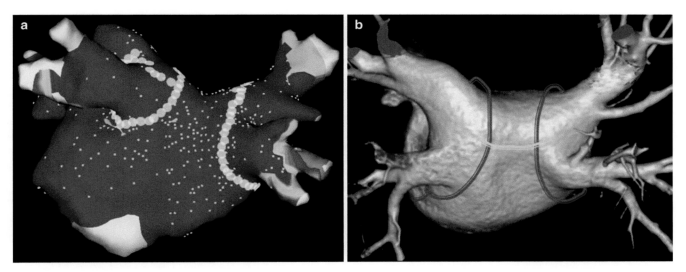

图 3.4 导管消融心房颤动的策略。左心房和肺静脉的后电解剖图(a)和体积重建 CT 图像(b)显示环肺静脉消融。在体积重建 CT 图像(b)中,围绕 2 个肺静脉病灶的环形消融线(红色)通过顶部消融线(黄色)连接。二尖瓣峡部有褶皱的消融线(蓝色),在左下肺静脉和二尖瓣环外侧部之间。

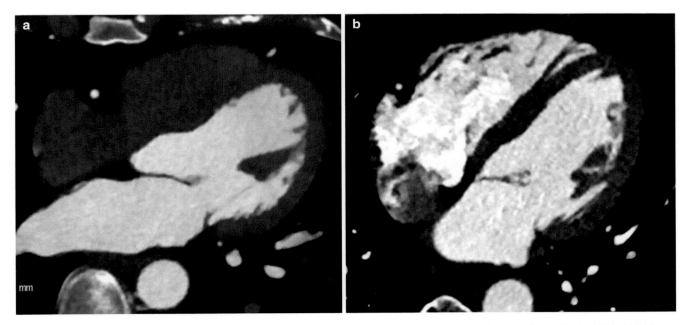

图 3.5 心脏 CT 成像评估右心脏。与常规冠状动脉 CT 图像(a)相比,导引电生理介入的心脏 CT 图像(b)是通过灌注造影剂和盐水混合物获得的,可以更清楚地描绘右心室。

收集体静脉系统的血液回流。

● 右心房包括右心耳、静脉部分(腔静脉窦)以及前庭。

● 右心房的解剖特征是界嵴,它是将壁平滑的腔静脉窦与小梁分开的"C 型肌肉环"(图 3.7)。

● 右心房包括重要的传导组成,如窦房结和房室结。

● 在与界嵴相对应的界沟中,窦房结位于上腔静脉与心房连接处附近。

● 房室结位于 Koch 三角的边缘,是电生理学研究的重要解剖标志(图 3.8)。

● Koch 三角后方是 Todaro 腱(下腔静脉瓣嵴的纤维延伸),前面是三尖瓣的隔膜叶,下面是冠状窦口。

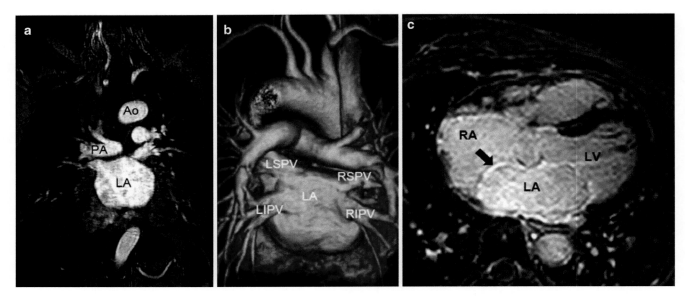

图 3.6 心脏 MRI 为心房颤动导管消融做准备。在三维时间分辨的对比增强 MR 血管造影的基础上(a),容积再现 MRI(b)为导管消融中的"路线图"提供左心房和肺静脉虚拟的外观。接下来,晚期钆增强 MRI(c)显示了心房颤动患者沿着房间隔增强(箭头)的心肌损伤灶。Ao,主动脉;PA,肺动脉;LA,左心房;LSPV,左上肺静脉;LIPV,左下肺静脉;RSPV,右上肺静脉;RIPV,右下肺静脉;RA,右心房;LV,左心室。

- Koch 三角顶端的中心纤维体是希氏束穿透房室(AV)交界处的重要标志。
- 应用心脏 CT 成像,Yasushi 等报道,导管消融术后左心室收缩末期右心房容积增大(≥99mL)与 AF 复发有关[10]。
- 右下肺静脉和三尖瓣之间的右心房下壁是一个四边形区域,为腔静脉三尖瓣峡部(CTI),是峡部依赖型心房扑动的消融靶点[11]。
- 右心房下壁,诸如大的静脉瓣嵴、膨出瘤或 CTI 的凹陷变形会增加消融的难度[12]。

3.4.2 心脏静脉系统

- 根据引流的区域,心脏静脉可以归为以下几类:冠状窦及其分支、心前静脉和贝氏静脉。
- 贝氏静脉(心最小静脉)是引流心内膜下静脉血的许多小静脉,与心腔的内皮细胞相连。
- 冠状窦是血液流入左心房最恒定的结构,可用作导管治疗心律失常和左心室起搏的入路。
- 冠状窦主要的分支包括室间前静脉、心大静脉(GCV)、左缘静脉、后静脉和心脏中静脉(图 3.9)。
- 先天性冠状窦畸形包括憩室、狭窄、扩张、无顶冠状窦、开口闭锁、发育不全和重复。
- 在心房颤动的发病机制中,连接左心房的冠状窦肌性纤维是非静脉的触发点。

- 作为心小静脉,Marshall 静脉沿左心房下壁向下走行汇入冠状窦并与左肺静脉肌肉连接。因此,Marshall 韧带或静脉可能是心房颤动非 PV 触发的另一触发点(图 3.10)。
- 此外,引流到冠状窦的永存左上腔静脉也可作为非 PV 触发点。

3.4.3 房间隔

- 房间隔与几种组织成分复合形成了卵圆孔(原发隔),其为瓣片状结构,通常在成年早期融合。
- 卵圆孔的瓣片紧贴房间隔,通常在出生后的前 2 年内发生融合。不完全融合导致永久缺损或卵圆孔未闭(PFO)。
- 卵圆孔是唯一能穿过间隔的部分,且没有穿透心脏的危险。
- 房间隔常见的解剖变异包括 PFO、房间隔膨出瘤、房间隔缺损和隔膜脂肪性肥大(LHS)(图 3.11)。
- 卵圆孔的上缘(第二房间隔)是为腔间沟上腔静脉和右肺静脉之间的折叠壁。
- 房间隔的相对厚度与房间沟的脂肪含量成正比,而且厚度大于 2cm 时为间隔的脂肪性肥大(LHS)[13]。
- 在电生理介入中,可以通过 PFO 或经卵圆孔间隔穿刺的方法进入左心房。

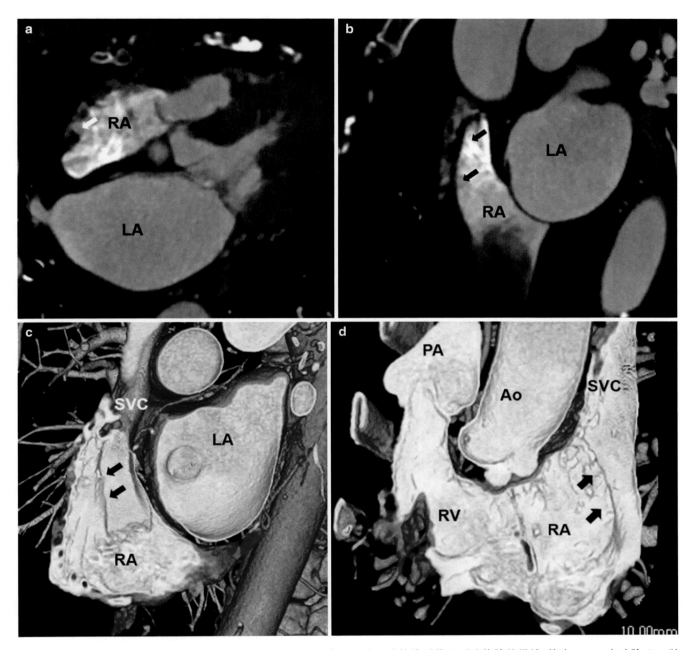

图 3.7　界嵴。横向(a)、冠状重建(b)和容积再现(c,d)CT 图像显示从上腔静脉延伸至下腔静脉的界嵴(箭头)。Ao,主动脉;PA,肺动脉;LA,左心房;SVC,上腔静脉;RA,右心房;RV,右心室。

- 包括心房颤动在内的心律失常与房间隔脂肪厚度增加有关[14]。
- 房室交界区的间隔成分非常重要,因为它们可以将心脏冲动从心房传导到心室。

3.4.4　左心房

- 左心房(LA)是一个复杂的结构,由 3 个来自不同胚胎起源的解剖腔室组成:左心房静脉、左心耳和前 LA[15](图 3.12)。
- 在 LA 3 个解剖腔室中,与肺静脉连接的 LA 腔室扩大,与慢性心房颤动相关[16]。
- 左下肺静脉和二尖瓣环之间的前庭区域称为二尖瓣峡部,这可能是导管消融后心房颤动复发的来源(图 3.13)。
- 在心房颤动患者中,LA 机械重塑导致 LA 扩大,心房收缩力降低,心房顺应性增强[17]。

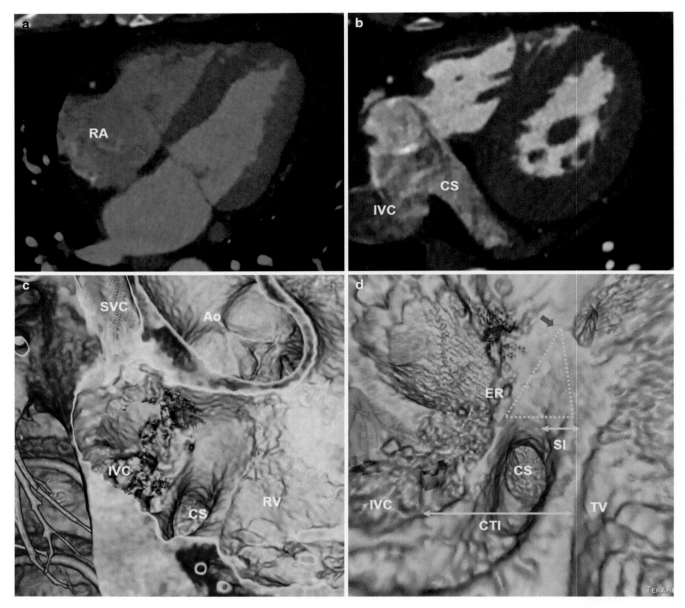

图 3.8　Koch 三角、下腔静脉瓣嵴和三尖瓣峡部。横向心脏 CT 图像 (a,b) 显示中心纤维体 (CFB,红色箭头) 和冠状窦作为 Koch 三角的边缘。右房室 (AV) 交界的 CT 图像心内膜面观察 (c,d) 显示了 Koch 三角 (黄色三角) 和右心房峡部 (小双箭头)。Koch 三角由后方的 Eustachian 瓣膜嵴的 Todaro 腱 (ER)、前方的三尖瓣隔瓣 (黄色箭头),下方的冠状窦 (CS) 和顶部的中心纤维体 (CFB,红色箭头) 划分。位于 CS 和三尖瓣间隔之间的间隔峡部 (SI),是房室结折返性心动过速消融的靶点。CTI (大双箭头) 被定义为下腔静脉和三尖瓣之间右心房的下壁。CTI 是峡部依赖型心房扑动导管消融的靶点。Ao,主动脉;RA,右心房;SVC,上腔静脉;IVC,下腔静脉;RV,右心室;SI,间隔峡部;TV,三尖瓣。

● Yasushi 等报道,导管消融前评估 LA 容积、左心室收缩末期 LA 容积增大 (≥87mL) 与消融后 AF 复发明显有关[10](图 3.14)。

● 根据 MRI 成像的整个 LA 壁的瘢痕程度,Utah 分级定义为 Utah 评分 1 (LA 瘢痕<5%)、2 (5%~20%)、3 (20%~35%) 和 4 (>35%)[5]。消融前 LA 无明显瘢痕的患者具有较高的手术成功率[18](图 3.15)。

● 在 LA 的前上部,最常见的肌桥是巴赫曼束 (BB),巴赫曼束肌肉组织的变化可影响房间传导并导致心房异常兴奋和心房功能障碍。巴赫曼束直视下看不到,但可以通过 CT 图像上被替代的脂肪垫来评估[19]。

● 左心房存在血栓的情况下不可进行左心房消融。

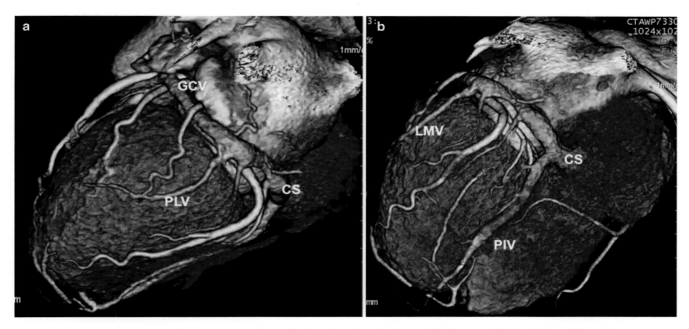

图 3.9 心脏静脉解剖。三维图像(a,b)显示正常心脏静脉解剖,包括冠状窦。心大静脉(GCV)接收 2 个主要分支血液回流:左心室外侧边缘的左缘静脉(LMV)和后外侧静脉(PLV)。CS,冠状窦;PIV,后室间静脉。

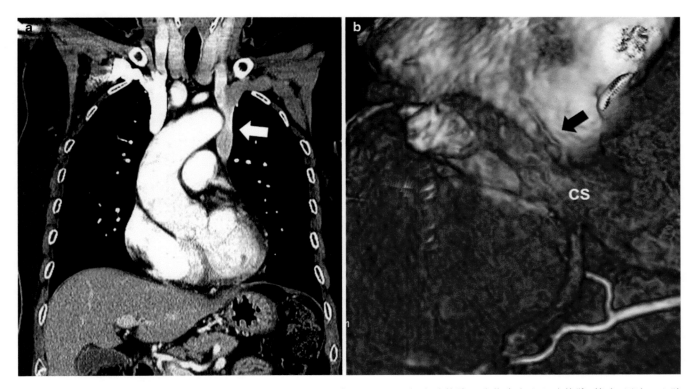

图 3.10 永存左上腔静脉和 Marshall 静脉。冠状位 CT 图像重建(a)显示,左侧头臂静脉血液优先向左上腔静脉(箭头)回流。心脏下壁的三维 CT 图像(b)显示,作为左上腔静脉残留的 Marshall(箭头)静脉或韧带,其在左心耳和左肺静脉之间下降汇入冠状窦(CS)。

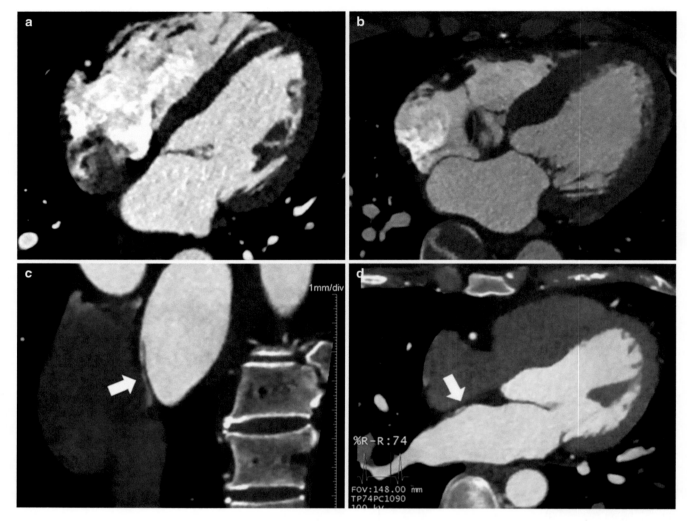

图 3.11 房间隔的组成部分。四腔心 CT 成像 (a,b) 显示房间沟(箭头)、下腔静脉嵴和房室间隔肌部。两个心房之间唯一真正的间隔是局限于卵圆窝和其下缘的一小部分。CT 图像重建 (c,d) 显示卵圆孔未闭的解剖变异(箭头)。IAG,房间沟;ER,下腔静脉瓣嵴。

● 左心耳 (LAA) 是血栓形成最常见的部位,通常继发于心房颤动引发的血液停滞[20](图 3.16)。

● 对比增强心脏 CT,LAA 中的未混合血和造影剂可以被误认为血栓或肿块。因此,CT 阴性肯定可以排除 LAA 血栓,但 CT 阳性不可以认为 LAA 血栓形成。总体诊断准确率和特异性概率分别为 34%~100% 和 44%~85%[21-23]。

● Kim 等应用 LAA 与升主动脉 HU (LAA/AAHU) 的比值进行研究,表明比值节点为 0.25 可以将 LAA 血栓诊断的特异性提高到 96%[21]。

● 延迟心脏 CT 扫描同样可以区分血栓和慢速血流[24]。

● 副左心耳是一种常见的解剖变异,可见于 LA 前壁和左心房峡部[25](图 3.17)。

● 左心房非阻塞性的膜可增加三房心的发生率,这是一种罕见但是手术可以矫正的畸形(图 3.18)。

3.4.5 肺静脉

● 对于拟行导管消融的 AF 患者,肺静脉解剖结构以及左心房的解剖结构已经成为手术者的关注热点。

● 基于心脏 CT 或 MRI 各向同性体素数据,LA 和 PV 的三维重建腔内视图显示了有关肺静脉位置和开口的大量信息。

● 传统心脏解剖显示双侧上肺和下肺静脉,其引流入 LA。正常的肺静脉解剖结构由具有单独开口的 2 个右肺静脉和 2 个左肺静脉组成(图 3.19)。

● 肺静脉干为从开口到一级分支的部分。

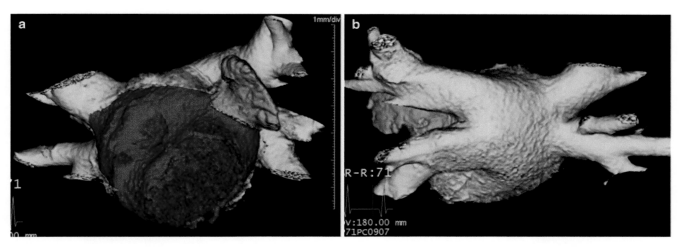

图 3.12　左心房 3 个解剖腔室。左心房的前面(a)和后面(b)的容积再现 CT 图像显示左心房的 3 个解剖腔室：左心房静脉(蓝色)、左心耳(红色)和前 LA(绿色)。

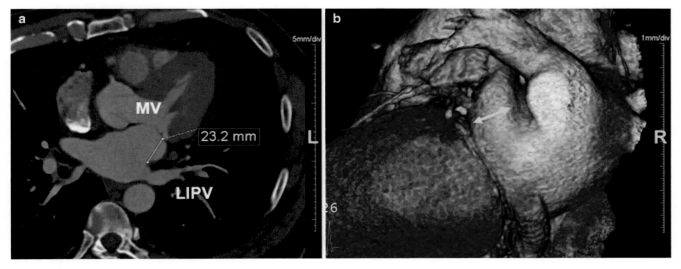

图 3.13　左心房峡部。横向 CT 图像(a)和三维容积再现 CT 图像(b)显示左下肺静脉开口与二尖瓣环后下缘之间的左心房峡部(双黄色箭头)。左心房峡部可能是导管消融后复发的根源。MV，二尖瓣；LIPV，左下肺静脉。

● 报告每条肺静脉干长度和开口直径很重要，它们决定着导管直径的选择。

● 肺静脉干为从开口到一级分支的部分。上肺静脉口径(19~20mm)比下肺静脉口(16~17mm)大，上肺静脉干(21.6±7.5mm)比下肺静脉干长(14.0±6.2mm)[26,27]。

● 常见畸形包括一段共同肺静脉，左侧比右侧更常见[27]。

● 副右中间肺静脉是最常见的变型，发生率为 20%~30%，直径通常为 1cm 或更小。

● 最常见的副静脉单独引流右肺下叶上部的静脉回流。

● 必须认出和报道所有副静脉，这些静脉的直径通常小于 1cm。如果在导管消融前没有被识别，可能会增加其狭窄的风险。

● 手术前应明确是否存在部分型肺静脉引流到冠状窦的情况。这是典型的 PV 消融线预期的位置。

● 虽然静脉直径(>24mm)或单独右肺中间静脉存在导管消融后 AF 复发的倾向[28]，但心脏 CT 或 MRI 对肺静脉解剖的评估不影响手术的长期效果[28-30]。

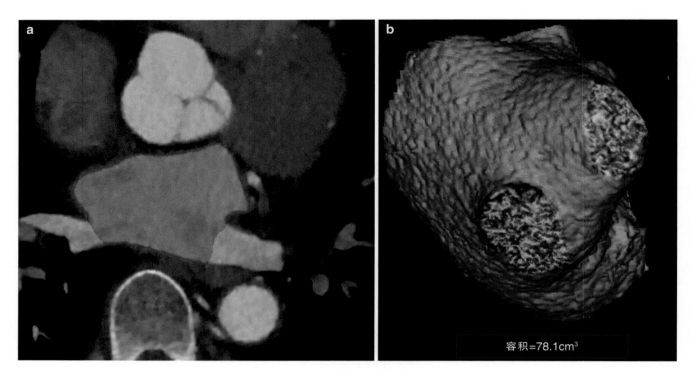

图 3.14 应用心脏 CT 对左心房进行定量。轴位心脏 CT 图像(a)显示左心房部分(绿色),三维容积再现 CT 图像(b)提供了左心房容积的定量,为 78.1cm³。

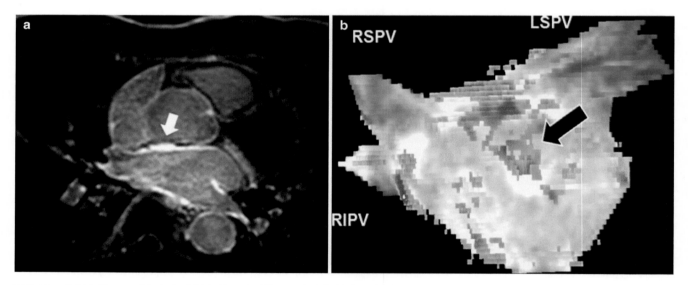

图 3.15 应用心脏 MR 对左心房进行定量。通过使用具有晚期钆增强序列的心脏 MRI,横轴位 MRI 图像(a)显示具有高信号强度的左心房壁瘢痕(箭头),三维重建 MRI 图像(b)提供了颜色编码的左心房壁瘢痕的外观。RSPV,右上肺静脉;LSPV,左上肺静脉;RIPV,右下肺静脉。

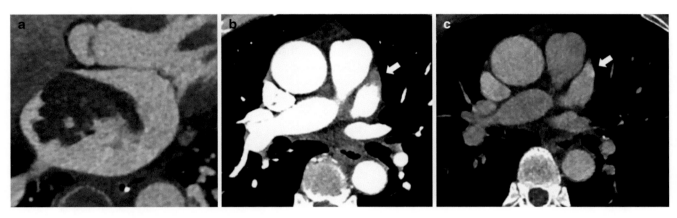

图 3.16　左心房血栓。对比增强 CT 图像(a)显示左心房的充盈缺陷,提示血栓。但是(b)未混合的血液和造影剂的不均质衰减与左心耳中的血栓相似(箭头)。在 b 后 30 秒获得的 CT 扫描图像(c)中,血液分层在左心耳完全消失(箭头)。

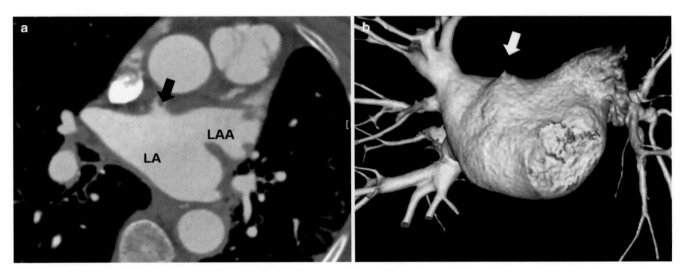

图 3.17　副左心耳。冠状位重建(a)和容积再现(b)CT 成像显示左心房顶部小的副左心耳(箭头)。LA,左心房;LAA,左心耳。

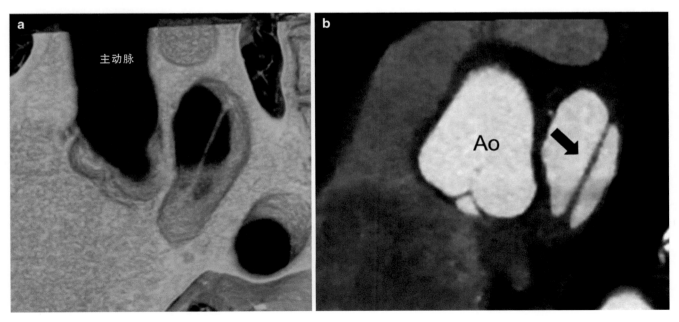

图 3.18　三房心。三维(a)和两腔心视图(b)CT 图像显示了左心房内无梗阻的膜或柱状结构的三房心。

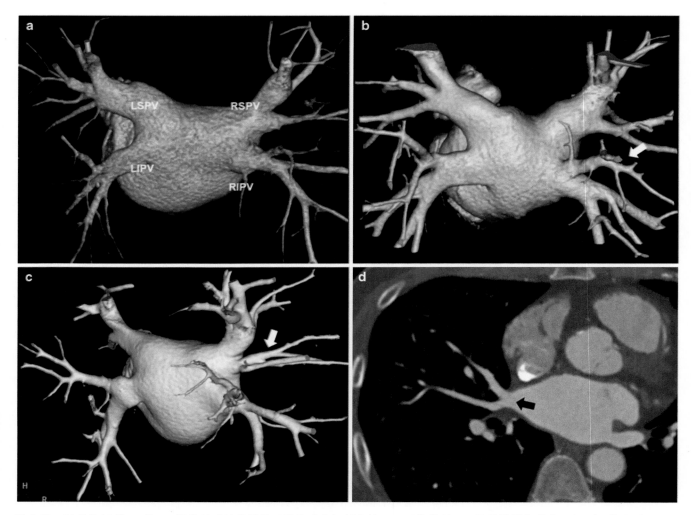

图 3.19 肺静脉解剖。三维 CT 图像显示肺静脉的正常外观和解剖变异：(a)正常外观、(b)肺静脉早期分支(开口支,箭头)和(c,d)引流右中叶小的中间右副肺静脉(箭头)为最常见的解剖变异。LIPV,左下肺静脉；LSPV,左上肺静脉；RIPV,右下肺静脉；RSPV,右上肺静脉。

3.5 附属结构的 CT 表现

3.5.1 食管、冠状动脉及膈神经

- 食管是靠近左心房后壁的薄壁结构，可能在 AF 消融期间受损。
- 涉及 LA 后壁的导管消融手术可能导致食管损伤和心房食管瘘的形成[31]。
- 更靠后方的二尖瓣峡部消融线可能会增加食管损伤的风险。
- CT 是显示左心房壁与食管相互关系的有用工具，但食管蠕动和动力学可导致术前和手术中解剖学上的不一致[32]。

- 已有研究报道，经 CS 途径完成二尖瓣峡部导管消融期间，左回旋冠状动脉(LCx)急性闭塞[33]。
- 有关冠状动脉疾病(CAD)和心房颤动的关系，已经发现 CAD 能增加 AF 的风险 [34]。而且 CAD 和 AF 经常具有许多共同的危险因素(例如，年龄增大、肥胖、糖尿病、心力衰竭和高血压)[34-36]。
- 膈神经从胸腔入口到膈肌沿着纵隔侧面分布。
- 膈神经损伤可直接由热损伤引起，通常发生在邻近右上肺静脉和上腔静脉的右侧膈神经[37]。
- 较少见的情况下，左心耳内的导管消融可能导致左膈神经损伤。CRT 后左膈神经损伤是一种公认的并发症。
- 鉴于 CRT 的目标冠状静脉的解剖变异性和左膈神经与这些结构较接近，所以明确左侧膈神经与左

缘静脉之间的关系以避免膈肌麻痹在临床上是非常重要的。

电生理介入心脏影像的解释

AF 的导管消融

1. 右心房体积、峡部、冠状窦附近的欧氏嵴

2. 冠状窦解剖和变异

3. 房间隔变异(例如,卵圆孔未闭、房间隔膨出瘤、房间隔缺损以及间隔脂肪性肥大)

4. 左心房容积、二尖瓣峡、心内血栓、附件左心耳

5. 心脏 MRI 成像时,左心房瘢痕

6. 肺静脉的正常解剖和解剖变异(例如,每个静脉的口径、开口与一级分支的距离、副或多余肺静脉)

7. 其他血管畸形,如上、下肺静脉共干,永存左上腔静脉,Marshall 静脉或异常肺静脉回流

8. 相对于左房后壁的食管的解剖路线

心脏再同步治疗

1. 综合评价冠状静脉解剖

2. 冠状窦口和目标静脉的测量

3. 膈神经、左膈神经血管束与目标静脉的关系

4. 当使用心脏 MRI 时,左心室瘢痕(例如,后外侧瘢痕和总瘢痕大小)

3.6 小结

- 随着基于导管的电生理介入的进展,心律失常的治疗在 AF 或慢性心力衰竭患者中变得更加积极有效。

- 到目前为止,主要的电生理介入包括导管消融治疗与 AF 相关的心律失常和心脏再同步治疗慢性心力衰竭。

- 心脏解剖综合知识有助于提高对心律失常复杂病理生理学的认识。

- 此外,电生理介入越来越活跃,精确的心脏解剖学的描述对于手术的成功将更为重要。

- 近来,CT 或 MR 心脏成像的显著发展可以精确地描述心脏解剖以及心脏组织特征,评价电生理介入的预后。

- 随着技术的进步,对于心脏成像的需求不断增长,放射科医生应该熟悉临床需要和电生理介入中的技术要求。

参考文献

1. Haissaguerre M, Jais P, Shah DC, et al. Spontaneous initiation of atrial fibrillation by ectopic beats originating in the pulmonary veins. N Engl J Med. 1998;339:659–66.

2. Saksena S, Skadsberg ND, Rao HB, Filipecki A. Biatrial and three-dimensional mapping of spontaneous atrial arrhythmias in patients with refractory atrial fibrillation. J Cardiovasc Electrophysiol. 2005;16:494–504.

3. Li J, Wang L. Catheter ablation of atrial fibrillation originating from superior vena cava. Arch Med Res. 2006;37:415–8.

4. European Heart Rhythm A, European Cardiac Arrhythmia S, American College of C, et al. HRS/EHRA/ECAS expert Consensus Statement on catheter and surgical ablation of atrial fibrillation: recommendations for personnel, policy, procedures and follow-up. A report of the Heart Rhythm Society (HRS) Task Force on catheter and surgical ablation of atrial fibrillation. Heart Rhythm. 2007;4:816–61.

5. Oakes RS, Badger TJ, Kholmovski EG, et al. Detection and quantification of left atrial structural remodeling with delayed-enhancement magnetic resonance imaging in patients with atrial fibrillation. Circulation. 2009;119:1758–67.

6. White JA, Yee R, Yuan X, et al. Delayed enhancement magnetic resonance imaging predicts response to cardiac resynchronization therapy in patients with intraventricular dyssynchrony. J Am Coll Cardiol. 2006;48:1953–60.

7. Ypenburg C, Roes SD, Bleeker GB, et al. Effect of total scar burden on contrast-enhanced magnetic resonance imaging on response to cardiac resynchronization therapy. Am J Cardiol. 2007;99:657–60.

8. Faggioni L, Zampa V, Ortori S, et al. Time-resolved contrast-enhanced magnetic resonance angiography (CEMRA) of the left atrium-pulmonary veins complex with half dose of intravenous gadolinium-based contrast agent. Technical feasibility and comparison with a conventional CEMRA, full contrast dose protocol. Eur J Radiol. 2012;81:250–6.

9. Nazarian S, Kolandaivelu A, Zviman MM, et al. Feasibility of real-time magnetic resonance imaging for catheter guidance in electrophysiology studies. Circulation. 2008;118:223–9.

10. Akutsu Y, Kaneko K, Kodama Y, et al. Association between left and right atrial remodeling with atrial fibrillation recurrence after pulmonary vein catheter ablation in patients with paroxysmal atrial fibrillation: a pilot study. Circ Cardiovasc Imaging. 2011;4:524–31.

11. Poty H, Saoudi N, Nair M, Anselme F, Letac B. Radiofrequency catheter ablation of atrial flutter. Further insights into the various types of isthmus block: application to ablation during sinus rhythm. Circulation. 1996;94:3204–13.

12. Da Costa A, Faure E, Thevenin J, et al. Effect of isthmus anatomy and ablation catheter on radiofrequency catheter ablation of the cavotricuspid isthmus. Circulation. 2004;110:1030–5.

13. Reyes CV, Jablokow VR. Lipomatous hypertrophy of the cardiac interatrial septum. A report of 38 cases and review of the literature. Am J Clin Pathol. 1979;72:785–8.

14. Heyer CM, Kagel T, Lemburg SP, Bauer TT, Nicolas V. Lipomatous hypertrophy of the interatrial septum: a prospective study of incidence, imaging findings, and clinical symptoms. Chest. 2003;124:2068–73.

15. Kerut EK. Anatomy of the left atrial appendage. Echocardiography. 2008;25:669–73.

16. Park MJ, Jung JI, Oh YS, Youn HJ. Assessment of the structural remodeling of the left atrium by 64-multislice cardiac CT: comparative studies in controls and patients with atrial fibrillation. Int J Cardiol. 2012;159:181–6.

17. Mathew ST, Patel J, Joseph S. Atrial fibrillation: mechanistic insights and treatment options. Eur J Intern Med. 2009;20:672–81.

18. Akoum N, Daccarett M, McGann C, et al. Atrial fibrosis helps select the appropriate patient and strategy in catheter ablation of atrial fibrillation: a DE-MRI guided approach. J Cardiovasc Electrophysiol. 2011;22:16–22.

19. Saremi F, Channual S, Krishnan S, Gurudevan SV, Narula J, Abolhoda A. Bachmann Bundle and its arterial supply: imaging with multidetector CT–implications for interatrial conduction abnormalities and arrhythmias. Radiology. 2008;248:447–57.

20. Yamanaka K, Sekine Y, Nonaka M, et al. Left atrial appendage contributes to left atrial booster function after the maze procedure: quantitative assessment with multidetector computed tomography. Eur J Cardiothorac Surg. 2010;38:361–5.

21. Kim YY, Klein AL, Halliburton SS, et al. Left atrial appendage filling defects identified by multidetector computed tomography in patients undergoing radiofrequency pulmonary vein antral isolation: a comparison with transesophageal echocardiography. Am Heart J. 2007;154:1199–205.

22. Feuchtner GM, Dichtl W, Bonatti JO, et al. Diagnostic accuracy of cardiac 64-slice computed tomography in detecting atrial thrombi. Comparative study with transesophageal echocardiography and cardiac surgery. Invest Radiol. 2008;43:794–801.

23. Hur J, Kim YJ, Lee HJ, et al. Cardioembolic stroke: dual-energy cardiac CT for differentiation of left atrial appendage thrombus and circulatory stasis. Radiology. 2012;263:688–95.

24. Saremi F, Channual S, Gurudevan SV, Narula J, Abolhoda A. Prevalence of left atrial appendage pseudothrombus filling defects in patients with atrial fibrillation undergoing coronary computed tomography angiography. J Cardiovasc Comput Tomogr. 2008;2:164–71.

25. Duerinckx AJ, Vanovermeire O. Accessory appendages of the left atrium as seen during 64-slice coronary CT angiography. Int J Cardiovasc Imaging. 2008;24:215–21.

26. Scharf C, Sneider M, Case I, et al. Anatomy of the pulmonary veins in patients with atrial fibrillation and effects of segmental ostial ablation analyzed by computed tomography. J Cardiovasc Electrophysiol. 2003;14:150–5.

27. Cronin P, Sneider MB, Kazerooni EA, et al. MDCT of the left atrium and pulmonary veins in planning radiofrequency ablation for atrial fibrillation: a how-to guide. AJR Am J Roentgenol. 2004;183:767–78.

28. Mulder AA, Wijffels MC, Wever EF, Boersma LV. Pulmonary vein anatomy and long-term outcome after multi-electrode pulmonary vein isolation with phased radiofrequency energy for paroxysmal atrial fibrillation. Europace. 2011;13:1557–61.

29. Hof I, Chilukuri K, Arbab-Zadeh A, et al. Does left atrial volume and pulmonary venous anatomy predict the outcome of catheter ablation of atrial fibrillation? J Cardiovasc Electrophysiol. 2009;20:1005–10.

30. Anselmino M, Scaglione M, Blandino A, et al. Pulmonary veins branching pattern, assessed by magnetic resonance, does not affect transcatheter atrial fibrillation ablation outcome. Acta Cardiol. 2010;65:665–74.

31. Sanchez-Quintana D, Cabrera JA, Climent V, Farre J, Mendonca MC, Ho SY. Anatomic relations between the esophagus and left atrium and relevance for ablation of atrial fibrillation. Circulation. 2005;112:1400–5.

32. Lemola K, Sneider M, Desjardins B, et al. Computed tomographic analysis of the anatomy of the left atrium and the esophagus: implications for left atrial catheter ablation. Circulation. 2004;110:3655–60.

33. Takahashi Y, Jais P, Hocini M, et al. Acute occlusion of the left circumflex coronary artery during mitral isthmus linear ablation. J Cardiovasc Electrophysiol. 2005;16:1104–7.

34. Goto S, Bhatt DL, Rother J, et al. Prevalence, clinical profile, and cardiovascular outcomes of atrial fibrillation patients with atherothrombosis. Am Heart J. 2008;156:855–63. 863 e852.

35. Benjamin EJ, Levy D, Vaziri SM, D'Agostino RB, Belanger AJ, Wolf PA. Independent risk factors for atrial fibrillation in a population-based cohort. The Framingham Heart Study. JAMA. 1994;271:840–4.

36. Kannel WB, Wolf PA, Benjamin EJ, Levy D. Prevalence, incidence, prognosis, and predisposing conditions for atrial fibrillation: population-based estimates. Am J Cardiol. 1998;82:2N–9.

37. Sacher F, Monahan KH, Thomas SP, et al. Phrenic nerve injury after atrial fibrillation catheter ablation: characterization and outcome in a multicenter study. J Am Coll Cardiol. 2006;47:2498–503.

钙化评分

Jongmin Lee

目录

摘要

冠状动脉钙化(CAC)是随着动脉粥样硬化斑块老化钙化合物沉积形成的。钙化量与个体的整体斑块负荷成正比。基于这一认识,CAC 定量分析作为评估心血管事件风险的指标应用于临床领域。在 CAC 的几种评分方法中,Agatston 评分最具代表性,广泛应用于临床实践。依据不同年龄、性别在对应人群中的评分或百分数对 CAC 评分进行分级,进一步对心血管疾病的风险进行分级。虽然存在争议,但 CAC 评分方法已应用于临床实践工作中。事实证明,CAC 评分能预测中高危人群发生 CAD 的风险;CAC 评分为零提示冠心病风险非常低(除外伴有其他危险因素);CAC 评分高表明 CAD 风险较高;存在种族和性别差异;CAC 评分用于评估心血管风险,不能用于诊断 CAD。

缩写

AS	Agatston 评分
CAC	冠状动脉钙化
CAD	冠状动脉疾病
CaHA	羟基磷灰石
CCS	钙覆盖评分
EBCT	电子束 CT
HU	亨斯菲尔德单位
MS	质量评分
VS	容积评分

J. Lee
Department of Radiology, Kyungpook National
University and Hospital, Daegu, Republic of Korea
e-mail: jonglee@knu.ac.kr

4.1 CAC 的概念

- 钙化合物沉积于动脉粥样硬化斑块。
- 冠脉钙化容积提示冠状动脉粥样硬化斑块容积[1]。
- 钙容积定量评估(CAC 评分)可以预测冠状动脉粥样硬化的程度及其临床风险[2]。

4.2 评分方法

- Agatston 采用电子束 CT(EBCT)首次提出 CAC 量化方法[3]。
- 除评分方法外,参考标准值对临床应用十分重要。

4.2.1 Agatston 评分[3]

- 建议采用以下扫描方案,以确保图像质量标准。

参数	扫描条件
前瞻性数据采集	R-R 间期的 80%
管电压	130kVp
管电流	(630mA)
层厚	(3mm)
采集时间	(100ms)
对比增强	无

括号中的值源自 EBCT 的原始方案,扫描者可适当调整。

- 冠状动脉钙化应由专业医生诊断,并对其进行分类。
- 钙化区域分界采用阈值半自动技术,高于 130 HU,且面积大于一个像素。
- 根据二维感兴趣区的峰值 HU"密度系数"对钙化区的密度进行分级。

密度系数	单位 HU
1	130~199
2	200~299
3	300~399
4	大于 400

- 阿格斯顿评分(AS)是对钙化面积、密度系数和层厚的整体分析。

$$AS = \sum_{x=1}^{n} \left(\frac{A_x \cdot D_x \cdot SL}{3} \right)$$

x,感兴趣区层数;A,感兴趣区面积;D,密度系数;SL,层厚。

4.2.2 容积评分[4]

- 容积评分(VS)克服了 AS 的缺点,例如 HU(密度系数)的非线性测量和测量的复杂性。
- 扫描方案和阈值与 AS 相同。
- VS 是对感兴趣区容积的整体分析。

$$VS = \sum_{x=1}^{n} \left(A_x \cdot SL \right)$$

- VS 重复性较 AS 高。
- 然而 AS 有更多的参考标准。

4.2.3 质量评分[5]

- 不采用间接参数质量评分(MS)能更直接地评估钙化的质量。
- 扫描野包含羟基磷灰石$[Ca_{10}(PO_4)_6(OH)_2,Ca$-HA]的影像,作为标准参照物质。
- 首先在相应图像中测量标准参照物(CaHA)的 HU 值。在此基础上可以用线性拟合方程绘制密度-HU 图。

$$HU = a \cdot [CaHA] + b$$

[CaHA],标准参照物 CaHA 钙的密度。

- 由于钙质量是钙密度与体积的乘积,可以从拟合方程和 ROI 的体积中获取质量评分。

$$MS = \sum_{x=1}^{n} \left[\left(\frac{HU_x - b}{a} \right) \cdot A_x \cdot SL \right]$$

- 不同扫描条件,MS 测量值不变。
- MS 是 CAC 定量中最准确、最具重复性的技术。
- MS 的缺点是评估的复杂性和缺乏临床应用的参考标准。

4.2.4 其他评分方法

4.2.4.1 CAC 进展率[6]

- 由于 CAC 的增长速度与 CAD 风险相关,因此建议采用 CAC 进展率(R)。
- R 反映 VS 的百分位数区间变化。

$$R = 100 \cdot e^{\left\{\frac{\Delta[\ln(VS)]}{T}\right\} - 1}$$

T,扫描的时间间隔。

- R 值是后续监测受试者冠状动脉粥样硬化负荷的重要指标。
- 缺点是评估的复杂性和缺乏参考标准。

4.2.4.2 钙化覆盖评分[7]

- 钙化覆盖评分(CCS)是冠状动脉钙化部分的百分比。
- 在多种族大样本队列分组研究中,CCS 预测心血管事件优于 AS 和 MS。
- 缺点是临床应用少,缺乏参考标准。

4.3 CAC 的临床意义

4.3.1 斑块负荷引起的心血管风险 (图 4.1 至图 4.5)

- 一项基于 Meta 分析的 CAC Agatston 评分指南表明,重点要关注斑块负荷及其临床意义(表 4.1)[8]。
- Agatston 评分的非线性分级与斑块负荷及其临床意义相关。
- 该指南内容简单,适用于日常临床。

- 然而该指南未考虑性别和年龄差异对 CAC 评分的影响。

4.3.2 心血管风险的百分比分级(图 4.1 至图 4.5)

- 基于多中心大样本的前瞻性研究,建议 Agatston 评分指南按年龄层和性别分组(表 4.2)[9]。
- 在临床工作中,年龄因素按数十年分层,钙化评分按百分位数值分区表示。
- 该指南反映了 CAC 性别和年龄的差异,因此能更好地应用于临床。
- 能直观地显示结果,大多数 CAC 分析工具中都装配该指南。
- 据报道,CAC 评分高于 75% 者发生心血管疾病的危险性高于评分低于 25% 者[10]。
- 钙化的分布范围及类型可提示个体的斑块特征。贝壳样及弥漫性钙化与狭窄有较高的相关性,且非钙化斑块的相关性较结节样钙化高[14]。
- 当 CAC 评分足够高时, 可采用 CAC 评分来预测每位患者 CAD 的严重程度。相反,CAC 评分低至零一般只用于排除 CAD 的可能性。

4.3.3 个体 CAD 风险

- 大样本数据获得的 CAC 评分可用于每个目标受试者评估心血管风险。

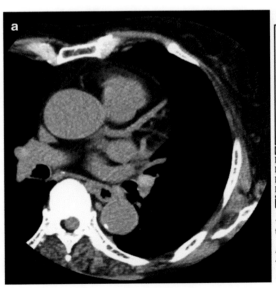
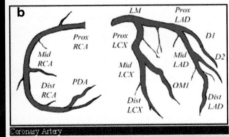

图 4.1　患者女性,72 岁。(a)平扫轴位 CT 钙化评分显示冠状动脉未见钙化。降主动脉管壁可见小钙化斑块。(b)Agatston 评分为零(Hoff 等[9])。

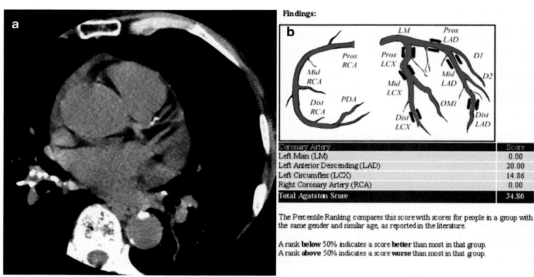

Findings:

The diagram to the left is a schematic of the coronary artery system. The coronary arteries are segmented into Proximal, Mid, and Distal sections, which may be annotated with black markings to illustrate the **approximate location** of any **calcified** regions detected in the examination. However please note that the markings **do not imply** the presence, absence, location or extent of arterial stenosis or any other condition other than the presence of coronary calcification.

Coronary Artery	Score
Left Main (LM)	0.00
Left Anterior Descending (LAD)	20.00
Left Circumflex (LCX)	14.86
Right Coronary Artery (RCA)	0.00
Total Agatston Score	34.86

The **Agatston Score** as reported in this table provides a measure for comparison with published studies (see "Percentile Ranking" below). The **Volume Score** can be useful for comparison with follow-up examinations, and is reported here: **34.90 mm.**

The Percentile Ranking compares this score with scores for people in a group with the same gender and similar age, as reported in the literature.

A rank **below** 50% indicates a score **better** than most in that group.
A rank **above** 50% indicates a score **worse** than most in that group.

Percentile Ranking
less than 25%

In a published study, less than 25% of people of the same gender and similar age had the same or lower scores.

图 4.2　患者男性，77 岁。(a)左前降支可见小钙化斑块。降主动脉管壁和肺门淋巴结可见钙化。(b)Agatston 评分为 34.86，斑块负荷轻度。该患者在相同年龄和性别组中位于小于 25% 的区间(Hoff 等[9])。

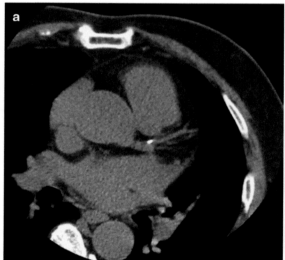

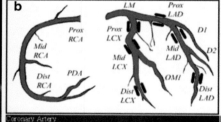

Findings:

The diagram to the left is a schematic of the coronary artery system. The coronary arteries are segmented into Proximal, Mid, and Distal sections, which may be annotated with black markings to illustrate the **approximate location** of any **calcified** regions detected in the examination. However please note that the markings **do not imply** the presence, absence, location or extent of arterial stenosis or any other condition other than the presence of coronary calcification.

Coronary Artery	Score
Left Main (LM)	0.00
Left Anterior Descending (LAD)	49.11
Left Circumflex (LCX)	3.96
Right Coronary Artery (RCA)	0.00
Total Agatston Score	53.07

The **Agatston Score** as reported in this table provides a measure for comparison with published studies (see "Percentile Ranking" below). The **Volume Score** can be useful for comparison with follow-up examinations, and is reported here: **45.40 mm.**

The Percentile Ranking compares this score with scores for people in a group with the same gender and similar age, as reported in the literature.

A rank **below** 50% indicates a score **better** than most in that group.
A rank **above** 50% indicates a score **worse** than most in that group.

Percentile Ranking
between 25% and 50%

In a published study, between 25% and 50% of people of the same gender and similar age had the same or lower scores.

图 4.3　患者男性，69 岁。(a)左主干分叉水平可见小钙化斑块。(b)Agatston 评分为 53.07，斑块负荷轻度。由于年龄小于图 4.2 病例，该患者位于相同年龄和性别组 25%~50% 的区间(Hoff 等[9])。

表 4.1　Agatston 评分指南的解读

钙化评分	斑块负荷	临床意义
0	无	CVD 风险非常低
		发生 CAD 的概率小于 5%
		阴性检查结果
1~10	极小	不太可能发生严重 CAD
11~100	轻度	轻度或轻微冠状动脉狭窄
101~400	中度	极有可能中度非梗阻性 CAD
大于 400	重度	至少有一个明显的冠状动脉狭窄(狭窄率>50%)的可能性很高

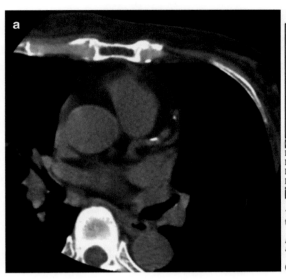

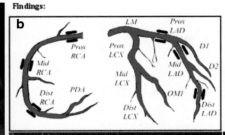

Findings:

The diagram to the left is a schematic of the coronary artery system. The coronary arteries are segmented into Proximal, Mid, and Distal sections, which may be annotated with black markings to illustrate the **approximate location** of any **calcified** regions detected in the examination. However please note that the markings **do not imply** the presence, absence, location or extent of arterial stenosis or any other condition other than the presence of coronary calcification.

Coronary Artery	Score
Left Main (LM)	0.00
Left Anterior Descending (LAD)	69.34
Left Circumflex (LCX)	0.00
Right Coronary Artery (RCA)	2.56
Total Agatston Score	71.90

The **Agatston Score** as reported in this table provides a measure for comparison with published studies (see "Percentile Ranking" below). The **Volume Score** can be useful for comparison with follow-up examinations, and is reported here: **52.11 mm.**

The Percentile Ranking compares this score with scores for people in a group with the same gender and similar age, as reported in the literature.

A rank **below** 50% indicates a score **better** than most in that group. A rank **above** 50% indicates a score **worse** than most in that group.

(J Hoff et al., American Journal of Cardiology, 2001 87:1335-1339)

Percentile Ranking
between 50% and 75%

In a published study, between 50% and 75% of people of the same gender and similar age had the same or lower scores.

图 4.4 患者女性,71 岁。(a)左前降支可见两个钙化斑块。(b)Agatston 评分为 71.90,斑块负荷轻度。该女性患者位于相同年龄和性别组 50%~75% 的区间(Hoff 等[9])。

表 4.2 Agatston 评分年龄层和性别的分布

百分位	年龄(岁)								
	<40	40~44	45~49	50~54	55~59	60~64	65~69	70~74	>74
男									
第 25	0	0	0	1	4	13	32	64	166
第 50	1	1	3	15	48	113	180	310	473
第 75	3	9	36	103	215	410	566	892	1071
第 90	14	59	154	332	554	994	1299	1774	1982
女									
第 25	0	0	0	0	0	0	1	3	9
第 50	0	0	0	0	1	3	24	52	75
第 75	1	1	2	5	23	57	145	210	241
第 90	3	4	22	55	121	193	410	631	709

● 我们是否可以使用 CAC 评分来评估患者个体的 CAD 风险?

● 据报道,与组织学对比,斑块内钙化量与整个斑块体积成正比[11]。因此,阳性 CAC 评分可以评估每个斑块和每个患者的总斑块负荷。

● 多篇报道支持 CAC 评分与个体 CAD 严重程度之间有相关性,有论文提出 CAC 评分的临界值(AS 371 或 400)用于预测 CAD 患者的血流量限制[12,13]。

● 钙化区域和其他类型可提示患者的斑块特征。壳状和继发性钙化与明显狭窄和非钙化斑块高度相关,而与结节状钙化无关[14]。

● 我们可以用 CAC 评分(当 CAC 评分为高分)来检测患者的严重性。相反,CAC 评分低或者为零通常并不能排除 CAD。

4.3.4 零钙化评分

● 根据 CAC 指南,零分表示心血管风险非常低,并且在男性和女性中百分位数均最低(表 4.1 和表 4.2)。

● 然而对急性冠状动脉综合征来说,不含钙质的非钙化斑块更为重要。

● 理论上,急性冠脉综合征比稳定型心绞痛更致命,但 CAC 不能反映急性冠脉综合征的风险。

● 尽管目前仍存在争议,但对零 CAC 评分的临床意义仍达成了共识[15]。

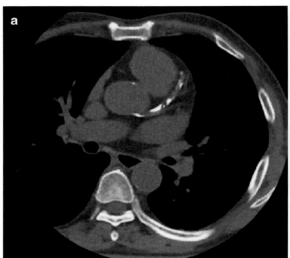

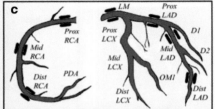

Findings:

The diagram to the left is a schematic of the coronary artery system. The coronary arteries are segmented into Proximal, Mid, and Distal sections, which may be annotated with black markings to illustrate the **approximate location** of any **calcified** regions detected in the examination. However please note that the markings **do not imply** the presence, absence, location or extent of arterial stenosis or any other condition other than the presence of coronary calcification.

Coronary Artery	Score
Left Main (LM)	417.23
Left Anterior Descending (LAD)	295.04
Left Circumflex (LCX)	0.00
Right Coronary Artery (RCA)	64.17
Total Agatston Score	776.45

The **Agatston Score** as reported in this table provides a measure for comparison with published studies (see "Percentile Ranking" below). The **Volume Score** can be useful for comparison with follow-up examinations, and is reported here: **646.01 mm.**

The Percentile Ranking compares this score with scores for people in a group with the same gender and similar age, as reported in the literature.

A rank **below** 50% indicates a score **better** than most in that group.
A rank **above** 50% indicates a score **worse** than most in that group.

Percentile Ranking
greater than 75%

In a published study, greater than 75% of people of the same gender and similar age had the same or lower scores.

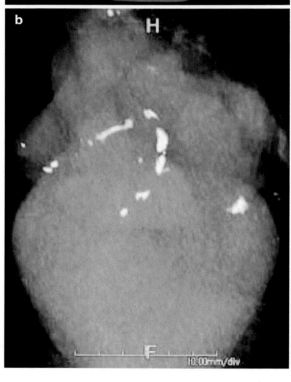

图 4.5　患者男性,61 岁,糖尿病。(a)左冠状动脉开口水平到左前降支中段弥漫性钙化。(b)三维容积再现四腔图显示:左前降支和右冠状动脉明显钙化。(c)Agatston 评分总得分为 776.45,斑块负荷重度。患者位于同一年龄和性别组大于 75%的区间,具有较高的心血管风险(Hoff 等[9])。(图 b 见彩图)

- 零 CAC 评分实际上排除了 50 岁以上受试者和没有其他重要危险因素的受试者的心血管风险[16,17]。
- 零 CAC 评分意味着中期(约为 3.5 年)发生心血管危险的概率非常低[18]。
- 根据具体情况,零 CAC 评分可用作排除显著 CAD 的指标。

4.3.5　CAC 与临床参数的一致性

- 目前,CAC 评分是心血管疾病危险分级的一个可行的独立指标。

- 在其他临床研究中,CAC 评分是心血管风险评估的参考标准或主要考虑因素。

4.3.5.1　冠状动脉年龄[19]

- "冠状动脉年龄"作为心血管风险预测因子,是通过 MESA 数据的大样本研究提出的。
- 根据种族和性别的第 50 百分位 CAC 评分,冠状动脉年龄由 Agatston 评分的多项式函数计算得出(表 4.3)。
- 受试者冠状动脉的真实生物学年龄以及受试

表 4.3 在不同种族、性别人群中采用 Agatston 评分预测冠心病年龄

种族	性别	公式	R^2
白种人	男	$y=7\cdot10^{-12}\cdot x^5-10^{-8}\cdot x^4+6\cdot10^{-6}\cdot x^3-0.001\cdot x^2+0.248\cdot x+53.65$	0.998
	女	$y=10^{-9}\cdot x^5-5\cdot10^{-7}\cdot x^4+8\cdot10^{-5}\cdot x^3-0.006\cdot x^2+0.376\cdot x+65.89$	0.999
黑种人	男	$y=3\cdot10^{-6}\cdot x^3-0.001\cdot x^2+0.254\cdot x+62.64$	0.995
	女	$y=2\cdot10^{-5}\cdot x^3-0.003\cdot x^2+0.321\cdot x+69.97$	0.999
西班牙人	男	$y=3\cdot10^{-6}\cdot x^3-0.001\cdot x^2+0.243\cdot x+59.71$	0.998
	女	$y=3\cdot10^{-5}\cdot x^3-0.004\cdot x^2+0.384\cdot x+70.94$	0.998
中国人	男	$y=7\cdot10^{-6}\cdot x^3-0.002\cdot x^2+0.444\cdot x+57.75$	0.999
	女	$y=6\cdot10^{-6}\cdot x^3-0.001\cdot x^2+0.250\cdot x+66.50$	0.997

y, 冠心病年龄；x, Agatston 评分。

者衰老过程中冠状动脉损伤的程度。

- 冠状动脉年龄能够增强患者对 CAD 治疗的顺应性并改变患者的生活方式。

4.3.5.2 糖尿病死亡率

- 全美胆固醇教育计划 (NCEP) 将糖尿病作为 CAD 发病因素，在糖尿病患者中 CAD 发病率很高[20]。
- 可使用 CAC 评分监测糖尿病患者(尤其是无症状患者)心血管风险。
- 在美国国家死亡登记处的大样本研究中，无症状糖尿病患者的死亡率与 Agatston 评分成正比[21]。
- 无症状糖尿病患者死亡的危险因素有高血压、吸烟、CAC 评分和年龄，相对危险系数分别为 3.76、1.76、1.44 和 1.06($P<0.05$)[21]。
- 结合其他危险因素，应以更严格的方式监测糖尿病患者。

4.3.5.3 高血压性心脏病风险

- 高血压所致的左心室肥大提示心血管风险高。
- 在高血压患者中，CAC 评分与左心室肥厚程度、临床症状及心电图 QT 离散度有显著相关性[22]。
- 由于 CAC 评分与血脂异常及升主动脉扩张相关，CAC 评分可作为监控高血压患者心血管风险的综合指标。

4.4 CAC 适宜性标准

4.4.1 AHA(美国心脏病协会)标准[23]

- 什么时候 CAC 评分适用于检测 CAD 和风险评估？

	无	伴有
无症状患者		低预测概率
		早产儿 CAD 家族史
	已知 CAD	中级预测概率

CAD, 冠心病。

- 什么时候 CAC 评分不适用于检测 CAD 和风险评估？

	无	伴有
无症状患者	已知 CAD	低预测概率

4.4.2 欧洲标准[24]

- 在中等风险白种人群中，CAC 评分是预测心血管事件的有效因子。
- CAC 快速进展与心血管事件风险增加相关。
- 零 CAC 评分与 CAD 患病率相关性非常低。

4.4.3 ASCI(美国临床研究学会)标准[25]

- CAC 评分如何对一般人群冠状动脉疾病(CAD)风险进行评估？

	Framingham 风险评分	标准
无症状患者	低	不适宜
	中	适宜
	高	适宜

4.5 小结

- CAC 评分能预测中、高危人群患冠心病的风险。

- 零评分表明除非伴有其他危险因素，否则冠心病风险非常低。

- CAC 评分增加越快，冠心病风险越高。

- 存在种族和性别差异。

- CAC 评分不是用于诊断冠心病，而是用于心血管风险评估。

参考文献

1. Rumberger JA, Simons DB, Fitzpatrick LA, Sheedy PF, Schwartz RS. Coronary artery calcium area by electron-beam computed tomography and coronary atherosclerotic plaque area. A histopathologic correlative study. Circulation. 1995;92:2157–62.
2. Schmermund A, Bailey KR, Rumberger JA, Reed JE, Sheedy 2nd PF, Schwartz RS. An algorithm for noninvasive identification of angiographic three-vessel and/or left main coronary artery disease in symptomatic patients on the basis of cardiac risk and electron-beam computed tomographic calcium scores. J Am Coll Cardiol. 1999;33:444–52.
3. Agatston AS, Janowitz WR, Hildner FJ, Zusmer NR, Viamonte Jr M, Detrano R. Quantification of coronary artery calcium using ultrafast computed tomography. J Am Coll Cardiol. 1990;15:827–32.
4. Callister TQ, Cooil B, Raya SP, Lippolis NJ, Russo DJ, Raggi P. Coronary artery disease: improved reproducibility of calcium scoring with an electron-beam ct volumetric method. Radiology. 1998;208:807–14.
5. Hong C, Becker CR, Schoepf UJ, Ohnesorge B, Bruening R, Reiser MF. Coronary artery calcium: absolute quantification in nonenhanced and contrast-enhanced multi-detector row ct studies. Radiology. 2002;223:474–80.
6. Yoon HC, Emerick AM, Hill JA, Gjertson DW, Goldin JG. Calcium begets calcium: progression of coronary artery calcification in asymptomatic subjects. Radiology. 2002;224:236–41.
7. Brown ER, Kronmal RA, Bluemke DA, Guerci AD, Carr JJ, Goldin J, Detrano R. Coronary calcium coverage score: determination, correlates, and predictive accuracy in the multi-ethnic study of atherosclerosis. Radiology. 2008;247:669–75.
8. Rumberger JA, Brundage BH, Rader DJ, Kondos G. Electron beam computed tomographic coronary calcium scanning: a review and guidelines for use in asymptomatic persons. Mayo Clin Proc. 1999;74:243–52.
9. Hoff JA, Chomka EV, Krainik AJ, Daviglus M, Rich S, Kondos GT. Age and gender distributions of coronary artery calcium detected by electron beam tomography in 35,246 adults. Am J Cardiol. 2001;87:1335–9.
10. Georgiou D, Budoff MJ, Kaufer E, Kennedy JM, Lu B, Brundage BH. Screening patients with chest pain in the emergency department using electron beam tomography: a follow-up study. J Am Coll Cardiol. 2001;38:105–10.
11. Rumberger JA. Coronary artery calcification: "…Empty your cup.". Am Heart J. 1999;137:774–6.
12. Rumberger JA, Sheedy PF, Breen JF, Schwartz RS. Electron beam computed tomographic coronary calcium score cutpoints and severity of associated angiographic lumen stenosis. J Am Coll Cardiol. 1997;29:1542–8.
13. Moser KW, O'Keefe Jr JH, Bateman TM, McGhie IA. Coronary calcium screening in asymptomatic patients as a guide to risk factor modification and stress myocardial perfusion imaging. J Nucl Cardiol. 2003;10:590–8.
14. Thilo C, Gebregziabher M, Mayer FB, Zwerner PL, Costello P, Schoepf UJ. Correlation of regional distribution and morphological pattern of calcification at ct coronary artery calcium scoring with non-calcified plaque formation and stenosis. Eur Radiol. 2010;20:855–61.
15. Lee J. Coronary artery calcium scoring and its impact on the clinical practice in the era of multidetector CT. Int J Cardiovasc Imaging. 2011;27 Suppl 1:9–25.
16. Knez A, Becker A, Leber A, White C, Becker CR, Reiser MF, Steinbeck G, Boekstegers P. Relation of coronary calcium scores by electron beam tomography to obstructive disease in 2,115 symptomatic patients. Am J Cardiol. 2004;93:1150–2.
17. Ergun E, Kosar P, Ozturk C, Basbay E, Koc F, Kosar U. Prevalence and extent of coronary artery disease determined by 64-slice CTA in patients with zero coronary calcium score. Int J Cardiovasc Imaging. 2011;27:451–8.
18. Church TS, Levine BD, McGuire DK, Lamonte MJ, Fitzgerald SJ, Cheng YJ, Kimball TE, Blair SN, Gibbons LW, Nichaman MZ. Coronary artery calcium score, risk factors, and incident coronary heart disease events. Atherosclerosis. 2007;190:224–31.
19. Sireneni GK, Raggi P, Shaw LJ, Stillman AE. Calculation of coronary age using calcium scores in multiple ethnicities. Int J Cardiovasc Imaging. 2008;24:107–11.
20. Grundy SM, Benjamin IJ, Burke GL, Chait A, Eckel RH, Howard BV, Mitch W, Smith Jr SC, Sowers JR. Diabetes and cardiovascular disease: a statement for healthcare professionals from the American Heart Association. Circulation. 1999;100:1134–46.
21. Raggi P, Shaw LJ, Berman DS, Callister TQ. Prognostic value of coronary artery calcium screening in subjects with and without diabetes. J Am Coll Cardiol. 2004;43:1663–9.
22. Pan NH, Yang HY, Hsieh MH, Chen YJ. Coronary calcium score from multislice computed tomography correlates with QT dispersion and left ventricular wall thickness. Heart Vessels. 2008;23:155–60.
23. Taylor AJ, Cerqueira M, Hodgson JM, Mark D, Min J, O'Gara P, Rubin GD, American College of Cardiology Foundation Appropriate Use Criteria Task Force; Society of Cardiovascular Computed Tomography; American College of Radiology; American Heart Association; American Society of Echocardiography; American Society of Nuclear Cardiology, North American Society for Cardiovascular Imaging; Society for Cardiovascular Angiography and Interventions; Society for Cardiovascular Magnetic Resonance. ACCF/SCCT/ACR/AHA/ASE/ASNC/NASCI/SCAI/SCMR 2010 appropriate use criteria for cardiac computed tomography. A report of the American College of Cardiology Foundation Appropriate Use Criteria Task Force, the Society of Cardiovascular Computed Tomography, the American College of Radiology, the American Heart Association, the American Society of Echocardiography, the American Society of Nuclear Cardiology, the North American Society for Cardiovascular Imaging, the Society for Cardiovascular Angiography and Interventions, and the Society for Cardiovascular Magnetic Resonance. Circulation. 2010;122:e525–55.
24. Oudkerk M, Stillman AE, Halliburton SS, Kalender WA, Mohlenkamp S, McCollough CH, Vliegenthart R, Shaw LJ, Stanford W, Taylor AJ, van Ooijen PM, Wexler L, Raggi P, European Society of Cardiac Radiology; North American Society for Cardiovascular Imaging. Coronary artery calcium screening: current status and recommendations from the European Society of Cardiac Radiology and North American Society for Cardiovascular Imaging. Eur Radiol. 2008;18:2785–807.

25. ASCI CCT and CMR Guideline Working Group, Tsai IC, Choi BW, Chan C, Jinzaki M, Kitagawa K, Yong HS, Yu W, Asian Society of Cardiovascular Imaging Cardiac Computer Tomography; Cardiac Magnetic Resonance Imaging Guideline Working Group. ASCI 2010 appropriateness criteria for cardiac computed tomography: a report of the Asian Society of Cardiovascular Imaging Cardiac Computed Tomography and Cardiac Magnetic Resonance Imaging Guideline Working Group. Int J Cardiovasc Imaging. 2010;26 Suppl 1:1–15.

动脉粥样硬化性冠状动脉疾病

Hyun Ju Seon, Yun-Hyeon Kim

目录

摘要

动脉粥样硬化是冠心病的主要病因。急性胸痛患者中,CT 冠状动脉造影(CTCA)是一种简单易行、功能强大的成像技术,CTCA 最重要的作用是对冠心病进行精确评估。然而如果没有足够的经验,阅片者很容易对狭窄漏诊(甚至重度狭窄),或者由于各种原因(如伪影)将中度狭窄高估为重度狭窄。正确理解 CTCA 的作用非常重要,高阴性预测值是 CTCA 的主要优势。利用 CTCA 对冠心病进行精确评估,为明确诊断及合理治疗提供有价值的信息。

本章将讲述如何确定冠状动脉狭窄的位置、程度和病变特点,以及确定病变血管的数量。在临床实践中,评估冠状动脉狭窄时,应与常规冠状动脉造影相对照,尽量减少差错。

5.1 CT 显示冠状动脉狭窄的要点

5.1.1 冠状动脉狭窄的位置

● 标准化冠状动脉分段方法改进了冠状动脉 CT 成像结果的描述。

● 美国心脏协会(AHA)标准对冠状动脉 CTA 进行了少量修改,更加清晰(图 5.1,表 5.1)。

● 应检查冠状动脉内腔,整体分析其直径及光滑度。

● 应注意部分冠状动脉管壁和腔内 CT 密度的变化并与邻近的组织比较,对比内容包括管腔、钙化密度

H.J. Seon (✉) • Y.-H. Kim
Department of Radiology, Chonnam National University Medical School and Hospital, Gwangju, Republic of Korea
e-mail: sunaura@hanmail.net; yhkim001@jnu.ac.kr

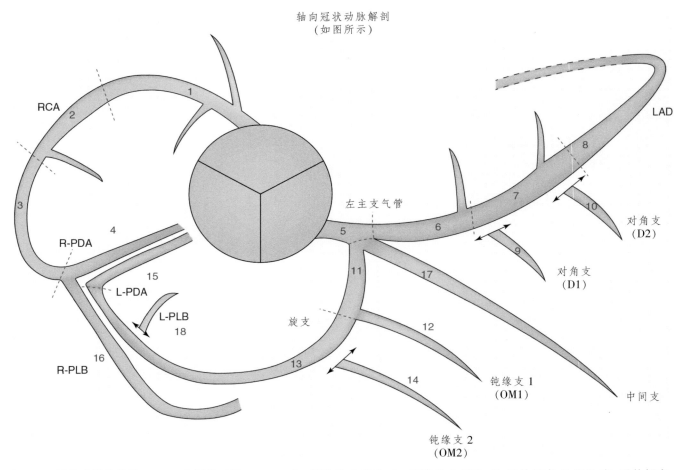

图 5.1 冠状动脉的分段。RCA，右冠状动脉；R-PDA，右–后降支；L-PDA，左–后降支；L-PLB，左–后外侧支；R-PLB，右–后外侧支；LAD，左前降支。1.pRCA；2.mRCA；3.dRCA；4.R-PDA；5.LM；6.pLAD；7.mLAD；8.dLAD；9.D1；10.D2；11.pLCx；12.OM1；13.dLCx；14.OM2；15.L-PDA；16.R-PLB；17.中间支；18.L-PLB。

如骨骼或钙化斑块。

- 冠状动脉病变应考虑其节段位置，从而判断受累的心肌。
- 如果一段中有两个以上的病变，应该报告最严重的病变。

5.1.2 冠状动脉狭窄程度的判定

- 一般描述直径狭窄而不是面积狭窄。
- 病变的临界狭窄程度（A）可以计算为 1 减去实际管径（B）和预期管径（C）之间的比率的百分比。A=(1–B)/C。
- 由于冠状动脉逐渐变细，病变水平管腔的预期直径被定为其近端正常管径与距离病变等距离的远端正常管径的平均值。
- 影像学狭窄评估
- ◆ 冠状动脉 CTA 和 CAG 中最常用的评估冠状

脉管腔狭窄的方法。

- ◆ 将 MLD（管腔最窄处）与适当参考部位（即最接近病变处的非病变动脉段，首选没有分支的血管）的动脉直径进行比较。
- ◆ 最窄处狭窄严重程度的分级可以使用定性或半定量狭窄分级（表 5.2）。
- ◆ 与定量冠状动脉造影（QCA）相比，冠状动脉狭窄程度高估 10%~20%。
- 定量评估狭窄（图 5.2）
- ◆ 手动或半自动。
- ◆ 横向或纵向绘制管腔直径，与 QCA 有相似的精度。
- ◆ 横截面显示的优点：在 1 个视野中评估所有管腔边缘。
- ◆ MDCT 定量评估狭窄应注意：调整窗宽和窗位。
- ◆ MDCT 定量评估常规应用于临床已成为一种

表 5.1　SCCT 冠状动脉分段图的缩写说明

近段 RCA	RCA	RCA 开口至 RCA 开口与锐缘支间距离的一半
中段 RCA	mRCA	近段 RCA 的末端到锐缘支
远段 RCA	dRCA	中段 RCA 末端到 PDA 起始处
PDA-RCA	R-PDA	PDA 从 RCA 分出
PLB-RCA	R-PLB	PLB(后外侧支)从 RCA 分出
LM	LM	左主干开口到 LAD(左前降支)和 LCX(左回旋支)分叉处
近段 LAD	pLAD	LM 末端到第一间隔支或 D1(第一对角支)中最近者
中段 LAD	mLAD	近段 LAD 末端到 LAD 全长的一半处
远段 LAD	dLAD	中段 LAD 末端到 LAD 末端
对角支 1	D1	第 1 对角支
对角支 2	D2	第 2 对角支
近段 LCx	pLCx	LM 末端到 OM1(钝缘支 1)起始处
OM1	OM1	OM1 穿过左心室外侧壁
中、远段 LCx	LCx	走行于房室间沟,远端从第二钝缘支到血管末端或 L-PDA (左 PDA)开口
OM2	OM2	第二钝缘支 OM2
PDA-LCx	L-PDA	PDA 从 LCx 分出
中间支	RI	起于左主干分叉处,LAD 和 LCx 之间
PLB-L	L-PLB	PLB 从 LCx 分出
		虚线代表 RCA、LAD、LCx 分段,LMPLB 末端=PLV(左室后支可额外增加命名如 D3、R-PDA2、SVG(saphenous vein graft,大隐静脉移植)mLAD

表 5.2　心血管计算机断层扫描学会(SCCT)推荐的定性和定量狭窄分级

管腔梗阻描述	狭窄定性分级	狭窄定量分级
正常	无斑块/无管腔狭窄	无斑块/无管腔狭窄
轻微	斑块对管腔的影响微小	狭窄率<25%
轻度	斑块无流量限制性狭窄	狭窄率 25%~49%
中度	斑块可能伴有血流限制性狭窄	狭窄率 50%~69%
重度	斑块伴有血流限制性狭窄	狭窄率 70%~99%
闭塞	狭窄	狭窄率 100%

趋势。

- 2 分法报告(冠状动脉 CTA 常用报告方法)
  - 无显著狭窄:狭窄率 0~50%
  - 显著狭窄:狭窄率 51%~99%

5.1.3　病变血管数的测定(图 5.3)

- 目前冠状动脉 CTA 的空间和时间分辨率有限,不能评估冠状动脉远端直径<2mm 的血管。
- 定义:在 5 个主要血管中,直径超过 2mm、狭窄率>50%的血管数。
- 确定优势冠状动脉至关重要。

- 5 支主要血管
  - LAD:LAD,大对角支,大中间支,大间隔支。
  - LCX:LCX,大 OM(钝缘支)。
  - RCA:RCA,大 AM(锐缘支),PDA,PLB 分支。
  - LMCA:左主干。
  - 移植血管:LIMA(左乳内动脉),SVG(大隐静脉移植),GEA(胃网膜动脉),RA(桡动脉)。
- 举例
  - LAD + 大 OM:两支血管病变。
  - LAD + 小 RCA(管径 1mm):1 支血管病变。
  - LMCA + RCA:3 支血管病变。

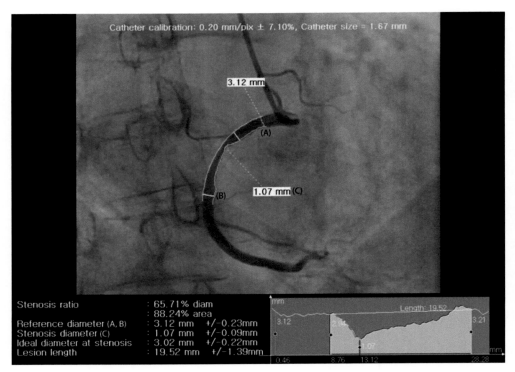

图 5.2 定量冠状动脉造影（QCA）定量评估冠脉狭窄。右冠状动脉（RCA）常规冠状动脉造影（CCA）图像测量狭窄率，通过狭窄部位的最小管径（C）与近端（A）和（或）远端（B）正常管径的比值测量。直径狭窄率$=\{1-C/[(A+B)/2]\}\times100（\%）$。（见彩图）

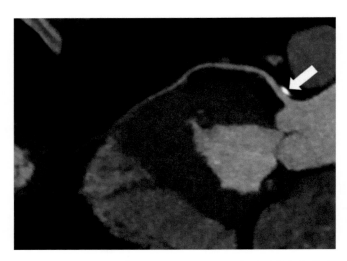

图 5.3 二维 MPR 图像（B-MPR）显示 pLAD 管壁边缘的钙化斑块（白色箭头），冠状动脉无明显狭窄。

5.1.4 冠状动脉狭窄病灶特殊的征象(图 5.4)

- 经皮冠状动脉介入（PCI）的 3 种可能结果
  - 技术成功。
  - 临床成功。
  - 不成功的无并发症。
- 技术成功要求

- 将球囊或装置送到病变部位的能力。
- 充分扩张血管或以其他方式改善管腔的能力。
- ACC/AHA A、B 和 C 型病变的特征：反映手术难度——成功或发生并发症的可能性（表 5.3）
  - A 型病变：成功率高，>85%；低风险（图 5.5）。

局限性病变（长度<10mm）	很少或没有钙化
向心	没有完全闭塞
易于到达	该位置无血管开口
非成角段<45°	未涉及主要分支
轮廓光滑	无血栓

- B 型病变：成功率中等，60%~85%；中度风险（图 5.6）。

节段性病变（长度 10~20mm）	该位置有血管开口
偏心	分叉病变需双导丝
近段中度迂曲	存在一些血栓
角度适中，45°~90°	完全闭塞时间<3 个月
轮廓不规则	
中到重度钙化	

- C 型病变：成功率低，<60%；高风险。

表 5.3　冠状动脉病变的 ACC / AHA 分类

	A 型	B 型	C 型
病变特征			
长度	<10mm	10~20mm	>20mm
角度	<45°	45°~90°	≥90°
轮廓	光滑	不规则	
钙化	不含或少量	中或重度	
血栓	存在	不存在	
全闭塞		<3 个月	>3 个月
偏心	向心	偏心	
病变位置			
是否位于开口处	否	是	
弯曲处或近段	无或轻度	中度	重度
大侧支受累	无	分叉病变需要导丝	无法保护主要侧支
其他			
			退行性病变的静脉移植血管较脆

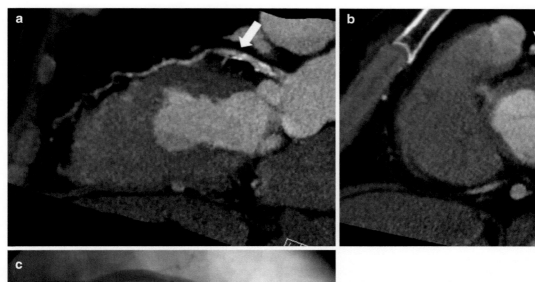
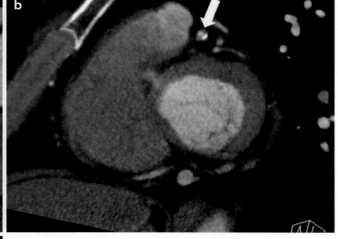
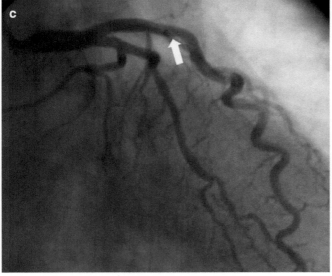

图 5.4　CTA 显示 mLAD 中度狭窄,血管内超声(IVUS)提示斑块负荷中度。(a) 冠脉 CTA B-MPR 图像显示 mLAD 混合斑块(箭头)。(b)冠脉 CTA 短轴位(SA)图像上通过调整窗宽窗位减少钙化斑块的放射状伪影后,mLAD(箭头)管腔中度狭窄,断层图像很好地显示了 mLAD 的狭窄程度。(c)常规冠状动脉造影(CAG)显示 mLAD 管腔轻度狭窄(箭头)。(d)血管内超声−虚拟组织学(VH)成像显示 mLAD 中有中等量的纤维斑块(箭头),斑块负荷为 59%。(待续)

弥漫性病变(长度>2cm)	退行性病变的静脉移植血管较脆
近段重度迂曲	完全闭塞时间>3 个月
极度成角,> 95°	
无法保护主要侧支	

- 高风险阻塞性冠状动脉疾病(图 5.6)
  - ◆ 左主干狭窄>50%。
  - ◆ 累及 LAD 近端的 2 支血管病变(>70%)。
  - ◆ 3 支血管病变(>70%)。
  - ◆ 复杂或高危病变或弥漫性病变。

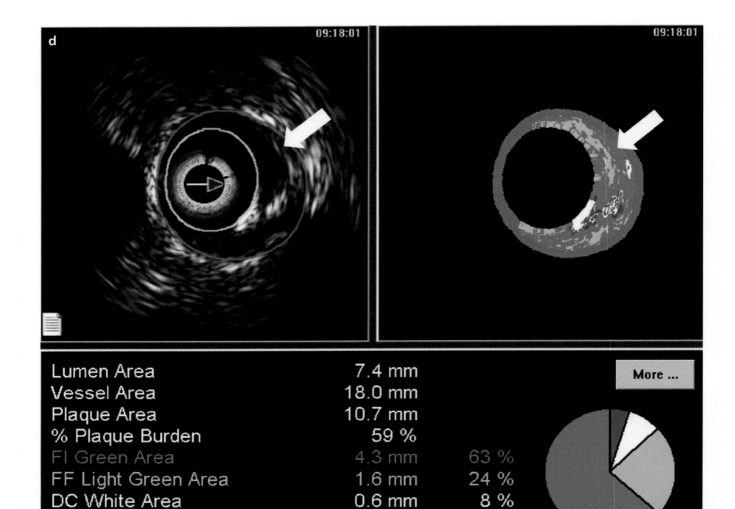

Lumen Area	7.4 mm
Vessel Area	18.0 mm
Plaque Area	10.7 mm
% Plaque Burden	59 %
FI Green Area	4.3 mm 63 %
FF Light Green Area	1.6 mm 24 %
DC White Area	0.6 mm 8 %
NC Red Area	0.3 mm 5 %

图 5.4(续) (图 d 见彩图)

学习要点

　　冠状动脉造影只能显示血管管腔,会低估斑块负荷,尤其在正性重构中。在这种情况下,冠状动脉 CTA 图像能显示血管壁与 IVUS 中斑块负荷有很好的相关性。

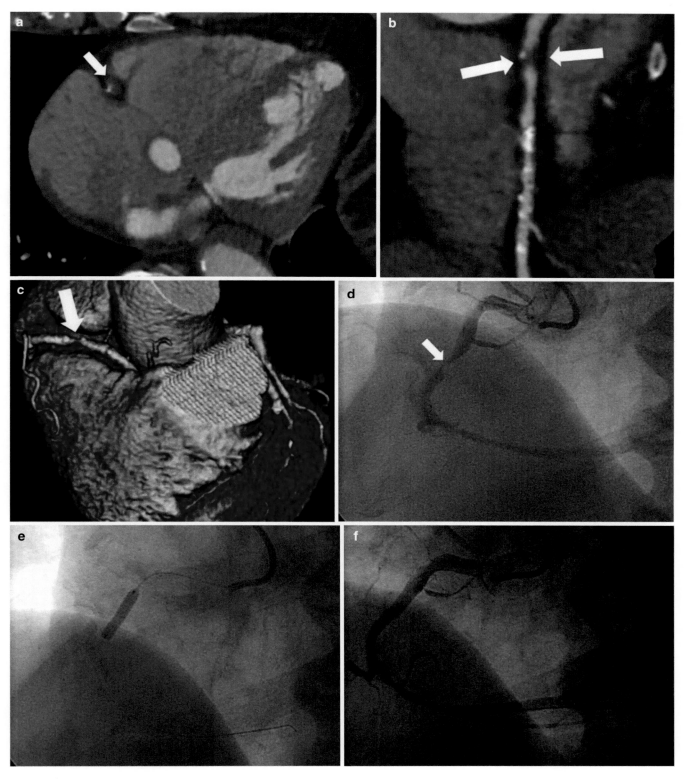

图 5.5　CTA 显示 mRCA 重度狭窄，单支血管 A 型病变。(**a**)右冠状动脉(RCA)轴位图像显示 mRCA 可见非钙化斑块，管腔重度狭窄(箭头，单支血管病变)。该图很好地显示了 mRCA 的狭窄程度。(**b,c**)曲面 MPR 图像(**b**)和三维 VR 图像(**c**)显示 mRCA(箭头)向心性软斑块，局限性管腔变窄(长度<1cm，A 型病变)。(**d**)CAG 显示 mRCA(箭头)向心性局限性管腔重度狭窄(狭窄率 95%)。(**e**)成功进行了 2.5mm 球囊血管成形术。(**f**)CAG 显示 RCA 支架植入后，远端血管显示良好，无残留狭窄。

学习要点

拟行经皮冠状动脉介入治疗(PCI)的患者,需要根据病变血管的弯曲度、角度、血管长度、是否闭塞、侧支血管和保护潜力对冠状动脉狭窄病变特征进行分类以预测 PCI 的成功率。

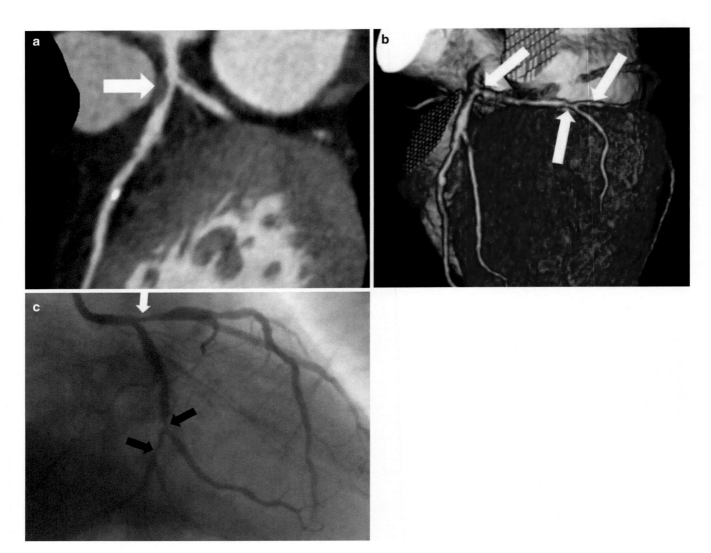

图 5.6 冠状动脉 2 支血管 B 型病变,高危梗阻性疾病。(a)曲面 MRP 图像显示 LM 到 pLAD 偏心性软斑块,长 1~2cm(箭头),管腔明显狭窄。(b)三维 VR 图像显示 pLCx 和 dLCx(箭头)多处明显狭窄。(c)CAG 显示 LM 至 pLAD(白色箭头,狭窄率 90%)和 dLCx(黑色箭头,狭窄率 85%)管腔多处明显狭窄。(d)LCx 轴位薄层(0.8mm)图像很好地显示了 dLCX 的偏心软斑(箭头)导致的明显腔狭窄。软斑块不同于血管周围脂肪或伴随静脉。(e)CAG 显示左冠状动脉支架植入术后远端血管显示良好,无残留狭窄 LM 到 pLAD(白色箭头)和 dLCx(黑色箭头)。(待续)

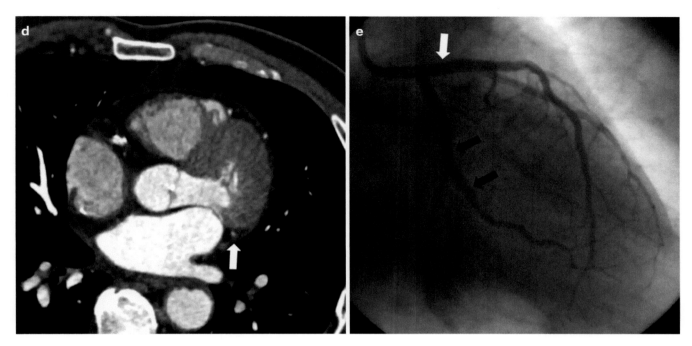

图 5.6(续)

5.1.5 减少冠状动脉狭窄判读错误的实用指南

● Hoe 等提出的分析冠状动脉 CTA 的规则

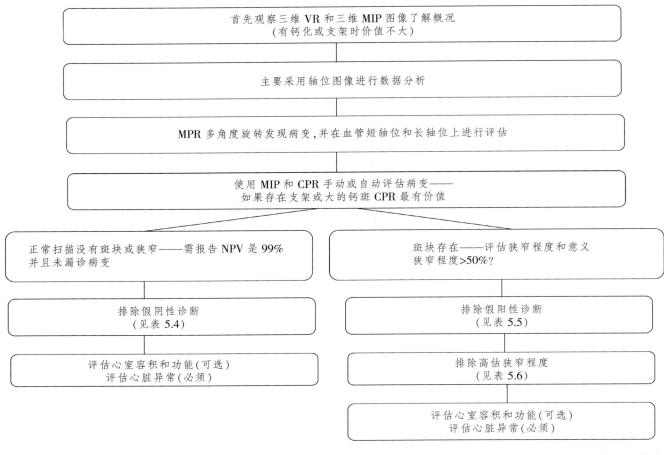

表 5.4 如何减少假阴性扫描结果（即不漏掉斑块或明显的狭窄）

使用三维 VR 或三维 MIP 图像了解概况,并寻找在轴位图像上不明显的狭窄段,特别是没有钙化存在时

动脉的对比填充腔内必须始终为白色——寻找"黑腔"征,尤其是在轴位图像与扫描平面平行的血管中,如 LAD 中段、RCA 远端

如果您怀疑有病变,可以使用 MPR 和 CPR

使用正确的 WW/WL 来查看图像

MIP 不能太厚(不大于 3~5mm)

一定要仔细检查 3 个区域

表 5.5 如何减少假阳性扫描结果（导致不必要的常规血管造影）

一定要在其他期相上也发现狭窄才能除外伪影,例如运动伪影

狭窄段可见伴随的未钙化或钙化斑块

目前,冠状动脉狭窄诊断的难点是钙化——假阳性扫描结果最常见的原因。尝试使用不同的 WW/WL,例如 1500/350 或使用过滤软件(如支架),有助于观察存在钙化的血管

表 5.6 如何减少对狭窄的高估(导致不必要的常规血管造影)

在多个平面上观察血管的最小管腔直径,特别是横轴位。不要仅在一个平面上观察病变评估狭窄程度, 例如近端 LAD 轴位图像

存在正性重构的血管判断狭窄程度时,应该评估造影剂填充的血管与正常参考血管"管腔与管腔"的对比,而不是动脉斑块的"壁与壁"的对比

特别是当对比度差时,应使用不同的 WW/WL(即 700/250)

第 **6** 章

基于 CT 的粥样硬化斑块评估

Jin Hur，Byoung Wook Choi

目录

J. Hur (✉) • B.W. Choi
Department of Radiology,
Research Institute of Radiological Science,
Severance Hospital, Yonsei University College of Medicine,
Seoul, Republic of Korea
e-mail: khuhz@yuhs.ac; bchoi@yuhs.ac

摘要

采用无创的成像方法确定斑块负荷和斑块成分，对冠状动脉粥样硬化的风险分级和监测尤为重要。冠状动脉CT血管造影(CCTA)为冠状动脉粥样硬化性心脏病提供了独特的且有价值的信息。除了检测冠状动脉狭窄外，CCTA还可以显示冠状动脉粥样硬化斑块。某些斑块具有一定的特征，如正性重构或CT低衰减与斑块易损性有关。本章将对CT冠状动脉成像进行概述，并重点介绍冠状动脉斑块特征。此外，也阐述了CT成像显示冠状动脉斑块特征的局限性及展望。

6.1 引言

- 冠状动脉粥样硬化斑块将进展为急性冠状动脉综合征(ACS)。

- 用无创性的像方法准确确定斑块负荷和斑块成分，对冠状动脉粥样硬化危险分级和监测至关重要。

- 冠状动脉CT血管造影(CCTA)作为一种新型的无创方法，能检测、特征性地描述和定量分析冠状动脉粥样硬化斑块。

- 冠状动脉斑块的定义：在冠状动脉腔内面积大于 $1mm^2$ 的异常结构，伴或不伴邻近冠状动脉受累，与血管腔和周围的心包组织分界清楚。

- 本章介绍目前冠状动脉斑块评估的成像方式，并讨论CCTA在显示冠状动脉斑块特性中的作用。

6.2　斑块成像方法

6.2.1　血管内超声(IVUS)

●血管内超声(IVUS)是一种基于导管的成像技术,能准确直视冠状动脉壁[1]。

●通过肉眼观察 IVUS 灰度图像,分析斑块特征信息。

●动脉粥样硬化组织有 4 种不同的类型：纤维、纤维脂肪、钙化、中心坏死[2,3],采用 IVUS 信号实时监测斑块成分, 并与组织学对照, 该方法体外精度为 80%~92%、体内精度为 87%~97%。

●IVUS 图像的横断面可以测量动脉粥样硬化斑块的大小,IVUS 是斑块定量的"参考标准"。

●IVUS 能够评估抗动脉粥样硬化治疗后斑块体积的变化。

●IVUS 常规应用于临床存在局限性

◆IVUS 是一种有创检查,存在相关的风险,不适合用于无症状患者。

◆IVUS 在严重冠状动脉狭窄或闭塞患者中应用受限。

◆基于 IVUS 的斑块测量通常局限于 1 或 2 个冠状动脉节段。

◆难以区分壁内血栓和纤维斑块的界线(图 6.1)。

6.2.2　CT

●目前多排螺旋 CT(MDCT)为冠状动脉粥样硬化斑块成像提供了必要的技术条件[4]。

●因此,CT 可以对冠状动脉斑块进行定性和定量评估,包括评估斑块大小、成分和重构。

●CCTA 能够通过密度测量来区分斑块成分,从而确定斑块易损性[5]。

●常规使用 CT 评估冠状动脉斑块存在局限性

◆冠状动脉成像使用碘造影剂且辐射剂量大。

◆运动伪影和图像分辨率不足,无法识别斑块成分。

◆确定斑块面积、体积和重构时分辨率不足(图

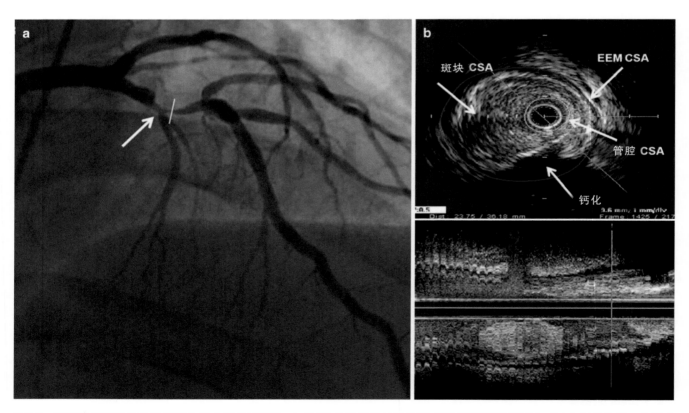

图 6.1　左前降支冠状动脉造影和血管内超声(IVUS)。(a)冠状动脉造影显示 LAD 近段明显狭窄(箭头)。(b)本图像为图 a 白线水平的 IVUS 横断面。IVUS 显示为混合斑块,低回声斑块伴有钙化,管腔明显狭窄。红圈表示 EEM CSA 外弹力膜横截面积,黄圈表示 CSA 腔管腔横截面积。CSA,斑块横截面积。

6.2 和图 6.3)

6.2.3 MRI

- 改进的冠状动脉磁共振成像(CMR)技术能够显示冠状动脉树近、中段,用于排除明显的冠状动脉疾病。
- 目前技术研究的重点是直接观察冠状动脉管壁和冠状动脉斑块成像[6]。
- MRI 常规应用于临床有以下局限性
  - ◆ 扫描范围小且空间分辨率低。
  - ◆ 受心脏运动伪影和呼吸伪影的限制。
  - ◆ 成像时间长(图 6.4,表 6.1)。

6.3 斑块分类

- 根据钙化和非钙化成分的相对量,斑块通常分为三类:钙化斑块、混合斑块或非钙化斑块。
- 根据 CCTA 斑块衰减量,冠状动脉斑块分为钙化、混合或非钙化斑块。

6.3.1 钙化斑块

- 定义:斑块钙化部分(密度≥130HU,能够与对比增强的冠状动脉区分开)超过斑块面积的 50%(图 6.5)。

6.3.2 混合斑块

- 定义:斑块钙化部分(密度≥130HU,能够与对比增强的冠状动脉内膜区分开)小于斑块面积的 50%(图 6.6)。

6.3.3 非钙化斑块

- 定义:斑块内没有任何钙化组织(密度≥130HU,能够与对比增强的冠状动脉内膜区分开)(图 6.7)。

6.3.4 易损斑块

- 定义:所有易发生血栓的斑块和进展迅速的斑块,都可能成为肇事斑块[7,8]。
- 为了统一对易损斑块成分的理解,形态学研究强调坏死核心的大小、有无炎症及纤维帽厚度的重要性。

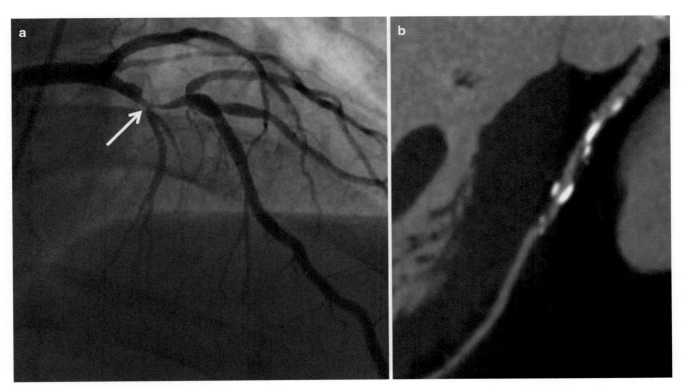

图 6.2 左前降支(LAD)冠状动脉造影和冠状动脉 CT 血管造影(CCTA)。(a)冠状动脉造影显示 LAD 近段明显狭窄(箭头)。(b)MPR 图像显示 LAD 近段钙化和混合斑块。

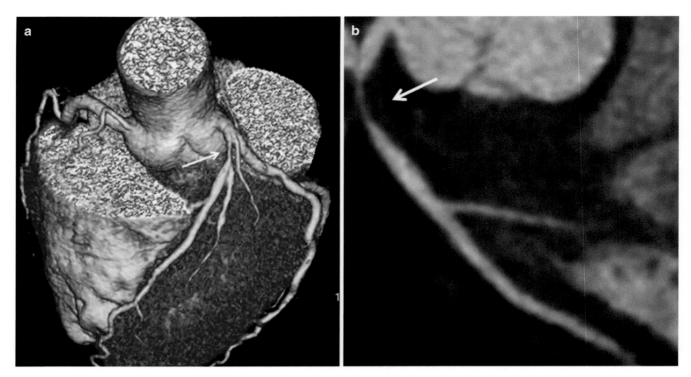

图 6.3 冠状动脉 CT 血管造影(CCTA)显示左前降支(LAD)狭窄。(a)VR 图像显示 LAD 近段狭窄(箭头)。(b)MPR 图像显示 LAD (箭头)近段非钙化斑块,管腔重度狭窄。

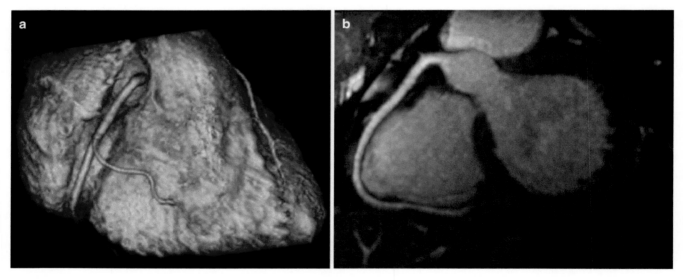

图 6.4 右冠状动脉(RCA)的冠状动脉磁共振血管造影(MRA)。(a)MRA 容积显像(VR)显示右冠状动脉无狭窄。(b)MRA 曲面多平面重建(MPR)图像显示右冠状动脉无狭窄。

表 6.1　各种斑块成像方式的比较

成像方式	斑块特征测定	优势	局限性
IVUS	斑块回声	参考标准	有创
	斑块体积和大小	良好的穿透深度	冠状动脉闭塞或严重狭窄时受限
		作为冠状动脉造影的补充	难以区分壁内血栓和纤维斑块的界限
CT	钙化积分	无创性识别易损斑块	使用碘造影剂和辐射
	密度测量		受运动伪影限制
			显示斑块成分分辨率不足
MRI	信号强度	无创	空间分辨率低
		不使用碘造影剂	受心脏运动伪影和呼吸伪影的限制
		无辐射	扫描时间长

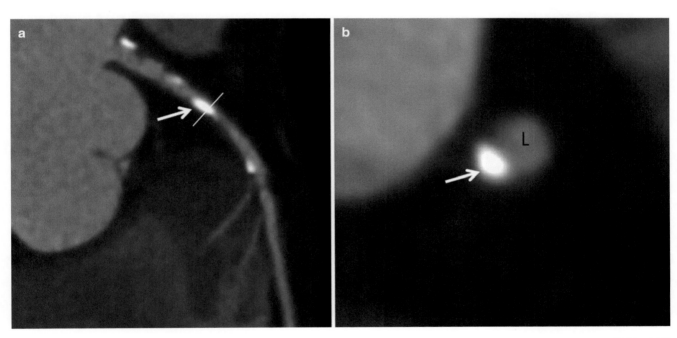

图 6.5　钙化斑块。(a)冠脉 CT MPR 图像显示左主干–左前降支近段多个钙化斑块(箭头)。(b)图 a 白线水平的 CCTA 横断面图像显示:偏心性钙化斑块(箭头),管腔轻度狭窄。L,管腔。

● 大量易损斑块钙化的少且相对狭窄不明显,但存在各种类型易损斑块(表 6.2,图 6.8 和图 6.9)。

6.4　冠状动脉斑块的分析方法

6.4.1　斑块定量分析(面积和体积)

● 确定斑块负荷需要估计斑块体积,IVUS 扫描是"参考标准"。

● CT 测量斑块大小最常用的指标是面积和体积。

● 血管横断面图可以评估管腔面积和血管外面积。

● 与 IVUS 相比,冠脉 CTA 会低估非钙化斑块的大小,而高估钙化斑块的体积,因此斑块定量测量扫描协议随斑块成分而变化。主要原因是钙化较多和对比增强血管引起部分容积效应[9,10]。

● 斑块定量的难点是管腔、斑块和管壁的精确区分(图 6.10 和图 6.11)。

6.4.2　斑块构成

● 动脉粥样硬化斑块的成分和形态是预测斑块稳定性的重要指标。

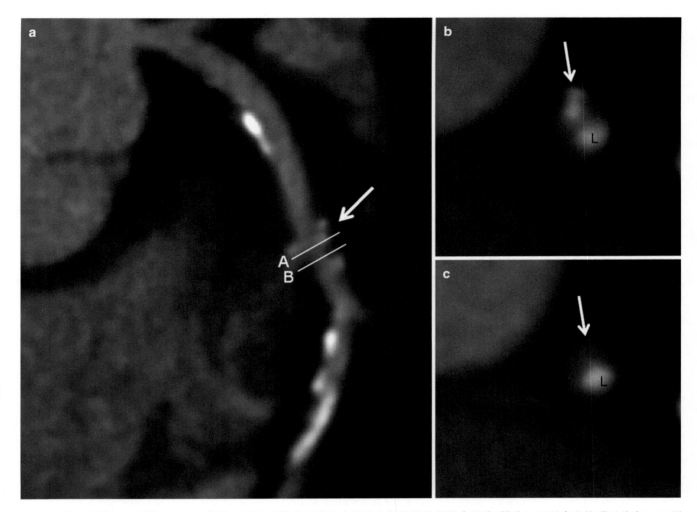

图 6.6　混合斑块。(a)冠脉 CT MPR 图像显示左前降支近段及中段多个钙化斑块及混合斑块(箭头),且混合斑块明显狭窄。(b)图 a 上白线 A 是 CCTA 横断面定位线:混合斑块由软组织密度和斑点状钙化组成(箭头)。(c)图 a 上白线 B 是 CCTA 横断面定位线:该区域的混合斑块由软组织组成(箭头)。L,管腔。

- CT 显示动脉粥样硬化斑块性质是基于密度测量,有研究报道,在钙化的 CT 测量中,混合和非钙化斑块的密度显著不同[11-13]。

- 将钙化组织占斑块面积 > 50%(密度 > 130HU)的斑块归类为钙化斑块,没有钙化组织的斑块归类为非钙化斑块,将钙化组织 < 50%的斑块归类为混合斑块。

- 由于脂质和纤维斑块间的 CT 值有显著重叠,因此目前采用 CT 密度测量将非钙化斑块区分为易损或稳定斑块[14,15]。

- 使用 CT 测量管腔和斑块时,图像显示设置可能发挥重要的作用。

- 冠状动脉粥样硬化斑块的密度测量受图像噪声、邻近管腔的对比度和部分容积效应的影响较大

(图 6.12 至图 6.14)。

6.4.3　正性重构

- 正性重构:非狭窄性病变体积扩大,或向外生长,即血管腔代偿性扩大而无血流受限(重构指数 > 1.05)。

- 重构指数=狭窄处 CSA/参考部位 CSA,CSA=血管外壁的横截面积。

- 最新研究表明,这种正性重构是斑块易损性的潜在标志[16](图 6.15 和图 6.16)。

6.4.4　餐巾环征

- 餐巾环征:CCTA 图像上动脉粥样硬化斑块的特定衰减图像,其特征是斑块核心 CT 衰减低,周围 CT

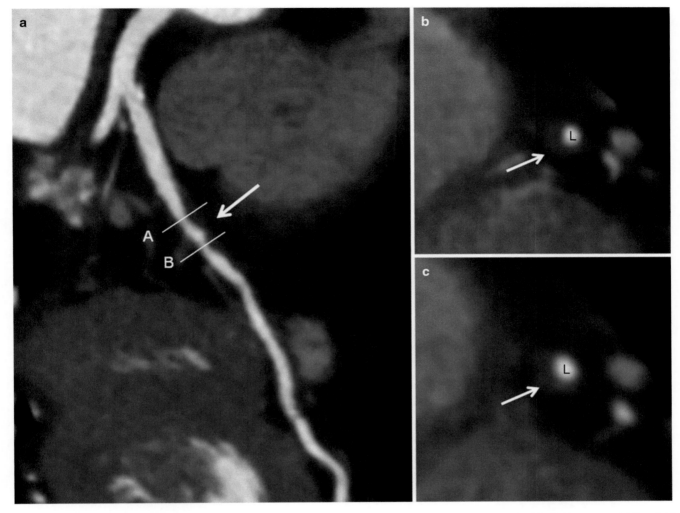

图 6.7　非钙化斑块。(a)MPR 图像显示 LAD 近段非钙化斑块(箭头)。(b,c)图 a 上的白线 A 和 B 水平的横断面 CCTA 图像。非钙化斑块由软组织成分(箭头)组成,没有钙化。L,管腔。

表 6.2　根据对肇事斑块的研究,定义易损斑块的标准

主要标准	次要标准
活动性炎症(单核细胞/巨噬细胞,有时 T 细胞浸润)	浅表钙化结节
薄帽且脂核大	明显黄色
内皮剥脱伴血小板表面聚集	斑块内出血
斑块破裂	内皮功能障碍
狭窄>90%	正性重构

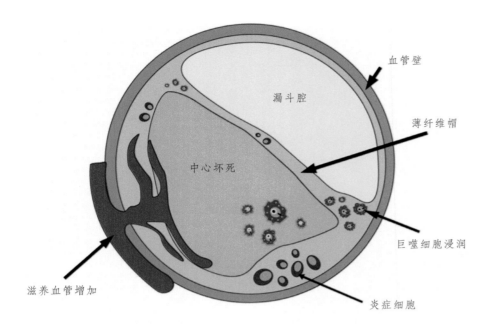

图 6.8 易损斑块示意图。薄层纤维帽的形态特征示意图,通常被称为易损斑块。薄纤维帽的组织学特点包括中心坏死周边有薄的完整纤维帽覆盖、巨噬细胞和炎症细胞浸润,并且常伴有斑块内滋养血管数增加。

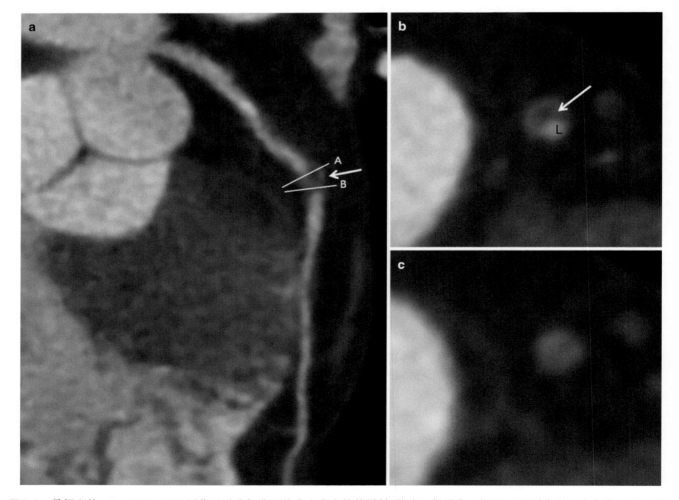

图 6.9 易损斑块。(a)CCTA MPR 图像显示非钙化斑块中央密度较外周低(箭头),提示中心坏死。(b)对应图 a 中白线 A 处 CCTA 横断面定位线。CT 图像显示非钙化斑块较大,管腔明显狭窄。斑块中央区域的低密度 CT 值为 7.9±10.2HU,为含有脂质成分的坏死核心。L,管腔。(c)对应图 a 中白线 B 处 CCTA 横断面图像。该图显示非钙化斑块的狭窄情况。与图 b 相比,非钙化斑块的 CT 值衰减更高。CT 值为 67.90±8.5HU,表明该区域中含有纤维成分。

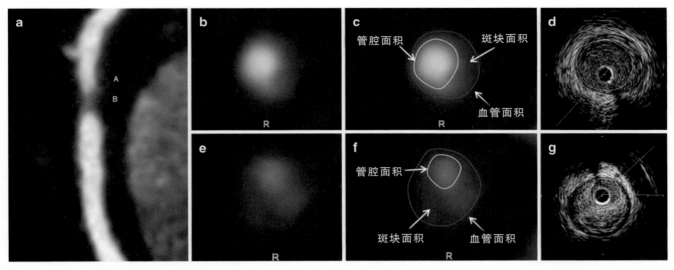

图 6.10　右冠状动脉(RCA)明显狭窄,采用 CCTA 和 IVUS 比较斑块面积。(a)MPR 图像显示 RCA 近段可见非钙化斑块,管腔重度狭窄。(b,c)图 a 上蓝线 A 水平对应的 CCTA 横截面图像。血管面积、管腔面积、斑块面积分别为 15.9、5.5 和 10.4mm²。(d)血管内超声横截面图像显示相应的非钙化斑块。测量 EEM CSA、CSA 腔和斑块面积分别为 16.7、5.6 和 11.1mm²。红色圆圈表示 EEM CSA 外部弹性膜横截面积,黄色圆圈表示 CSA 腔管腔横截面积、CSA 斑块横截面积。(e,f)图 a 上红线 B 水平对应的 CCTA 横断面图像。血管面积、管腔面积、斑块面积分别为 16.8、3.2 和 13.6mm²。(g)相应的血管内超声横断面图像。测量 EEM CSA、CSA 腔和斑块面积分别为 17.5、3.6 和 13.9mm²。红色圆圈表示 EEM CSA 外部弹性膜横截面积,黄色圆圈表示 CSA 腔管腔横截面积、CSA 为斑块横截面积。

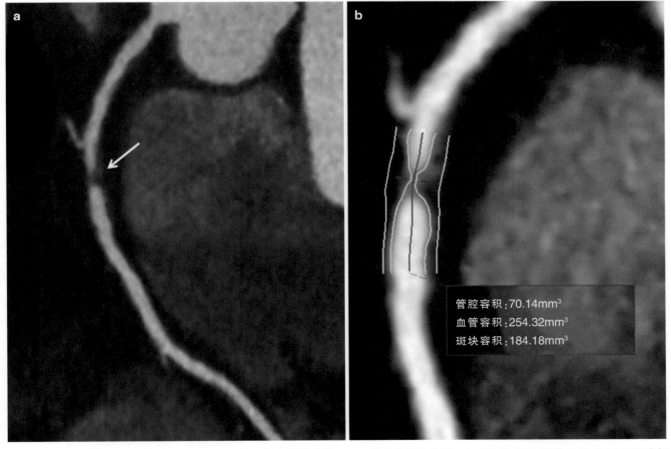

图 6.11　冠状动脉计算机断层扫描(CCTA)定量分析右冠状动脉(RCA)狭窄处斑块体积。(a)CCTA MPR 图像显示,RCA 近段非钙化斑块(箭头),管腔重度狭窄。(b)测量血管容积、管腔容积和斑块体积分别为 254.32、70.14 和 184.18mm³。

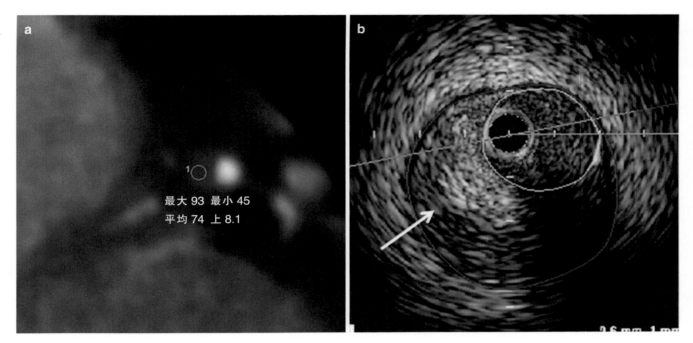

图 6.12 纤维斑块密度测量。(a)冠状动脉 CT 血管造影(CCTA)横截面图像显示非钙化斑块。非钙化斑块感兴趣区(ROI)的平均 CT 值为 74±8.1HU。(b)血管内超声相应的横断面图像。IVUS 图像显示强回声斑块(箭头)。

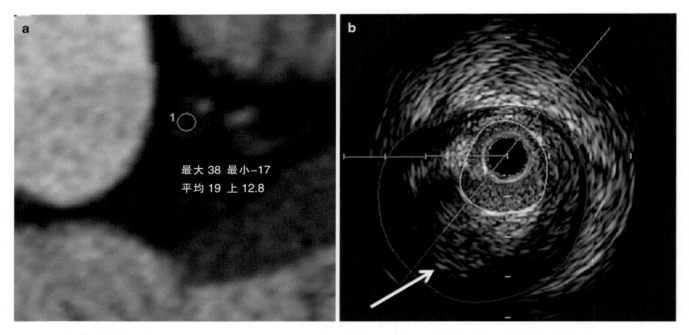

图 6.13 脂质斑块密度测定。(a)冠状动脉 CT 血管造影(CCTA)横截面图像显示非钙化斑块。非钙化斑块感兴趣区(ROI)的平均 CT 值为 19±12.8HU。(b)血管内超声的相应横断面图像。IVUS 图像显示低回声斑块(箭头)。

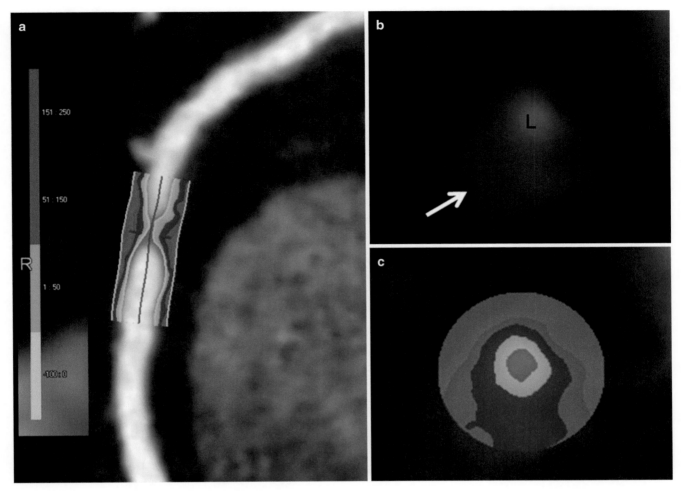

图 6.14　软件自动分析斑块特征。(a)彩色编码多平面曲面重建(MPR)图。非钙化斑块由软组织成分(中心黄绿色和绿色区域)和纤维脂肪组织(外周黄色区域)构成。(b)a 图中蓝线处的 CCTA 横断面图像。非钙化斑块中没有任何钙化(箭头)。L,管腔。(c)b图中横断面彩图。彩图显示斑块中央的黄绿色和绿色区域以及斑块外周的黄色区域,提示斑块由纤维脂肪组织构成,无钙化。

衰减较高的环形区域。

- 在急性冠脉综合征患者中发现餐巾环征,提示可能为肇事血管[17,18],餐巾环斑块核心的 CT 值<60HU(图 6.17)。

6.4.5　斑块分析软件

- 通过预设的亨氏单位范围进行彩色编码,对斑块进行详细研究。
- 使用斑块分析软件,根据对比增强的管腔、管壁和斑块成分(软斑块、纤维或钙化斑块)对应的 CT 值范围用不同的颜色标识。
- 斑块分析软件具有以下技术局限性
- ◆ 软件中斑块的绝对密度没有统一标准。
- ◆ 由于非钙化斑块中不同成分的 CT 值相互重叠(图 6.18),难以进一步区分或鉴定非钙化斑块。

6.5　冠状动脉斑块的预后意义

- CCTA 越来越多地用于冠心病预后评估。
- 最近研究发现,心脏 CT 结果与未来发生心脏事件的概率密切相关。CT 报告提示心脏正常或轻度冠状动脉疾病患者中发生心脏事件的概率为 0 或 1%[19,20]。
- Motoyama 等最近一项研究表明,除了斑块负荷外,其他斑块特征可能与心血管事件高风险相关。这项研究清楚地表明具有正性重构和 CT 衰减低的斑块患者有极高的心血管事件风险[21]。
- 将目前的研究结果推广到临床用于冠状动脉疾病筛查时,利用 CCTA 对冠心病进行危险分级效果并不明确。事实上,在对 1000 例无症状的中年韩国患

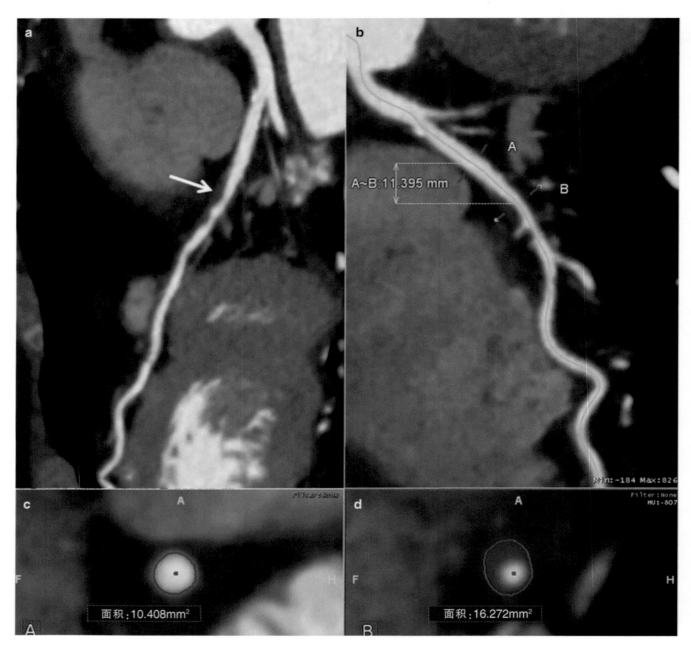

图 6.15 左前降支(LAD)正性重构。(a)曲面多平面重建(MPR)图像显示 LAD 近段非钙化斑块(箭头)。(b)利用软件自动跟踪MPR 图像。蓝线 A 表示参考水平,红线 B 表示由非钙化斑块引起的冠状动脉狭窄最窄处狭窄程度。绿线=冠状动脉中心线。(c)图像 b 上蓝线水平的 CT 相应横截面图像。参考血管的 EEM CSA 为 10.408mm²。(d)图像 a 上红线水平的 CT 相应横截面图像。病变部位的 EEM CSA 为 16.272mm²。重构指数(RI)为 16.272(EEM 病变面积)/10.408(EEM 参考面积)=1.56,表明为正性重构。EEM CSA,外膜横截面积。

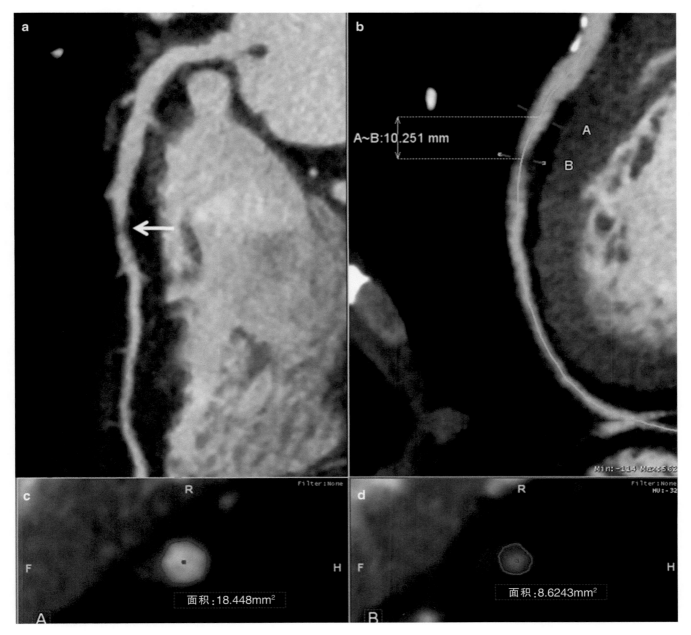

图 6.16　左前降支负性重构。(a) 多平面曲面重建 (MPR) 显示左前降支中段非钙化斑块 (箭头)。(b) 软件自动追踪生成的多平面重建图显示：蓝线 A 表示参考平面。红线 B 表示由非钙化斑块导致的管腔最狭窄的平面。绿线 = 冠状动脉中心线。(c) b 图上蓝线对应的相应横截面。参考点的 EEM SCA 为 18.448mm²。(d) b 图上红线对应的相应横截面。病变区的面积为 8.6243mm²。重构指数 (RI) 为：8.6243 (病变区 EEM)/18.448 (参考区 EEM)=0.468。表明为负性重构。EEM CSA，外膜横截面积。

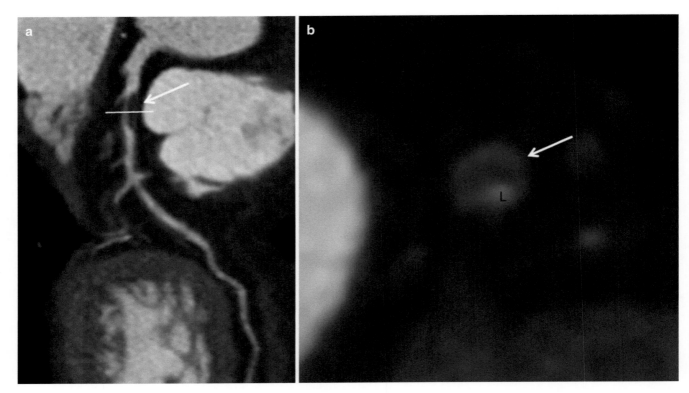

图 6.17　患者男性,63 岁,胸痛,餐巾环征。(a)多平面曲面重建(MPR)显示左前降支近段低密度非钙化斑块(箭头)。(b)图 a 上白线处冠脉 CTA 的横断面。CT 图像显示较大的半环状衰减。与斑块中央的密度相比,斑块外周环形区域(箭头)密度相对较高。L,管腔。

者 17 个月的随访,CCTA 判断预后的价值有限。

　　• 尽管科研上有极大的兴趣,利用 CCTA 斑块成像对无症状患者进行危险分层并不是"恰当"的指征。

6.6　局限性及展望

　　• 目前还无法用 CCTA 鉴别脂质成分为主的纤维斑块(不稳定斑块)和含少量脂肪的纤维斑块(大多为稳定斑块)。

　　• CCTA 对斑块分类的另一局限性是造影剂浓度对斑块的影响。

　　• 虽然 CCTA 可以进行斑块定量分析和特征判断,但仍需进一步研究来评估其可重复性、准确性以及预测冠心病风险的能力。

　　• 冠脉斑块分类和定量分析软件的发展会提高其可重复性和准确性。

　　• 半自动化斑块量化软件的发展会拓宽 CCTA 在粥样硬化斑块评估中的应用。

　　• 将来随着技术发展,CT 可能成为诊断和预测心血管事件以及评估临床治疗效果的工具。

6.7　小结

　　• CCTA 提供的信息对冠状动脉粥样硬化斑块的评估有很大价值。

　　• CCTA 能直观显示冠状动脉粥样硬化斑块,对患者危险分级和预测疾病进展有重要意义。

　　• 随着 CCTA 图像质量的不断提高,CCTA 提供详细信息,使其对斑块特征的评价成为可能。

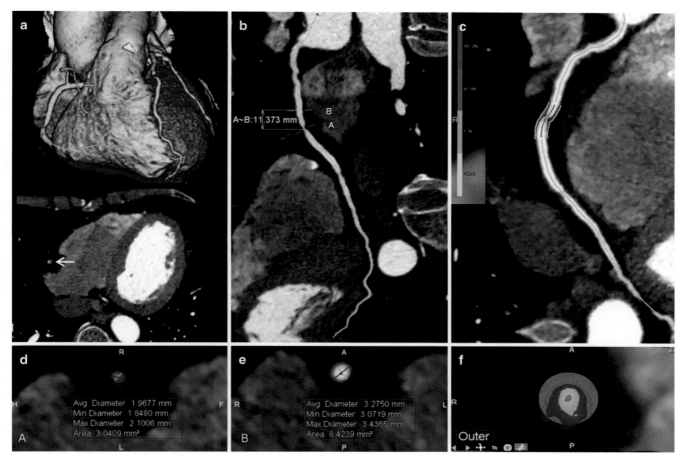

图 6.18　患者男性，64 岁，右冠状动脉重度狭窄的斑块分析。(a) 三维容积再现 (VR) 图像显示右冠状动脉中段重度狭窄 (蓝线)。对应的轴位图像显示右冠中段非钙化斑块 (箭头)。(b) 利用软件自动追踪生成的多平面曲面重建。红线 B 表示参考平面，蓝线 A 表示斑块导致的管腔最狭窄平面。绿线 = 冠状动脉中心线。(c) 图像 b 上蓝线位置对应的 CT 横断面。测量 EEM CSA、管腔 CSC 和斑块 CSA 分别为 9.8239、3.0409 和 6.783mm²。EEM CSA，外膜横截面积。蓝色圆环标识出管腔 CSA，即管腔横截面积。斑块 CSA，斑块横截面积。(d) 图像 b 中红线位置的对应 CT 横断面图像。参考区的 EEM CSA 为 8.4239mm²。重构指数 (RI) 为 9.8239/8.4239=1.166，提示为正性重构。(e,f) 彩图显示斑块中心为黄绿色和绿色区以及斑块外周的黄色区，提示斑块含有纤维脂肪组织。图中彩条的 HU 范围：黄色，-100~0HU；黄绿色，1~50HU；绿色，51~150HU；红色，151~250HU。

参考文献

1. Mintz GS, Nissen SE, Anderson WD, et al. American College of Cardiology clinical expert consensus document on standards for acquisition, measurement and reporting of intravascular ultrasound studies (IVUS): a report of the American College of Cardiology Task Force on Clinical Expert Consensus Documents. J Am Coll Cardiol. 2001;37:1478–92.

2. Nair A, Kuban BD, Tuzcu EM, Schoenhagen P, Nissen SE, Vince DG. Coronary plaque classification with intravascular ultrasound radiofrequency data analysis. Circulation. 2002;106:2200–6.

3. Nasu K, Tsuchikane E, Katoh O, et al. Accuracy of in vivo coronary plaque morphology assessment: a validation study of in vivo virtual histology compared with in vitro histopathology. J Am Coll Cardiol. 2006;47:2405–12.

4. Schoepf UJ, Zwerner PL, Savino G, Herzog C, Kerl JM, Costello P. Coronary CT angiography. Radiology. 2007;244:48–6.

5. Cordeiro MA, Lima JA. Atherosclerotic plaque characterization by multidetector row computed tomography angiography. J Am Coll Cardiol. 2006;47(8 Suppl):C40–7.

6. Spuentrup E, Botnar RM. Coronary magnetic resonance imaging: visualization of the vessel lumen and the vessel wall and molecular imaging of arteriothrombosis. Eur Radiol. 2006;16:1–14.

7. Finn AV, Nakano M, Narula J, Kolodgie FD, Virmani R. Concept of vulnerable/unstable plaque. Arterioscler Thromb Vasc Biol. 2010; 30:1282–92.

8. Naghavi M, Libby P, Falk E, et al. From vulnerable plaque to vulnerable patient: a call for new definitions and risk assessment strategies: part I. Circulation. 2003;108:1664–72.

9. Leber AW, Knez A, von Ziegler F, et al. Quantification of obstructive and nonobstructive coronary lesions by 64-slice computed tomography: a comparative study with quantitative coronary angiography and intravascular ultrasound. J Am Coll Cardiol. 2005;46:147–54.

10. Leber AW, Becker A, Knez A, et al. Accuracy of 64-slice computed tomography to classify and quantify plaque volumes in the proximal coronary system: a comparative study using intravascular ultrasound. J Am Coll Cardiol. 2006;47:672–7.

11. Achenbach S, Moselewski F, Ropers D, et al. Detection of calcified and noncalcified coronary atherosclerotic plaque by contrast-enhanced, submillimeter multidetector spiral computed tomography: a segment based comparison with intravascular ultrasound. Circulation. 2004;109:14–7.

12. Schroeder S, Kopp AF, Baumbach A, et al. Noninvasive detection and evaluation of atherosclerotic coronary plaques with multi-slice computed tomography. J Am Coll Cardiol. 2001;37:1430–5.

13. Leber AW, Knez A, Becker A, et al. Accuracy of multi-detector spiral computed tomography in identifying and differentiating the composition of coronary atherosclerotic plaques: a comparative study with intracoronary ultrasound. J Am Coll Cardiol. 2004;43:1241–7.

14. Pohle K, Achenbach S, Macneill B, et al. Characterization of non-calcified coronary atherosclerotic plaque by multi-detector row CT: comparison to IVUS. Atherosclerosis. 2007;190:174–80.

15. Hur J, Kim YJ, Lee HJ, et al. Quantification and characterization of obstructive coronary plaques using 64-slice computed tomography: a comparison with intravascular ultrasound. J Comput Assist Tomogr. 2009;33:186–92.

16. Varnava AM, Mills PG, Davies MJ. Relationship between coronary artery remodeling and plaque vulnerability. Circulation. 2002;105:939–43.

17. Narula J, Achenbach S. Napkin-ring necrotic cores: defining circumferential extent of necrotic cores in unstable plaques. JACC Cardiovasc Imaging. 2009;2:1436–8.

18. Kashiwagi M, Tanaka A, Kitabata H, et al. Feasibility of noninvasive assessment of thin-cap fibroatheroma by multidetector computed tomography. JACC Cardiovasc Imaging. 2009;2:1412–9.

19. Carrigan TP, Nair D, Schoenhagen P, et al. Prognostic utility of 64-slice computed tomography in patients with suspected but no documented coronary artery disease. Eur Heart J. 2009;30:362–71.

20. Chow BJ, Wells GA, Chen L, et al. Prognostic value of 64-slice cardiac computed tomography severity of coronary artery disease, coronary atherosclerosis, and left ventricular ejection fraction. J Am Coll Cardiol. 2010;55:1017–28.

21. Motoyama S, Sarai M, Harigaya H, et al. Computed tomographic angiography characteristics of atherosclerotic plaques subsequently resulting in acute coronary syndrome. J Am Coll Cardiol. 2009;54:49–57.

22. Choi EK, Choi SI, Rivera JJ, et al. Coronary computed tomography angiography as a screening tool for the detection of occult coronary artery disease in asymptomatic individuals. J Am Coll Cardiol. 2008;52:357–65.

第 7 章

MR 冠状动脉造影：MR 冠状动脉造影的实际应用

Yeonyee E. Yoon，Hajime Sakuma

目录

Y.E. Yoon (✉)
Division of Cardiology, Department of internal medicine,
Seoul National University Bundang Hospital,
Gyeonggido, Republic of Korea
e-mail: islandtea@gmail.com

H. Sakuma
Department of Radiology, Mie University Hospital,
Mie University Graduate School, Tsu, Japan
e-mail: sakuma@clin.medic.mie-u.ac.jp

摘要

   冠状动脉磁共振造影(CMRA)是冠状动脉成像的新方法，无电离辐射、无创，有望成为目前冠状动脉造影技术的替代方案。采用呼吸和心电门控技术获得自由呼吸三维 CMRA 是目前最常用的方法。研究表明，全心 CMRA 可以发现明显的冠状动脉疾病(CAD)，预测严重的心脏不良事件。CMRA 成像时间长、空间分辨率低、操作依赖性强限制其广泛应用，但是随着高场强磁共振成像和多通道心脏线圈等新技术的应用，CMRA 可在较短的时间成像，准确诊断 CAD。

7.1 冠状动脉 MR 造影

7.1.1 引言

- 冠状动脉 MR 造影(CMRA)是无创、无辐射的冠状动脉成像方法(图 7.1)。

- 全心自由呼吸三维 CMRA 可以全面显示心脏冠状动脉主干，可以在轴位图像上逐层观察。

- 在 1.5T MRI 成像采用 SSFP MR 序列，无须钆造影剂即可获得良好的血液对比度。

7.1.2 图像采集

- 在自主呼吸三维 CMRA 中，需考虑心脏收缩和呼吸运动对成像的影响(图 7.2)。

- 心电(ECG)门控用于显示心脏运动。在心动周期中，需选择冠状动脉相对静止期成像，可在电影成

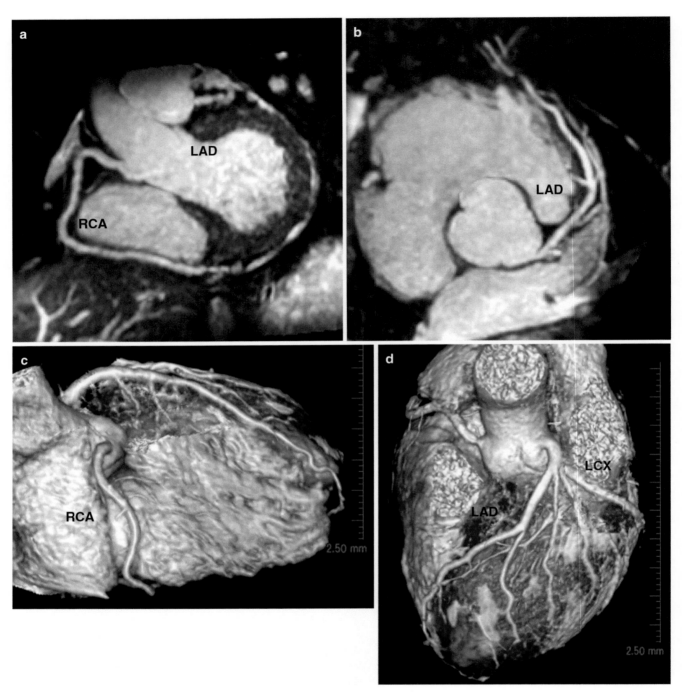

图 7.1 1.5T 正常冠状动脉受试者，自由呼吸全心 CMRA。采用 1.5T MR 获得非对比增强的三维 CMRA 图像，采用稳态自由进动 (SSFP) 序列、导航回波门控、T2 预扫描、光谱预饱和反转恢复脂肪饱和 (TR/TE，4.6/2.3ms；翻转角度，90°；SENSE 因子 4；FOV 280mm×280mm×120mm；采集矩阵 256×256×80；重建矩阵 512×512×160)。(a) 右冠状动脉 (RCA) 薄层最大强度投影 (MIP) 图像。(b) 左主干和前降支 (LAD) 薄层 MIP 图像。(c) RCA 的 VR 图像。(d) LAD 和 LCX 的 VR 图像。

学习要点

冠状动脉 MR 造影能无创清晰地显示冠脉，且无电离辐射。

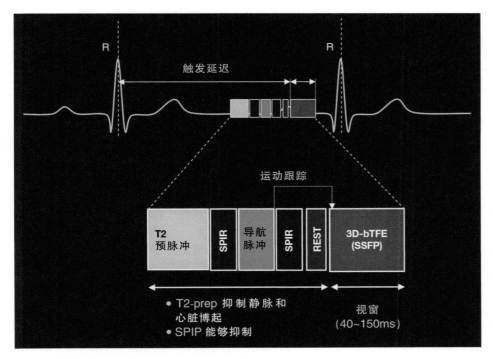

图 7.2　1.5T 冠状动脉 MR 造影,自由呼吸脉冲序列原理图。图像采集在心电图的 R 波触发延迟后开始。先行 T2 预扫描(抑制静脉和心肌信号),再行光谱预饱和反转恢复脂肪饱和(抑制脂肪信号),导航脉冲用于呼吸运动补偿。以上组合序列在每个心脏周期重复采集。

学习要点

1.5T MR 采用 SSFP MR 血管造影序列,可以获得很好的血管对比成像,不需注射钆造影剂。

像中,垂直于心脏的长轴位,观察右冠状动脉(RCA)近-中段来确定。

- 采用导航回波方法跟踪患者的膈肌运动,用于呼吸门控和呼吸运动矫正。

- 腹带可减少呼吸运动,提高导航门控全心 CMRA 扫描的成功率。

- 舌下含服硝酸甘油诱导冠状动脉血管扩张有助于提高 CMRA 的信噪比。

- 自主呼吸 CMRA 的时间分辨率依赖于成像参数设定,心率过快的患者,不需 β-受体阻滞剂控制心率也能完成 CMRA 检查。

- 与心脏 CT 相比,心动周期(30~75ms)中的狭窄采集窗可减少心脏收缩导致的冠状动脉图像模糊。

7.1.3　图像分析

- CMRA 可以在原始三维图像、多平面重建图像(MPR)、薄层最大信号强度投影(MIP)或容积重建图像(VR)上分析。

- CMRA 可评估是否存在明显的冠状动脉狭窄。

- 目前全心 CMRA 空间分辨率低,尚不能用于冠

状动脉的管腔狭窄程度的定量分析。

7.2　CMRA 诊断冠状动脉疾病

- CMRA 可评估冠状动脉的管腔,甚至重度钙化区域(图 7.3)。

- 非对比增强 CMRA 可评估肾衰竭的 CAD 患者。

- 全心 CMRA 已证实可用于评估重度冠状动脉疾病(图 7.4)。

- CMRA 与 MR 电影成像、MRI 灌注成像和晚期钆增强 MR 成像联合,综合评价 CAD(图 7.5 和图 7.6)。

- 全心 CMRA 可预测疑似 CAD 患者心脏不良事件的风险。

7.3　技术进展

- 成像时间长是全心三维 CMRA 的主要不足。

- 32 通道心脏线圈可采用更高的并行采集成像加速系数(SENSE 因子≥4),明显降低 CMRA 的成像

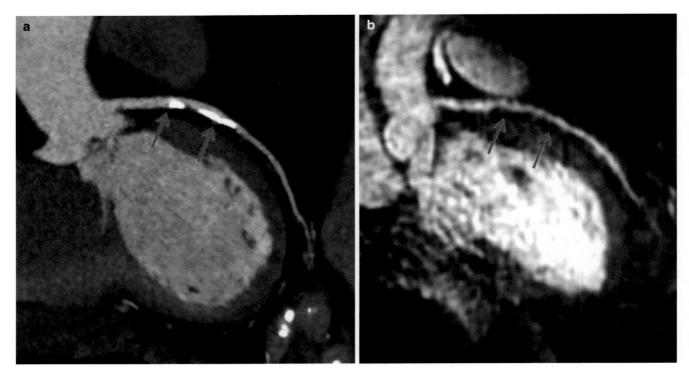

图 7.3 冠状动脉 CT 造影与 MR 造影比较 LAD 钙化斑块。患者女性，64 岁，胸痛，采用 1.5T MR 获得非对比增强的三维 CMRA 图像，采用稳态自由进动（SSFP）序列、导航回波门控、T2 预扫描、光谱预饱和反转恢复脂肪饱和（TR/TE，4.6/2.3ms；翻转角度，90°；SENSE 因子 4；FOV280mm×280mm×120mm；采集矩阵 256×256×80；重建矩阵 512×512 ×160）。(a)CT 多平面重建（MPR）图像显示 LAD 近段弥漫性钙化斑块（箭头）。(b)冠状动脉 MR 造影薄层 MIP 图像显示 LAD（箭头）。

学习要点

冠状动脉 MR 造影对患者的严重钙化斑块诊断准确性高。

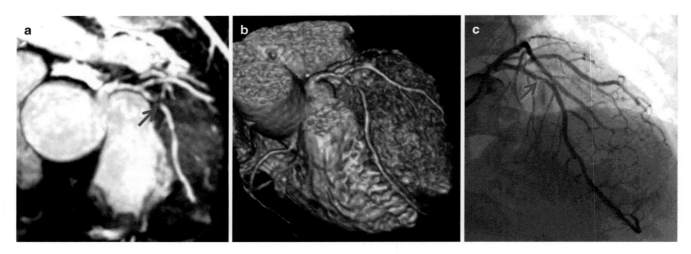

图 7.4 患者男性，65 岁，胸痛，LAD 重度狭窄。采用 1.5T MR 获得非对比增强的三维 CMRA 图像，采用稳态自由进动（SSFP）序列、导航回波门控、T2 预扫描、光谱预饱和反转恢复脂肪饱和（TR/TE，4.6/2.3ms；翻转角度，90°；SENSE 因子 4；FOV 280mm×280mm×120mm；采集矩阵 256×256×80；重建矩阵 512×512×160）。全心冠状动脉造影 (a)薄层 MIP 和(b)VR 图像显示 LAD 重度狭窄（箭头）。(c)冠状动脉 MR 造影（箭头）和有创的冠状动脉造影（箭头）一致性良好。

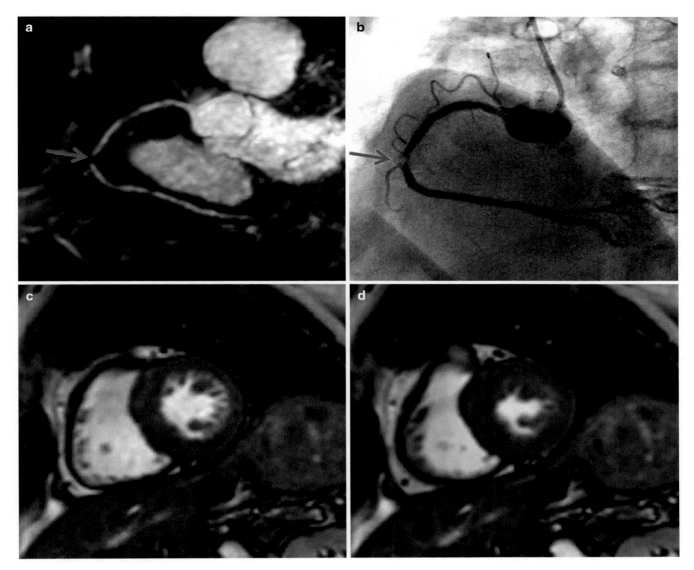

图 7.5　心肌缺血,RCA 明显狭窄。患者女性,82 岁,胸痛。采用 1.5T MR 获得非对比增强的三维 CMRA 图像,采用稳态自由进动 (SSFP)序列、导航回波门控、T2 预扫描、光谱预饱和、反转恢复脂肪饱和(TR/TE,4.6/2.3ms;翻转角度,90°;SENSE 因子 4;FOV 280mm×280mm×120mm;采集矩阵 256×256×80;重建矩阵 512×512×160)。(a)全心冠状动脉 MR 造影 MIP 图像显示 RCA 明显狭窄 (箭头)。(b)冠状动脉 MR 造影与有创冠状动脉造影(箭头)之间存在良好的一致性。(c)舒张末期的短轴 MR 电影图像,(d)收缩期 并不显示明显的区域性室壁运动异常。(e)负荷和(f)静息时心肌灌注 MR 图像显示下壁的严重缺血(箭头),与 RCA 供血区对应。 (g,h)晚期钆增强 MR 图像未见心肌瘢痕。(待续)

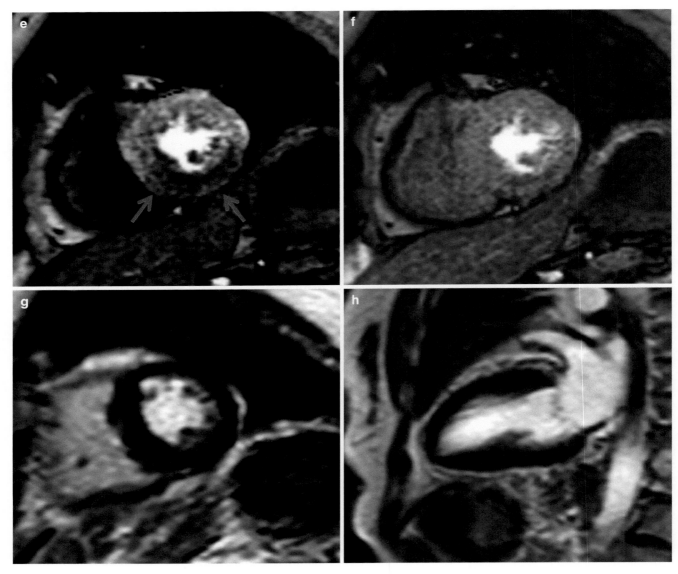

图 7.5(续)

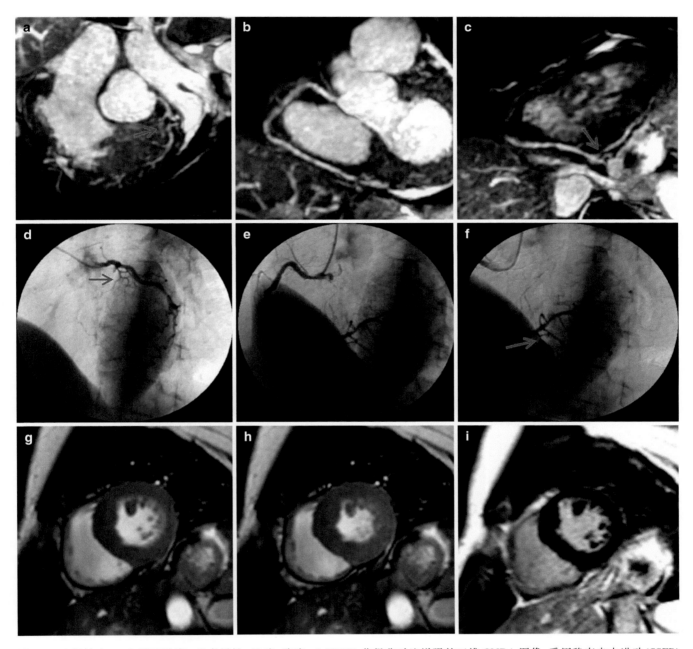

图 7.6　心肌缺血，LAD 明显狭窄。患者男性，40 岁，胸痛。1.5T MR 获得非对比增强的三维 CMRA 图像，采用稳态自由进动(SSFP)序列、导航回波门控、T2 预扫描、光谱预饱和、反转恢复脂肪饱和(TR/TE，4.6/2.3ms；翻转角度，90°；SENSE 因子 4；FOV 280mm×280mm×120mm；采集矩阵 256×256×80；重建矩阵 512×512×160)。(a)全心冠状动脉 MR 血管造影 MIP 图像显示 LAD 近段重度狭窄或闭塞(箭头)。(b,c)后降支(PDA)也有明显狭窄。(d–f)冠状动脉 MR 血管造影和冠状动脉造影(箭头)之间有良好的一致性。(g)舒张末期的短轴电影 MR 图像，(h)收缩末期未见明显的区域性室壁运动异常。(i)晚期钆增强 MR 图像未见心肌瘢痕。(j–l)负荷和灌注 MR 图像显示前间壁严重缺血(箭头)，与 LAD 供血区对应。(待续)

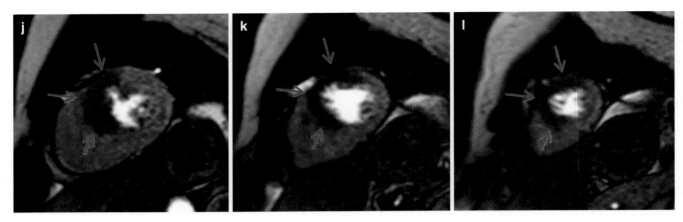

图 7.6（续）

时间（几分钟至 10 分钟）。

　　● 成像时间缩短可减少采集失败的可能性（呼吸门控采集）。

　　● 与 1.5T 系统相比，高场 3.0T 系统成像信号和对比度更高，可提高冠状动脉 MR 造影对冠状动脉疾病的检出率（图 7.7）。

　　● 高场强 MRI 设备磁场不均匀性增加，射频脉冲热量沉积；3.0T MR 成像中，临床常采用梯度回波序列代替 SSFP 序列，可获得较好的图像质量。

　　● 使用钆造影剂可提高 3.0T 梯度回波 CMRA 的血液对比度（图 7.8 和图 7.9）。

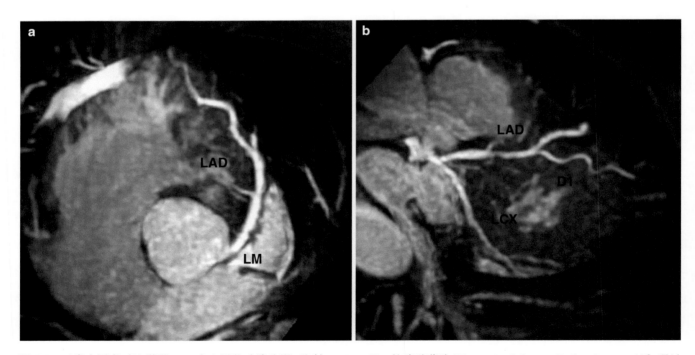

图 7.7　正常志愿者对比增强 3.0T 全心冠状动脉造影。注射 0.15mmol/kg 钆喷酸葡胺（Magnevist；Schering，Berlin，Germany）后，通过使用平衡相中的脂肪饱和脉冲获得梯度回波三维 CMRA 图像（TR/TE，4.2/2.1ms；翻转角度，20°；SENSE 因子 4；FOV 280mm×280mm×120mm；采集矩阵 256×256×80；重建矩阵 512×512×160）。（a）左主干（LM）和 LAD 的 MIP 图像。（b）LAD 薄层 MIP 图像，第一对角支（D1）。（c）RCA 薄层 MIP 图像。（d）RCA 远端、后降支（PDA）和后外侧支（PL）的 MIP 图像。（待续）

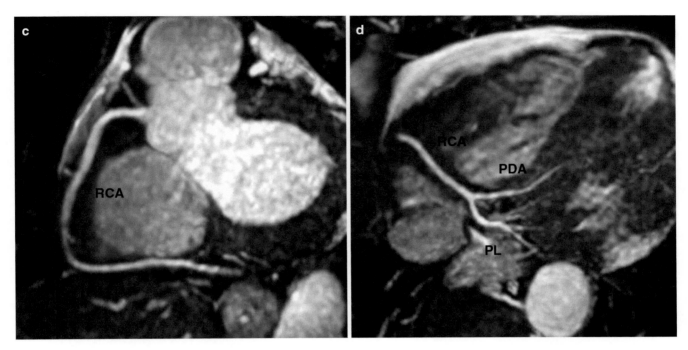

图 7.7（续）

学习要点

与 1.5T MRI 相比，3T MR 信号和对比度更好，可提高冠状动脉 MR 造影对冠状动脉疾病的检出率。

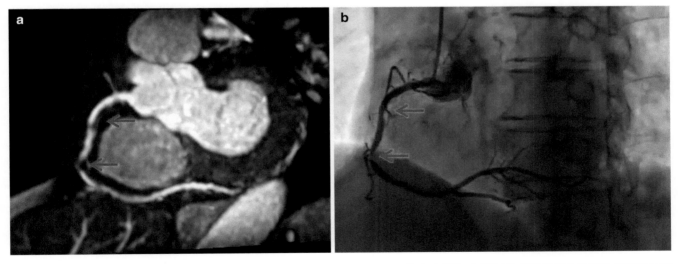

图 7.8　心肌缺血，RCA 明显狭窄。患者女性，69 岁，胸痛。注射 0.15mmol/kg 钆喷酸葡胺后，通过使用平衡相中的脂肪饱和脉冲获得梯度回波三维 CMRA 图像（TR/TE，4.2/2.1ms；翻转角度，20°；SENSE 因子 4；FOV 280mm×280mm×120mm；采集矩阵 256×256×80；重建矩阵 512×512×160）。(a)全心冠状动脉 MR 造影 MIP 图像显示 RCA 明显狭窄（箭头）。(b)冠状动脉 MR 造影与冠状动脉造影（箭头）之间存在良好的一致性。(c)舒张末期的短轴电影 MR 图像和(d)收缩末期未见明显的区域性室壁运动异常。(e)负荷心肌灌注 MR 图像显示下壁（箭头）缺血，其对应于 RCA 供血区域。(f)晚期钆增强 MR 图像未见心肌瘢痕。（待续）

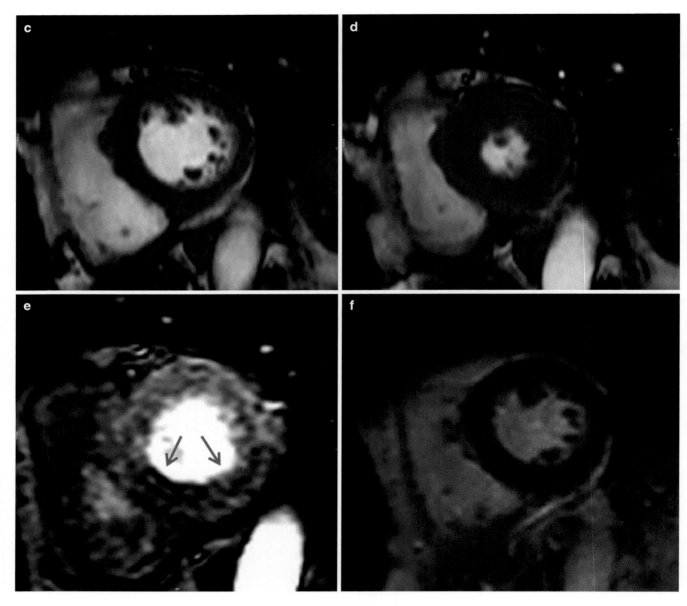

图 7.8(续)

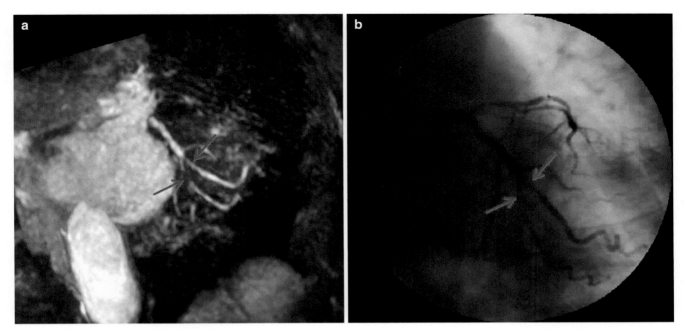

图 7.9　心肌缺血，LCX 明显狭窄。患者女性，78 岁，胸痛。注射 0.15mmol/kg 钆喷酸葡胺后，通过使用平衡相中的脂肪饱和脉冲获得梯度回波三维 CMRA 图像（TR/TE，4.2/2.1ms；翻转角度，20°；SENSE 因子 4；FOV 280mm×280mm×120mm；采集矩阵 256×256×80；重建矩阵 512×512×160）。(a)全心冠状动脉 MR 造影 MIP 图像显示 LCX(箭头)明显狭窄。(b)冠状动脉 MR 造影与冠状动脉造影(箭头)之间存在良好的一致性。

7.4　小结

- 自主呼吸三维全心 CMRA 可以逐层轴位三维扫描，清晰显示主要冠状动脉分支。
- 研究表明，全心 CMRA 可检测严重的冠状动脉疾病。
- CMRA 与电影 MR 成像、负荷灌注 MR 成像和晚期钆增强 MR 成像联合，综合评估 CAD。

致谢

感谢 Tatsuro Ito 博士在本书撰写过程中的支持。

第 8 章

冠状动脉血运重建术后成像：支架和冠状动脉搭桥术

Dong Hyun Yang，Byoung Wook Choi

目录

D.H. Yang
Department of Radiology and Research Institute of Radiology,
Asan Medical Center, University of Ulsan College of Medicine,
Seoul, Republic of Korea
e-mail: donghyun.yang@gmail.com

B.W. Choi (✉)
Department of Radiology, Research Institute of Radiological Science,
Severance Hospital, Yonsei University College of Medicine,
Seoul, Republic of Korea
e-mail: bchoi@yuhs.ac

摘要

采用冠状动脉支架经皮冠状动脉介入治疗 (PCI) 和冠状动脉搭桥术 (CABG) 是冠心病患者心肌血运重建的主要方法。

冠状动脉 CTA 能评估冠状动脉支架和冠状动脉搭桥术。本章介绍两种手术的临床背景、获得良好的冠状动脉支架 CT 图像的技术要点、支架内再狭窄和冠状动脉搭桥术后桥血管闭塞的 CT 表现。此外，还将介绍冠状动脉支架的机械性变形和搭桥术后并发症。

8.1 引言

8.1.1 心肌血运重建术治疗指征

● 心肌血运重建术是 CAD 的主要治疗方法，临床应用已 30 多年。

● 对于 ST 段抬高的急性心肌梗死的治疗，冠状动脉介入治疗 (PCI) 优于溶栓治疗 (纤维蛋白溶解)[1]。

● 稳定型 CAD 患者可以采用单纯的最佳药物治疗 (OMT) 或联合 PCI、CABG 重建血运。治疗方法取决于 CAD 患者的症状和解剖复杂性。

● 目前研究表明，稳定型 CAD 患者的血运重建治疗适用于如下临床情况[2] (表 8.1)。

◆ 持续性限制症状 (心绞痛或类似心绞痛) 的患者，尽管药物治疗症状可以缓解。

◆ 病变冠状动脉特定的解剖类型 (表 8.1) 或确诊

表 8.1　稳定型 CAD 患者血运重建指征

CAD 的解剖情况	等级 [a]
针对预后	
左主干狭窄>50%[b]	I
左前降支近段狭窄>50%[b]	I
2VD 或 3VD 伴左心室功能受损[b]	I
经证实的大面积缺血(大于左室面积 10%)	I
单个主要冠状动脉狭窄>50%[b]	I
1VD 没有累及左前降支近端或不足 10%的缺血	III
针对症状	
任何狭窄>50%,限制性心绞痛,对药物治疗无效	I
呼吸困难/CHD 患者左室缺血>10%,狭窄动脉所供应心肌活力>50%	IIa
使用 OMT 后没有局限性症状群的	III

根据 2010 修改的欧洲心脏病协会(ESC)/欧洲心胸外科协会(EACTS)指南[2];CHD,慢性心力衰竭;OMT,最佳药物治疗;VD,血管病变。

[a],等级。

　I 级:证据支持和(或)普遍认同治疗或操作有益、有用、有效。

　IIa 级:证据(观点)偏向有用(有效)。

　IIb 级:有用(有效性)证据(观点)支持不足。

　III 级:证据表明和(或)普遍观点认为治疗或操作无用(无效),有些情况下可能是有害的。

[b],记录缺血或 FFR <0.80,血管造影直径狭窄率为 50%~90%。

严重缺血(甚至无症状患者),血运重建治疗能改善预后。CAD 患者 LM 及 LAD 近段重度狭窄,尤其是多支血管受累,是血运重建的强烈指征。

8.1.2　CABG 与 PCI 治疗稳定型 CAD 的比较

● CABG 提高患者的生存质量,也能降低高风险 CAD 患者在血运重建中的风险,适用于形态复杂的多血管病变和左主干病变(表 8.2)[2]。

8.2　冠状动脉支架

8.2.1　临床背景

● 冠状动脉支架在 20 世纪 80 年代中期研发成功,是 PCI 的首选方法,取代了球囊血管成形术[3]。

● 药物洗脱支架(DES)能降低靶血管血运重建中的风险,而不会增加任何安全隐患,包括支架血栓形

表 8.2　稳定型 CAD 患者选择 CABG 与 PCI 的指征

CAD 解剖分型	适用于 CABG[a]	适用于 PCI[a]
1VD 或 2VD:无 LAD 近端病变	IIb	I
1VD 或 2VD:LAD 近端病变	I	IIa
3VD 简单病变,可通过 PCI 达到完全血运重建,SYNTAX 评分≤22	I	IIa
3VD 复杂病变,通过 PCI 不可完全血运重建,SYNTAX 评分>22	I	III
左主干(单纯或 1VD,开口/主干)	I	IIa
左主干(单纯或 1VD,远端分叉)	I	IIb
左主干+ 2VD 或 3VD,SYNTAX 评分≤32	I	IIb
左主干+ 2VD 或 3VD,SYNTAX 评分>32	I	III

根据 2010 修改的 ESC / EACTS 指南[2]。VD,血管病变;LAD,左前降支。

[a],与表 8.1 中相同。

成[4]。

- 在目前 PCI 应用中，新一代 DES 与新型涂层和生物可降解支架应用广泛。
- 新一代 DES 支架较薄，支架运送方便，采用较多的生物相容性聚合物包裹，以减少支架内再狭窄（图 8.1，表 8.3）。

8.2.2　CTA 在冠状动脉支架成像中的应用

- 减少运动伪影和获得最佳对比增强是 CT 冠状动脉造影的关键。
- 图像重建和数据处理技巧可获得良好的图像质量。
  - ◆ 使用锐核重建减少晕状伪影（图 8.2）。
  - ◆ 宽窗≥700HU，窗位约 200HU，可以兼顾支架伪

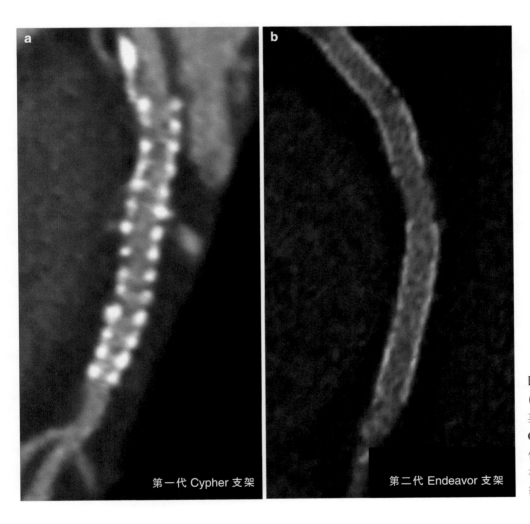

图 8.1　第一代 (a) 和第二代 (b)DES 的 CT 图像。(a)西罗莫司洗脱支架(Cypher)在曲面 CT 图像显示支架壁较厚。(b)佐他莫司洗脱支架(Endeavor)在曲面 CT 图像显示支架壁较薄。

表 8.3　第一代和第二代 DES

支架名称	药物	金属聚合物	聚合物厚度(μm)	支架厚度(μm)
Cypher	依维莫司	不锈钢	12.6	140
Taxus Express	紫杉醇	不锈钢	16.0	132
Taxus Liberte	紫杉醇	不锈钢	16.0	97
Endeavor	佐他莫司	钴铬	4.1	91
Xience V	西罗莫司	钴铬	7.6	81

改自参考文献[3]。

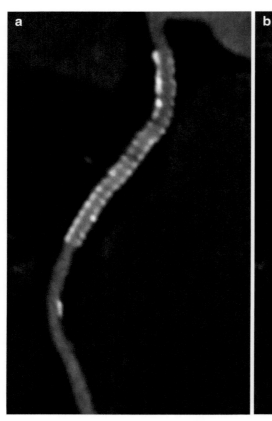
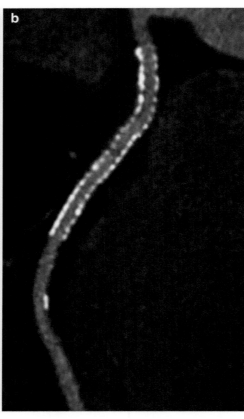

图 8.2 图像重建方法对图像质量的影响。西罗莫司洗脱支架(Cypher)曲面 CT 图像具有软核重建(B26；西门子)(a)和锐核重建(B46)(b)。与软核重建相比，锐核重建图像支架的金属伪影显著降低。

影和支架内腔可见度。

◆ 可选择高空间分辨率的重建模式(图 8.3)。

◆ 仔细校正曲面重建图像的中心线(图 8.4)。

◆ 厚层最大密度投影(MIP)图像可能有助于显示支架的机械损坏(例如断裂)(图 8.5)。

◆ 支架的横截面图像用于评估支架内再狭窄(图8.6)。

● CTA 在冠状动脉支架的应用[5]

◆ 支架内再狭窄。

◆ 机械畸形，包括支架断裂、纵向压迫和扩张不足。

◆ 边缘狭窄和支架周围斑块。

◆ 血管分支狭窄。

◆ 晚期支架内血栓形成。

◆ 分叉支架。

◆ 冠状动脉瘤。

8.2.3 支架内再狭窄

● 18 项研究的 Meta 分析表明，CTA 是检测支架再狭窄首选的急性无创方法(图 8.6 和图 8.7)[6]。

◆ 敏感性(89%)、特异性(92%)和准确性(92%)[6]。

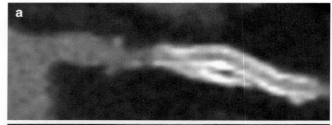
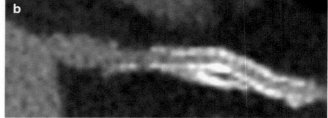

图 8.3 高空间分辨率模式对图像质量的影响。西罗莫司洗脱支架(Cypher)标准模式(GE，Discovery 750)(a)和高分辨率模式(b)曲面 CT 图像。与标准模式相比，高分辨率模式图像中，来自支架和钙化斑块的伪影明显降低。

◆ 评估较大直径、壁薄和不重叠支架的可行性增加。

● CTA 评估左主干支架直径和面积，与血管内超声相关性好[7]。

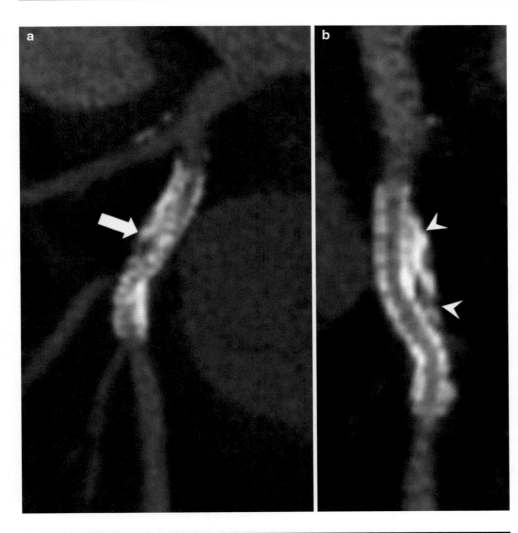

图 8.4　正确的中心线对曲面图像的重要性。(a)LAD 西罗莫司洗脱支架(Cypher)曲面 CT 图像显示支架内腔中的高密度区域(箭头)。由于中心线不准确,在该图像中没有显示支架内腔。(b) 经过精心校正中心线后,支架的内腔明确显示。注意支架外部的大量钙化斑块(三角箭头)。钙化斑块可能是不正确的中心线导致伪曲面图像(a)。

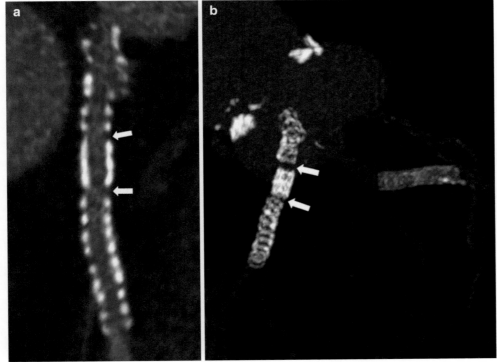

图 8.5　厚层 MIP 图像诊断支架机械性损坏。(a)西罗莫司支架(Cypher)曲面 CT 图像显示支架中部断裂(箭头)。(b)在厚层 MIP 图像上,更清晰地显示支架断裂(箭头)。

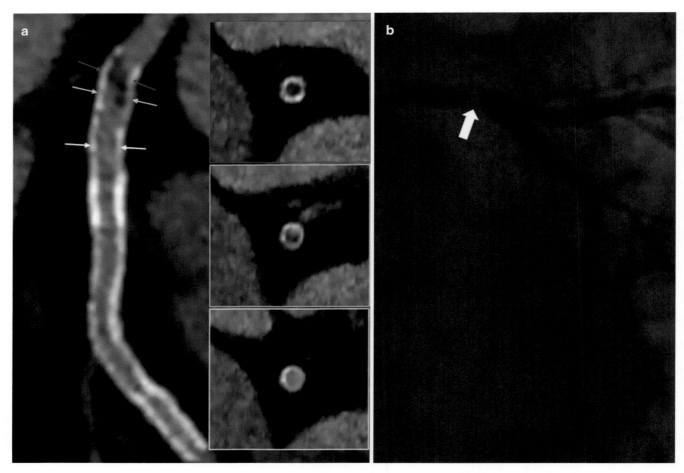

图 8.6 断层图像对支架内再狭窄的诊断。(a)佐他莫司洗脱支架(支架完整)的曲面重建 CT 图像和轴位图像(框内)显示支架近端部分明显的支架内再狭窄。在横断面图像上,清晰地显示支架内狭窄程度(黄框中约 50%的狭窄,红框中接近闭塞,白框中无支架内再狭窄)。红色、白色和黄色箭头表示每个彩色框对应的横断面水平的图像。(b)冠状动脉造影显示支架近端狭窄(箭头)。

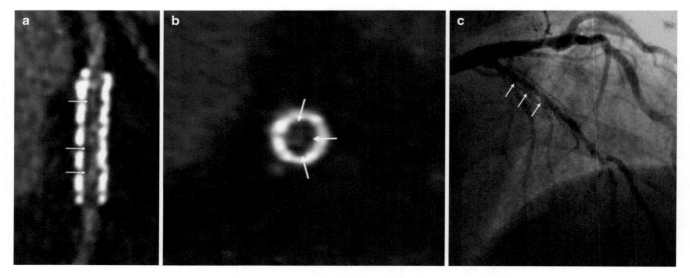

图 8.7 裸金属支架(BMS)支架内再狭窄。(a,b)LAD 裸金属支架的曲面(a)和横断面(b)CT 图像显示沿支架内壁(箭头)的弥漫性支架内再狭窄。(c)冠状动脉造影确诊 LAD 近端弥漫性支架内再狭窄(箭头)。LAD,左前降支。

- 冠状动脉 CTA 和心肌 CT 灌注能更准确地诊断 CAD 和支架内再狭窄[8]。

8.2.4 冠状动脉支架的机械变形

- 冠状动脉 CTA 可以显示常规血管造影术不能显示的冠状动脉支架机械变形，如支架断裂和纵向压迫(图 8.8)[9,10]。

- 研究报道，177 例 DES 支架植入患者的尸检中发生支架断裂占 29%。支架断裂的诱因主要有西罗莫司洗脱支架(Cypher)、重叠支架、长支架和长期植入。严重的支架断裂(完全分离)易形成断裂部位支架内再狭窄或支架内血栓[11]。

- 在影像研究中，CTA 能发现 16.9% 的支架断裂，常规血管造影术仅发现 1%[10]。支架断裂中 25% 发生支架再狭窄，而支架内再狭窄中有 46% 发生于支架断裂。

8.3 冠状动脉搭桥术

8.3.1 临床背景

- 自 1960 年以来，CABG 一直用于心肌血运重建。在 CABG 中，旁路移植血管连接到冠状动脉的中部或远端，进一步为近端阻塞性病变提供血运。相反，PCI 是直接恢复冠状动脉的正常血运。

- 与药物治疗相比，CABG 治疗特殊类型 CAD 具有优势[2]，特别是左主干或三支血管病变的 CAD 患者。

- CABG 与 PCI 治疗结果比较

◆ 与 PCI 相比，在孤立性 LAD 近端病变患者中，二者死亡率、心肌梗死或脑血管意外发生率无显著差异，但 CABG 复发性心绞痛发生率增加 3 倍，需再次血运重建的概率增加 5 倍[2]。

◆ 在复杂的多支血管病变和左主干病变患者中，CABG 生存获益增加，靶血管血运重建次数减少(表 8.2)[2]。

8.3.2 血管移植和手术方法

- 拟行 CABG 的患者，需 CTA 评估冠状动脉搭桥术的流程和解剖。
- 冠状动脉旁路移植物的类型
◆ 动脉移植：乳内动脉、桡动脉和胃网膜动脉。
◆ 非动脉移植：大隐静脉、头臂静脉和假体材料。
- 移植方式(图 8.9)
◆ 原位移植(解剖学引流)：乳内动脉和胃网膜

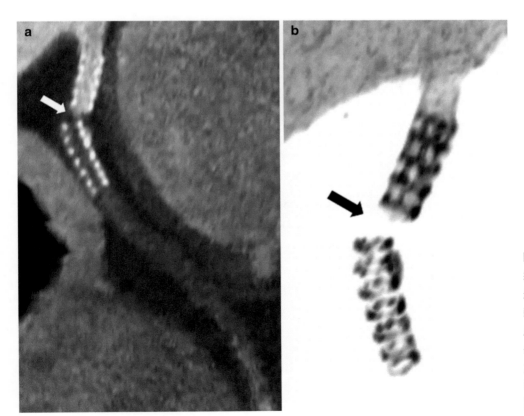

图 8.8 DES 支架断裂、完全闭塞。(a)曲面 CT 图像显示 LAD 近端 DES(Cypher)支架严重断裂，远端部分完全分离(箭头)。从断裂部位开始，冠状动脉完全闭塞。(b)薄层 MIP 图像显示支架断裂(箭头)的总体形态和支架远端的移位。LAD，左前降支。

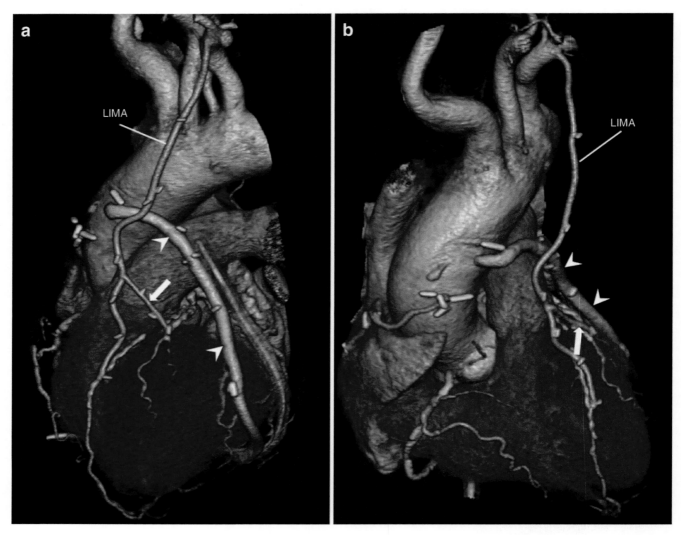

图 8.9 冠状动脉搭桥方式。(a,b)CT VR 图像显示原位移植(左乳内动脉,LIMA)到 LAD 中段,采用大隐静脉中心动脉血管移植(三角箭头)到钝缘支;使用桡动脉(箭头)复合移植从 LIMA 移植到对角支。LAD,左前降支。

动脉。
- ◆ 中心动脉血管移植:从升主动脉、主动脉弓和主动脉弓上方血管的移植引流。
- ◆ 复合移植:从乳内动脉或其他血管移植物引流。
- 在目前的血运重建手术中,采用大隐静脉,从升主动脉移植恢复右冠状动脉血运[12]。
- 乳内动脉易于获取,是 LAD 血运重建最主要的移植物(图 8.10),该动脉与 LAD 位置接近,移植后闭塞风险小。乳内动脉移植 10 年通畅率高于80%。

8.3.3 移植血管阻塞的 CT 诊断

- 在 Meta 分析中,CTA 对包括远端吻合术在内的移植血管评估范围为 78%~100%。CTA 能准确评估 CABG 阻塞(图 8.11 至图 8.13)。综合诊断狭窄的敏感性和特异性分别为 94.4% 和 98.0%[13]。
- CTA 能提供大量解剖数据,分析 CABG 患者的预后。CTA 冠状动脉保护评分可预测临床结果[14]。
- CABG 后行 CTA 的缺陷和局限性
- ◆ 流动伪影、移植血管痉挛、移植血管闭塞。
- ◆ 吻合部位或移植血管周围的血管夹。
- ◆ 冠状动脉弥漫钙化。

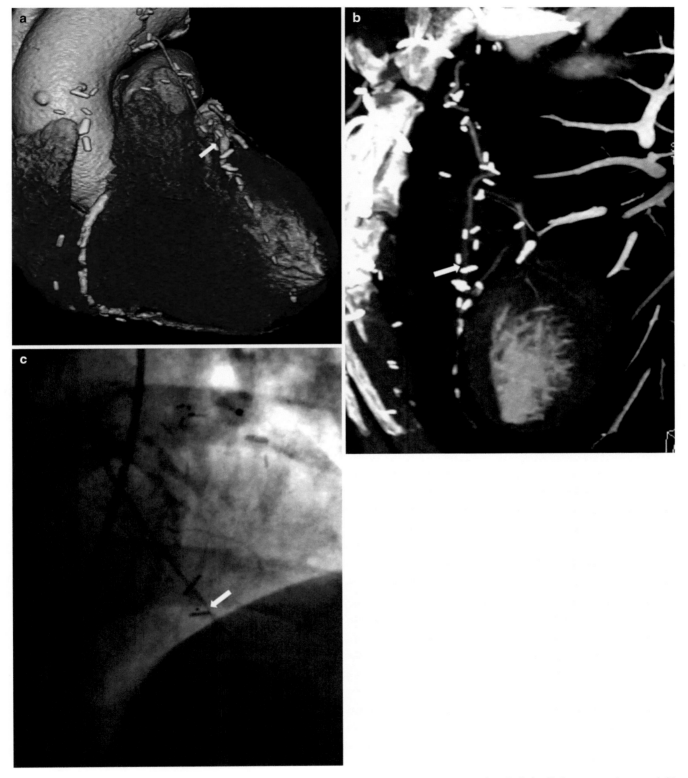

图 8.10　LIMA 移植血管重度狭窄 CT VR 图像(a)和 MIP 图像(b)显示 LIMA 吻合部位的远端重度狭窄(箭头)。LIMA 和 LAD 之间的吻合口不明确。(c)血管造影显示 LIMA 桥血管远端部分弥漫性重度狭窄(箭头)。LAD，左前降支。

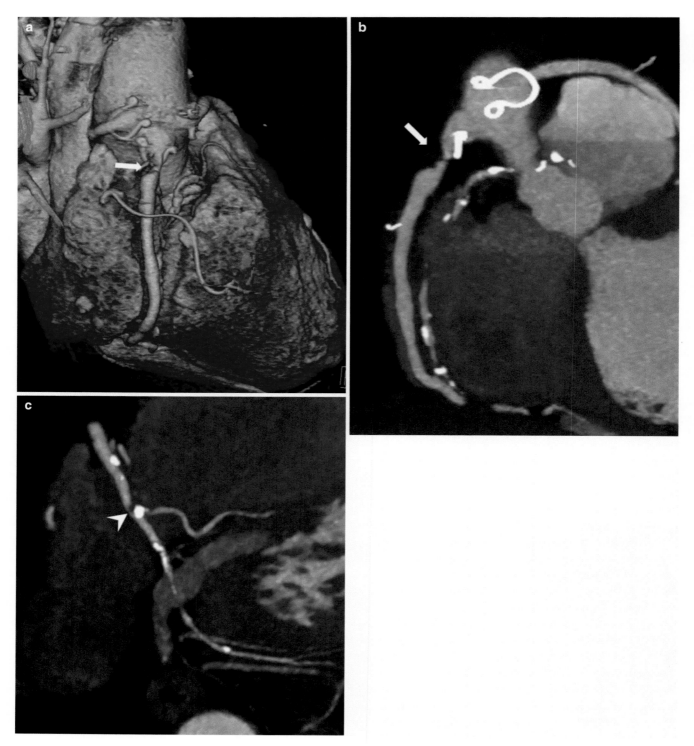

图 8.11 桥血管大隐静脉近端、远端重度狭窄。CT VR 图像(a)和斜冠状位图像(b)显示从升主动脉到后降支的大隐静脉近端重度狭窄(箭头)。(c)斜轴位 CT 图像显示大隐静脉和后降支吻合口处(三角箭头)重度狭窄。

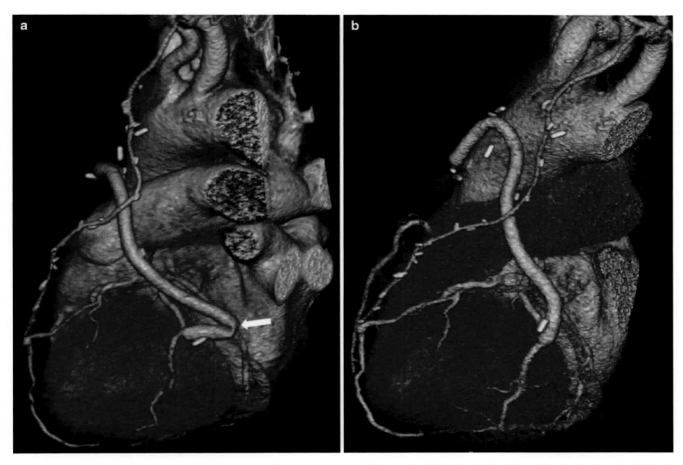

图 8.12　大隐静脉桥血管扭曲。(a)冠状动脉搭桥术后 3 天,CT VR 图像显示大隐性静脉–钝缘支桥血管扭结(箭头)。在手术探查中,在隐静脉移植物周围观察到血肿和粘连。(b)减轻大隐静脉扭结后,CT VR 图像显示桥血管形态恢复正常。

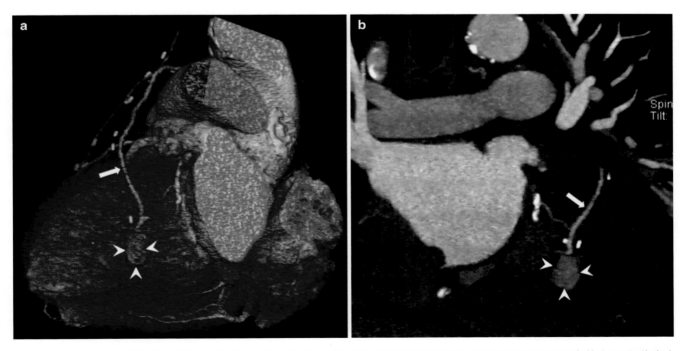

图 8.13　吻合口远端假性动脉瘤形成。CABG 术后 6 个月 (a)VR 和 (b)斜冠状 CT 图像显示在桡动脉移植(三角箭头)和钝缘支吻合口远端假性动脉瘤形成(箭头)。

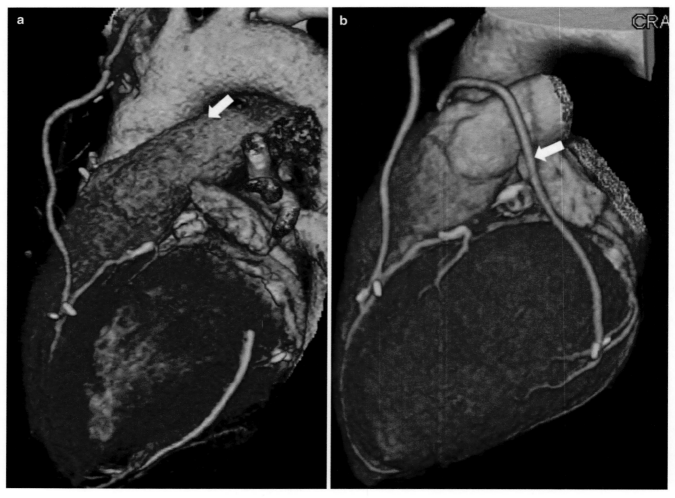

图 8.14 术后桥血管痉挛及其自发性通畅。(a)心脏搭桥术后 5 天由于桥血管痉挛,VR 图像上桥血管桡动脉未见明确显示(箭头)。(b)6 个月后,桡动脉再通(箭头)。

8.3.4 术后并发症的 CT 表现

- CTA 能意外显示具有潜在临床意义的心脏异常,如左心室血栓、左心室假室壁瘤、冠状动脉或移植血管的假性动脉瘤、漏斗胸引起的右心室受压、左心房血栓[15]。

- 手术后最初显示通畅不良的桥血管偶尔会在连续 CT 随访中改善(图 8.14)。单中心研究表明,有 60% 的桥血管通畅性提高。靶血管的尺寸和靶血管狭窄超过 90% 是桥血管通畅的显著相关因素[16]。

参考文献

1. Andersen HR, Nielsen TT, Rasmussen K, et al. A comparison of coronary angioplasty with fibrinolytic therapy in acute myocardial infarction. N Engl J Med. 2003;349(8):733–42.
2. Task Force on Myocardial Revascularization of the European Society of C, the European Association for Cardio-Thoracic S, European Association for Percutaneous Cardiovascular I, et al. Guidelines on myocardial revascularization. Eur Heart J. 2010;31(20):2501–55.
3. Garg S, Serruys PW. Coronary stents: current status. J Am Coll Cardiol. 2010;56(10 Suppl):S1–42.
4. Bangalore S, Kumar S, Fusaro M, et al. Short- and long-term outcomes with drug-eluting and bare-metal coronary stents: a mixed-treatment comparison analysis of 117 762 patient-years of follow-up from randomized trials. Circulation. 2012;125(23):2873–91.
5. Hecht HS, Gade C. Current and evolving stent evaluation by coronary computed tomographic angiography. Catheter Cardiovasc Interv. 2011;77(6):843–59.

6. Andreini D, Pontone G, Mushtaq S, Pepi M, Bartorelli AL. Multidetector computed tomography coronary angiography for the assessment of coronary in-stent restenosis. Am J Cardiol. 2010;105(5):645–55.

7. Van Mieghem CA, Cademartiri F, Mollet NR, et al. Multislice spiral computed tomography for the evaluation of stent patency after left main coronary artery stenting: a comparison with conventional coronary angiography and intravascular ultrasound. Circulation. 2006;114(7):645–53.

8. Rief M, Zimmermann E, Stenzel F, et al. Computed tomography angiography and myocardial computed tomography perfusion in patients with coronary stents: prospective intraindividual comparison with conventional coronary angiography. J Am Coll Cardiol. 2013;62(16):1476–85.

9. Lim HB, Hur G, Kim SY, et al. Coronary stent fracture: detection with 64-section multidetector CT angiography in patients and in vitro. Radiology. 2008;249(3):810–9.

10. Hecht HS, Polena S, Jelnin V, et al. Stent gap by 64-detector computed tomographic angiography relationship to in-stent restenosis, fracture, and overlap failure. J Am Coll Cardiol. 2009;54(21):1949–59.

11. Nakazawa G, Finn AV, Vorpahl M, et al. Incidence and predictors of drug-eluting stent fracture in human coronary artery a pathologic analysis. J Am Coll Cardiol. 2009;54(21):1924–31.

12. Gilkeson RC, Markowitz AH. Multislice CT evaluation of coronary artery bypass graft patients. J Thorac Imaging. 2007;22(1): 56–62.

13. Hamon M, Lepage O, Malagutti P, et al. Diagnostic performance of 16- and 64-section spiral CT for coronary artery bypass graft assessment: meta-analysis. Radiology. 2008;247(3):679–86.

14. Small GR, Yam Y, Chen L, et al. Prognostic assessment of coronary artery bypass patients with 64-slice computed tomography angiography: anatomical information is incremental to clinical risk prediction. J Am Coll Cardiol. 2011;58(23):2389–95.

15. Mueller J, Jeudy J, Poston R, White CS. Cardiac CT angiography after coronary bypass surgery: prevalence of incidental findings. AJR Am J Roentgenol. 2007;189(2):414–9.

16. Kim JB, Kang JW, Song H, et al. Late improvement in graft patency after coronary artery bypass grafting: serial assessment with multidetector computed tomography in the early and late postoperative settings. J Thorac Cardiovasc Surg. 2011;142(4):793–9.

第 **9** 章

非动脉粥样硬化性冠状动脉疾病

Eun-Ah Park, Whal Lee

目录

Electronic supplementary material Supplementary material is available in the online version of this chapter at 10.1007/978-3-642-36397-9_9.

E.-A. Park (✉) • W. Lee
Department of Radiology,
Seoul National University Hospital, Seoul, Republic of Korea
e-mail: iameuna1@gmail.com; whal.lee@gmail.com

摘要

  本章讲述非动脉粥样硬化性、形态规则的冠状动脉疾病的 CT 表现,包括冠状动脉炎症、感染、创伤、药物使用、栓塞、痉挛、夹层和外在压迫或肿瘤侵犯。非动脉粥样硬化性冠状动脉疾病包括动脉瘤、扩张、管腔狭窄或闭塞。放射科医生应该熟悉每种疾病典型的影像表现。

9.1 引言

  动脉粥样硬化是冠状动脉疾病最常见的原因,但有许多非动脉粥样硬化因素引起冠状动脉疾病,包括先天性冠状动脉发育异常、冠状动脉炎症、感染、创伤、药物使用、栓塞、痉挛、夹层和外在压迫或肿瘤侵犯[1]。

  非动脉粥样硬化冠状动脉疾病包括动脉瘤、扩张、管腔狭窄或闭塞,其临床表现包括心绞痛、心肌梗死、充血性心力衰竭或心源性猝死[2]。

  动脉粥样硬化性冠状动脉疾病是引起急性心肌梗死的主要原因,然而约有 5% 的急性心肌梗死由其他冠状动脉疾病引起[3]。

  目前,冠状动脉 CT 血管造影已广泛应用于临床,放射科医生应熟悉非冠状动脉粥样硬化冠状动脉疾病的各种影像表现,以便于准确诊断和正确治疗。本章将介绍非动脉粥样硬化性非冠状动脉疾病的各种成像特征。

9.2 非动脉粥样硬化性形态规则的瘤样冠状动脉疾病

冠状动脉瘤是指冠状动脉扩张超过正常相邻节段的直径或最大冠状动脉血管直径的 1.5 倍[4]。据文献报道，冠状动脉瘤诊断的差异很大，为 0.3%~5%，可能与诊断动脉瘤的血管造影标准不同有关[5]。冠状动脉瘤公认的病因见表 9.1，其影像表现不同，见表 9.2。最常见的病因是动脉粥样硬化，占成人冠状动脉瘤的 50%；其次是川崎病和先天性动脉瘤[4]。

● 冠状动脉瘤的定义

◆ 病变血管与相邻节段动脉相比直径增加 ≥ 50%，小于血管总长度的 50%，可以是梭形或囊状。囊状动脉瘤横径大于纵径，梭形动脉瘤纵径大于横径。病变累及血管壁全层(外膜、中膜和内膜)时，定义为真

表 9.1 冠状动脉瘤或扩张的潜在病因和病理机制[3,5,6]

病因	年龄组	病情描述	病理机制
动脉粥样硬化	成人(>50 岁)	冠状动脉瘤或扩张的最常见原因	狭窄导致局部机械应力，病理学上动脉粥样硬化延伸到中膜
川崎病	儿童	在日本和韩国儿童冠状动脉瘤或扩张的最常见原因，发病率为 50%	自身免疫性，血管炎
炎症性疾病	年轻的成年人	大动脉炎、系统性红斑狼疮、类风湿关节炎、巨细胞性动脉炎、强直性脊柱炎、抗磷脂综合征、韦氏肉芽肿病、伯格病(血栓闭塞性脉管炎)、结节性多动脉炎、丘格-施特劳斯综合征、结节病、CREST 综合征、莱特尔综合征、银屑病关节炎、显微镜下多血管炎	炎症介质:VCAM-1、ICAM-1、E 选择蛋白
先天性			
特发性		表现为冠状动脉扩张	
冠状动脉瘘	所有年龄	大多数是先天性的，约 50% 的瘘来自 RCA	高流量状态下代偿性扩张
冠状动脉异常(即 ALCAPA)	儿童型，成人型	在儿童型中，由于心肌梗死，死亡发生在生命的早期；在成人型，RCA 和 LCA 之间的侧支血管常见	继发于心肌缺血的代偿性扩张
其他			
结缔组织病	年轻人	埃勒斯-当洛综合征、马方综合征、Loeys-Dietz 综合征、努南综合征	IL-6、C 反应蛋白、MMP-2、MMP-9
传染性疾病	所有年龄	金黄色葡萄球菌或铜绿假单胞菌、真菌、梅毒、沙门菌、莱姆病、麻风病、斑疹伤寒、结核病	滋养血管微血栓形成，病原体直接侵入动脉壁，免疫复合物沉积
黏液瘤相关	所有年龄		滋养血管微血栓形成，病原体直接侵入动脉壁，免疫复合物沉积
创伤(医源性)	成人	临床病史有助于确诊	由超大气囊或高压力膨胀引起的创伤、冠状动脉夹层、介入治疗急性心肌梗死，使用可的松、秋水仙碱和抗炎药物的抗增殖治疗等
药物相关 可卡因、苯丙胺、蛋白酶抑制剂	成人	临床病史有助于确诊	严重周期性高血压，血管收缩，潜在动脉粥样硬化直接损伤内皮

注:CREST,C 为钙质积聚、R 为雷诺现象、E 为食管功能障碍、S 为硬皮病、T 为毛细血管扩张;ICAM-1,细胞黏附分子 1;IL-6,白介素 6;MMP-2,基质金属蛋白酶 2;MMP-9,基质金属蛋白酶 9;VCAM-1,血管细胞黏附分子 1;ALCAPA,来自肺动脉的异常左冠状动脉;RCA,右冠状动脉;LCA,左冠状动脉。

表 9.2　非动脉粥样硬化性冠状动脉扩张和动脉瘤的不同表现[19]

疾病	影像学表现	特征表现
川崎病	多发性冠状动脉瘤	在有病毒感染史的年轻患者中
冠状动脉瘘	冠状动脉迂曲伴心外膜静脉和冠状窦扩张	动静脉分流；只有导致瘘管的动脉才会扩张
大动脉炎	冠状动脉瘤和冠状动脉狭窄	累及主动脉和大血管
ALCAPA 综合征（成人型）	左、右冠状动脉和侧支血管弥漫性扩张	LCA 来自肺动脉干

性动脉瘤，假性动脉瘤仅累及血管壁一层或两层[5]。

● 冠状动脉扩张的定义

◆ 冠状动脉段与相邻动脉段相比直径增加≥50%，占血管总长度的 50% 以上[5]。

◆ 冠状动脉扩张的分类

○ 根据 Markis 等的定义，冠状动脉扩张分为四型：Ⅰ型，2 支冠状动脉血管弥漫性扩张；Ⅱ型，1 支冠状动脉血管弥漫性扩张加另 1 支冠脉血管局限性扩张；Ⅲ型，单支冠状动脉弥漫性扩张；Ⅳ型，单支血管局限性或节段性扩张[7]。这种分类可能对预后有意义，Ⅰ型和Ⅱ型预后最差[5]。

9.2.1　冠状动脉血管炎

● 川崎病（皮肤黏膜淋巴结综合征）

◆ 该病属急性、自限性多系统全身动脉炎，发生于幼儿[5]。病因不清，流行病学和临床特点表明，遗传易感个体因感染因素引起的免疫反应和自身免疫可能是其发病机制。急性期川崎病可累及心脏的各个解剖区域，包括心包、心肌、心内膜、瓣膜和冠状动脉。15%~25% 未经治疗的患儿可发展为冠状动脉瘤或瘤样扩张（图 9.1 和图 9.2）。血栓可能进展为缺血性心脏病和早期动脉粥样硬化[8,9]，一半的患者在川崎病发病后 2 年内动脉瘤自动消退[5]。然而即使血管的管腔直径正常，部分冠状动脉瘤也常有明显的内膜增厚[9]。

● 大动脉炎

◆ 主要发生于年轻女性的炎性大血管炎。早期阶段，病变血管壁表现为双环征：在增强 CT 上内环轻度增强代表黏液样或凝胶状肿胀的内膜，外环强化明显代表炎症活跃的中膜和外膜（图 9.3 和图 9.4）。后期血管闭塞，典型的血管造影可见弥漫性管腔狭窄或闭塞，主动脉及主要分支有/无环状钙化[10,11]（图 9.5）。据报道，冠状动脉受累的发生率为 9%~10%，动脉狭窄或闭塞导致缺血而引起相应的症状和体征。根据病理特征，冠状动脉病变可分为以下三型：1 型（最常见），冠状动脉近端狭窄或闭塞；2 型，弥漫性或局灶性冠状动脉炎，其可能扩散到所有心外膜分支，也可能

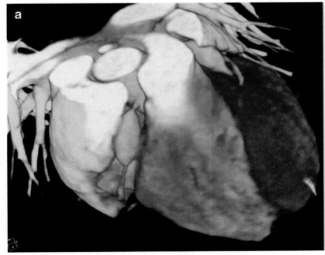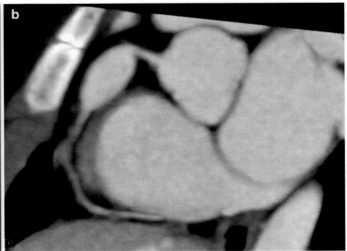

图 9.1　患者女性，6 岁，川崎病患者合并非血栓性冠状动脉瘤。(a)三维 VR 图像显示右冠状动脉和左前降支梭形动脉瘤。(b)曲面重组（cMPR）图像显示右冠状动脉近端的非血栓性梭形动脉瘤。

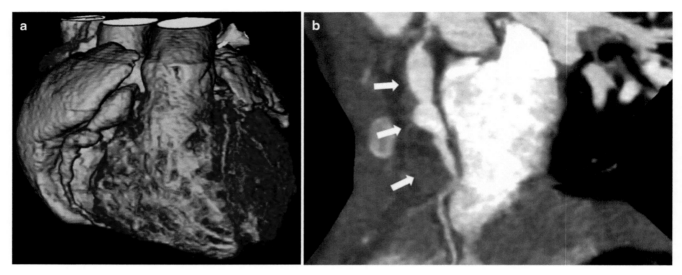

图 9.2 患者女性,3 岁,川崎病患者合并血栓性冠状动脉瘤。(a)三维容积成像显示右冠状动脉的长节段梭形动脉瘤。(b)在曲面重建(cMPR)图像中,在右冠状动脉近段至中段的巨大梭形动脉瘤的周边发现部分附壁血栓(箭头)。动脉瘤的实际直径比 VR 图像上大得多。

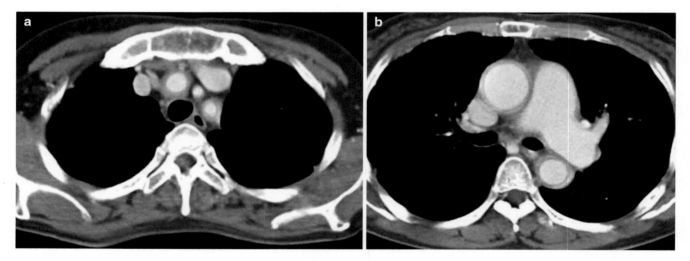

图 9.3 患者女性,49 岁,多发性大动脉炎活动期。(a)轴位 CT 图像显示头臂干和左锁骨下动脉管壁环形均匀性增厚。(b)轴位 CT 图像显示了典型的"双环"征,在升、降主动脉内环轻度增强,外环明显增强。

累及局部冠状动脉节段, 即所谓的跳跃病变;3 型,冠状动脉瘤[12]。动脉瘤和扩张也可以作为一种代偿机制而出现[5]。

● 表 9.1 列举引起炎症性冠状动脉血管炎的其他原因。在患者尸检中结节性多动脉炎和类风湿关节炎引起冠状动脉炎发生率分别为 62%和 20%,而冠状动脉血管炎在系统性红斑狼疮(SLE)中非常罕见[13]。文献报道 12 例 SLE 伴发冠状动脉瘤,累及 1~3 支冠状动脉,病灶呈局灶性或弥漫性[14]。SLE 的心肌梗死是由

冠状动脉炎或早期动脉粥样硬化引起的。大多数病例继发于动脉粥样硬化, 皮质醇治疗会加速动脉硬化。SLE 心肌梗死患者中冠状动脉炎占极少数。SLE 患者根据血管造影发现冠状动脉的解剖变化区分冠状动脉炎与动脉粥样硬化,冠状动脉炎的典型特征是:平滑的局灶性病变、动脉瘤扩张以及冠状动脉从正常到严重阻塞引起的突然连续变化 [13](图 9.6)。任何原因(包括感染)的炎症都可能导致原位冠状动脉血栓形成[1]。

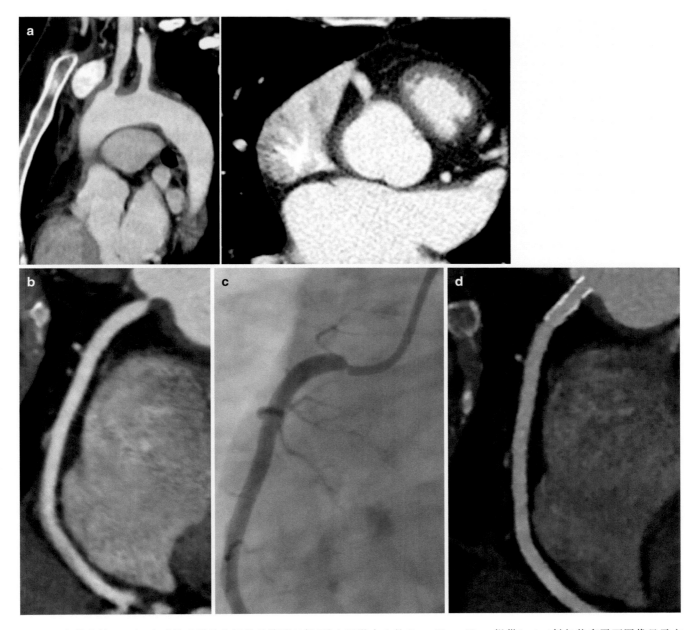

图 9.4　患者女性，29 岁，大动脉炎累及右冠状动脉开口部（峨山医学中心的 Dong Hyun Yang 提供）。(a)斜矢状多平面图像显示主动脉弓及其分支管壁弥漫性增厚。轴位和多平面重建(b)图像清晰地显示右冠状动脉开口处管腔狭窄，升主动脉管壁增厚。(c)冠状动脉造影显示右冠状动脉开口处管腔狭窄。(d)患者行右冠状动脉支架植入术。多曲面重建图像显示植入支架后右冠状动脉通畅良好。

9.2.2　结缔组织疾病

　　埃勒斯-当洛综合征、马方综合征和 Loeys-Dietz 综合征是主要影响多系统结缔组织的遗传性疾病（图 9.7）。组织学上，主动脉中膜显示弹性和肌肉纤维缺乏，称为中层囊性坏死[15]。已有报道证明从近端主动脉夹层延伸至冠状动脉的夹层与结缔组织疾病有关，如马方综合征、埃勒斯-当洛综合征[15]。虽然马方综合征真性冠状动脉瘤非常罕见，但有趣的是，动脉瘤有其好发部位及年龄。有报道显示，在主动脉环扩张修复术后的随访期间可见冠状动脉起始处扩张[16,17]（图 9.8）。还有关于努南综合征患者冠状动脉瘤的相关报道。冠

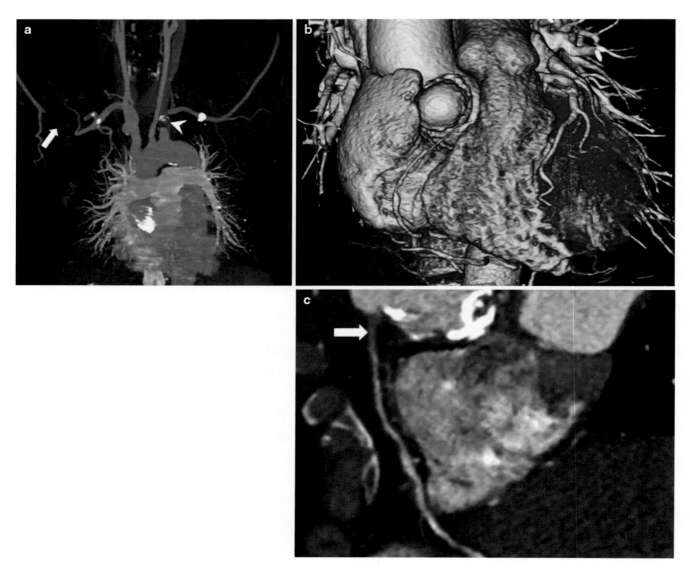

图 9.5 患者女性，55 岁，大动脉炎患者。(a)MIP 图像显示累及左锁骨下动脉(三角箭头)和右腋动脉(箭头)的节段性闭塞。(b)三维 VR 图像显示右冠状动脉窦处动脉瘤的环形钙化，是多发动脉炎的少见表现。右冠状动脉口闭塞，近段管腔狭窄。(c)多曲平面重建(cMPR)图像显示闭塞的右冠状动脉近端(箭头)。

状动脉瘤与努南综合征的相关性尚不清楚。目前提出了几种病理机制，包括发生在结缔组织缺陷基础上的血管炎、心肌肥厚相关的动脉瘤继发扩张以及胎儿冠状动脉瘘自发闭合后的持续性动脉瘤[18]。

9.2.3 传染病

　　各种传染病均与冠状动脉炎有关。各种潜在的病因及病理机制见表 9.1。据报道梅毒是影响冠状动脉最常见的传染病之一[3]。高达 1/4 的三级梅毒患者可能有管腔狭窄，表现为闭塞性动脉炎[3]。在真菌性动脉瘤中，血管中膜的损伤和破坏可能是由于栓塞血管的微

栓塞、病原体直接侵袭动脉壁或免疫复合物沉积引起的[5]。感染性心内膜炎相关的周围假性动脉瘤或脓肿可使冠状动脉形成外压性改变，这通常与心肌缺血或梗死有关。感染延伸到心肌可能导致冠状动脉瘘或假性动脉瘤[1]。

9.2.4 黏液瘤相关冠状动脉瘤

　　黏液瘤相关的动脉瘤非常罕见，文献报道仅约 40 例。黏液瘤相关的动脉瘤通常局限于脑动脉，主要在大脑中动脉，但也可能涉及冠状动脉，最终伴随心肌栓塞性梗死(图 9.9)。可能的发病机制如下：

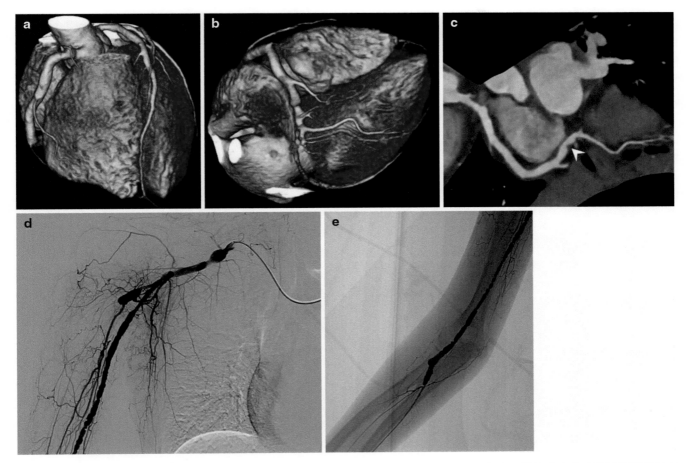

图 9.6 患者女性,22 岁,系统性红斑狼疮患者。(a,b)三维 VR 图像显示右冠状动脉和后外侧支局限性狭窄和弥漫性扩张相间存在。(c)多曲面重建图像显示后外侧支狭窄处管壁局灶性增厚(箭头)。(d,e)上肢血管造影显示肱动脉及其分支多发局限性狭窄与弥漫性动脉瘤样扩张。血管造影显示"串珠"样改变类似于肌纤维发育不良。

①肿瘤栓塞引起脑血管的暂时闭塞导致内膜瘢痕形成,从而导致动脉瘤形成;②肿瘤栓子从心脏黏液瘤栓塞到外周动脉滋养血管,导致脆弱的内皮组织通过增殖进入血管壁;③炎性反应,由黏液瘤细胞产生白介素-6 以及基质金属蛋白酶的高表达和高活性[20]。

9.2.5 创伤(医源性)

冠状动脉创伤可能产生心肌缺血或心肌梗死。创伤性损伤可能由非穿透性钝性胸壁损伤、穿透性创伤或冠状动脉造影(撕裂、夹层、栓塞)引起。非穿透性创伤可能由于冠状动脉夹层、挫伤和血栓形成或冠状动脉瘤形成而产生冠状动脉损伤[21]。

9.2.6 可卡因的使用

有可卡因滥用史的患者冠状动脉瘤患病率增加

30.4%[5]。可卡因也可诱发其他心血管疾病,如动脉粥样硬化、冠状动脉痉挛、主动脉夹层、动脉血栓形成[2]。这些患者急性心肌梗死的风险增加。与可卡因滥用有关的动脉瘤的发生机制包括:①严重的发作性高血压和血管收缩引起的内皮直接损伤;②潜在的动脉粥样硬化[5]。

9.3 冠状动脉栓塞

来源于心脏瓣膜的血栓是导致心肌梗死最常见的冠状动脉栓塞源。栓子可能来自左心室或心房腔内的血栓(图 9.10)、左心房黏液瘤(图 9.9)、赘生物以及来自右心的反向栓塞。既往感染性心内膜炎的败血性栓子是最常见的原因。然而,有效抗生素的使用逐渐减少了这种病因。目前,人造瓣膜上非感染性血栓是主要的病因[22]。

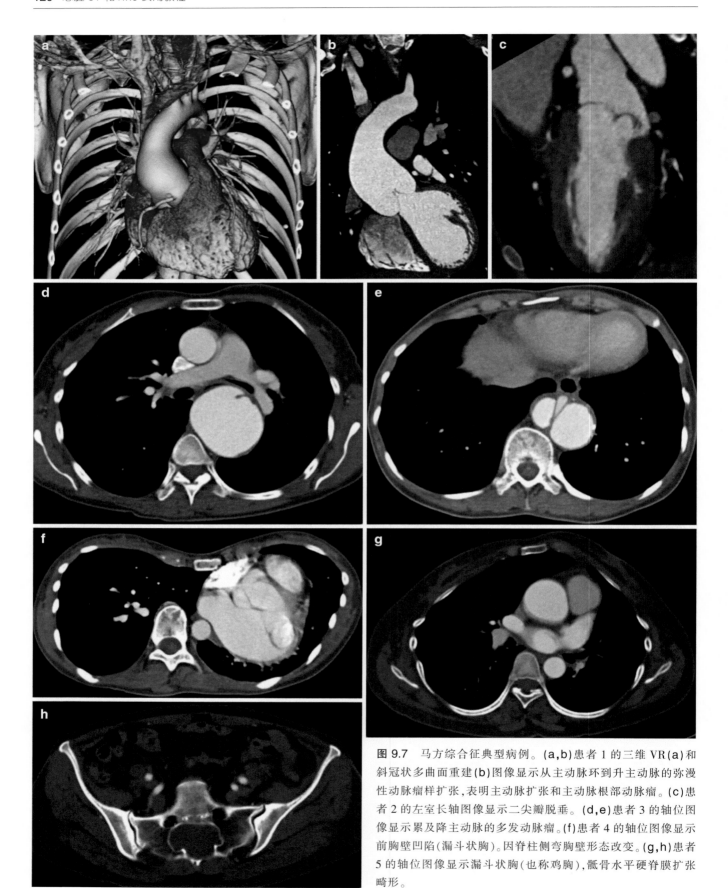

图 9.7　马方综合征典型病例。(a,b)患者 1 的三维 VR(a)和斜冠状多曲面重建(b)图像显示从主动脉环到升主动脉的弥漫性动脉瘤样扩张,表明主动脉扩张和主动脉根部动脉瘤。(c)患者 2 的左室长轴图像显示二尖瓣脱垂。(d,e)患者 3 的轴位图像显示累及降主动脉的多发动脉瘤。(f)患者 4 的轴位图像显示前胸壁凹陷(漏斗状胸)。因脊柱侧弯胸壁形态改变。(g,h)患者 5 的轴位图像显示漏斗状胸(也称鸡胸),骶骨水平硬脊膜扩张畸形。

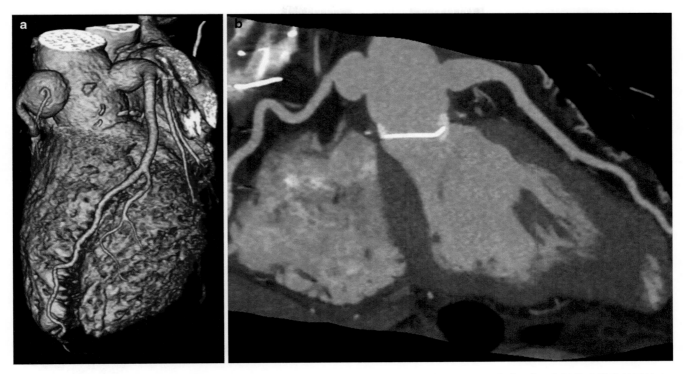

图 9.8　患者男性,25 岁,马方综合征患者。主动脉根部动脉瘤行 Bentall 手术史。使用"button 技术"对两支冠状动脉进行再植入。(a,b)三维 VR(a)和多曲面重建(b)图像显示两支冠状动脉开口和近端的梭形动脉瘤。

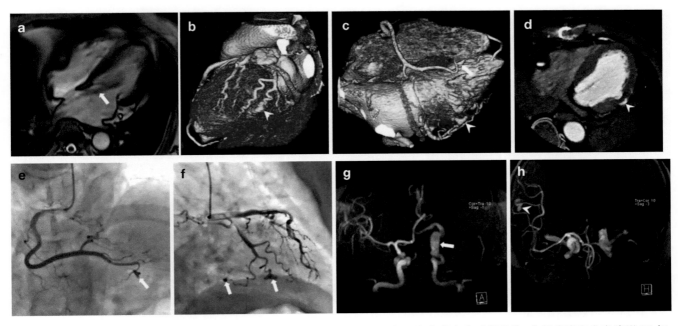

图 9.9　患者女性,58 岁,心脏黏液瘤相关的多发脑动脉瘤和冠状动脉瘤患者。该患者卒中反复发作,右侧偏瘫和发音障碍 20 年。(a)四腔心 MR 图像显示附着于房间隔的细长肿物(箭头),证实为黏液瘤。(b,c)三维 VR 图像显示后降支(箭头)和钝缘支(三角箭头)的多个外周梭形动脉瘤。(d)轴位 MIP 图像显示局灶性心肌变薄,提示心肌梗死在钝缘支动脉瘤的相应区域(三角箭头)。(e,f)冠状动脉血管造影确定了多个冠状动脉瘤的存在和位置(箭头)。(g,h)脑 TOFMRA 成像显示左侧颈内动脉的巨型梭形动脉瘤(箭头)。右侧大脑中动脉的外周分支不规则动脉瘤(三角箭头)。

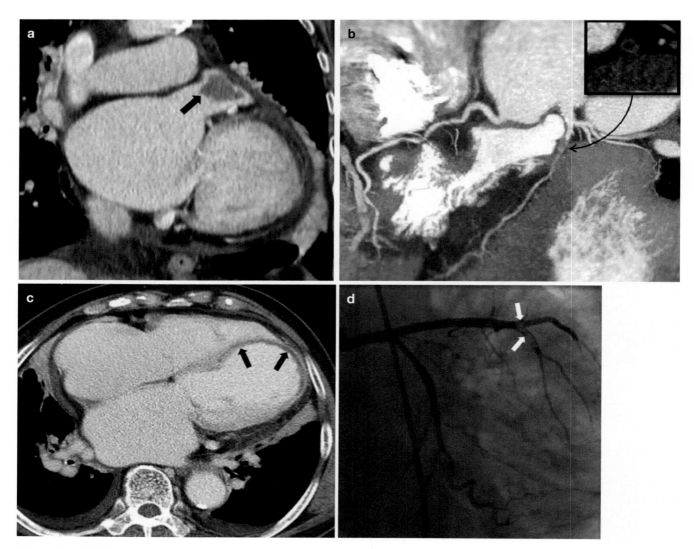

图 9.10　患者女性，83 岁，左心耳血栓导致冠状动脉闭塞，心房颤动和 ST 抬高型心肌梗死（首尔国立大学医院的 Jeong A Kim，Bundang 提供）。(a)斜冠状图像显示左心耳低密度血栓(箭头)。(b)多曲面重建图像显示左前降支血栓形成导致完全闭塞。(c)四腔心图像显示左心室中前壁及室间隔相应的心肌强化减弱(箭头)，与急性心肌梗死相符。(d)冠状动脉造影图像确定了在左前降支和对角支栓塞处的充盈缺损(箭头)。

9.4　冠状动脉痉挛

　　冠状动脉痉挛指心外膜冠状动脉异常收缩，引起心肌缺血。与西方国家相比，其发病率在韩国和日本相对较高。冠状动脉痉挛好发于中老年男性和绝经后女性[23]，吸烟是其主要危险因素。冠状动脉痉挛可能是变异型心绞痛，还可能是缺血性心脏病，一般包括不稳定性心绞痛、急性心肌梗死和突发性缺血死亡[24]。冠状动脉痉挛最常发生于午夜至清晨，在白天休息时通常不会发生，运动时可引起。发病短暂，通常只持续几

秒钟，不可预测。因此，在每一位患者发作时进行冠状动脉血管造影很困难[23]。如果疑似冠状动脉痉挛的患者最初的冠状动脉造影检查未发现明显的狭窄，则增加冠状动脉内麦角新碱或乙酰胆碱的剂量引发冠状动脉痉挛，直至有临床症状或 ECG 变化。之后，使用硝酸甘油以缓解冠状动脉痉挛[1]（图 9.11）。

9.5　冠状动脉夹层

　　冠状动脉夹层可以是自发或继发。自发性冠状动脉夹层往往发生在年轻女性，特别是在产后期，经

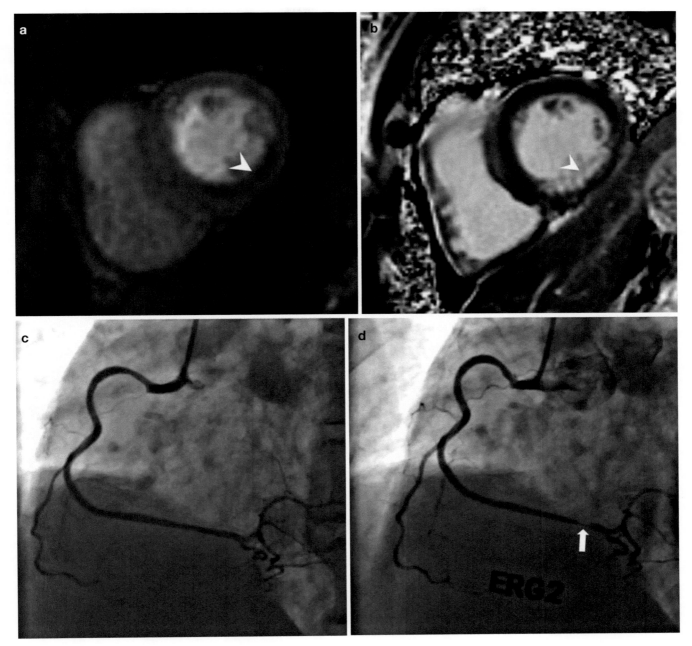

图 9.11　患者男性,61 岁,急性胸痛(川南国立大学医院的 Hyun Ju Seon 提供)。(a)静息态灌注 MR 图像显示中下壁和下壁心内膜下灌注缺损(三角箭头),提示右冠状动脉供血区域的缺血。(b)注射钆造影剂延迟 10 分钟后使用相对敏感的反转恢复序列扫描,MR 图像显示在同一区域(三角箭头)处的心内膜增强延迟,表明心肌梗死。(c)冠状动脉造影图像显示右冠状动脉无狭窄。(d)在冠状动脉内给予麦角新碱后获得的冠状动脉造影图像显示右冠状动脉远端管腔重度狭窄(箭头),在冠状动脉内使用硝酸甘油时完全缓解。

常表现为 ST 段抬高型心肌梗死[25]。继发性可能发生在结缔组织疾病患者或由医源性损伤导致(图 9.12)。非医源性冠状动脉夹层通常需要手术重建血运,但也可以采用内科治疗和经皮腔内冠状动脉血管成形术[26]。

9.6　外在压迫

　　主动脉根部周围形成的任何肿块可以从外部压迫冠状动脉,导致严重的管腔狭窄和进行性心肌缺

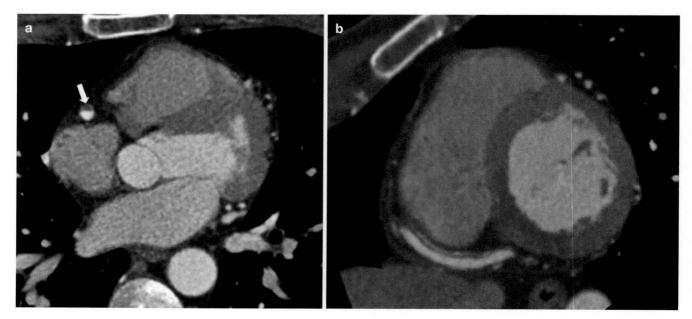

图 9.12 患者男性,46 岁,医源性冠状动脉夹层。(a)经冠状动脉介入治疗失败后行冠状动脉 CT 血管造影显示右冠状动脉夹层,可见内膜片。假腔(箭头)部分血栓形成。(b)内膜片延伸到右冠状动脉远端。

血。其可能的原因是主动脉破裂引起的急性血肿、假性动脉瘤(图 9.13 和图 9.14)或感染性心内膜炎相关的周围假性动脉瘤或脓肿。

9.7 心脏肿瘤包埋冠状动脉

心脏肿瘤罕见,尸检时发生率为 0.002%~0.3%。

转移性心脏肿瘤比原发性心脏肿瘤多约 40 倍。心脏肿瘤以良性为主。良性的心脏肿瘤表现为腔内、壁或心外膜的局部病灶,而恶性肿瘤显示浸润性生长,并可侵入邻近的冠状动脉[1,27]。腔内肿瘤,特别是黏液瘤引起难治性心绞痛的机制是血栓或肿瘤碎片栓塞冠状动脉(图 9.10),而心肌或心外膜肿瘤可外压冠状动脉(图 9.15)[1,27]。

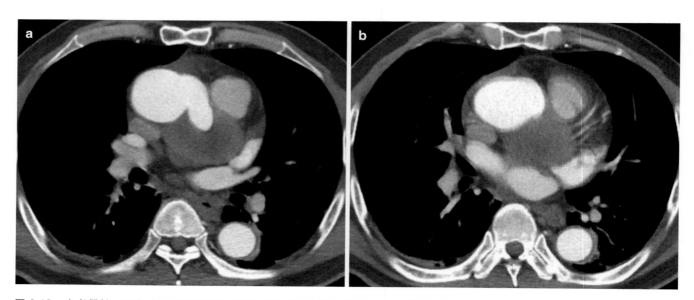

图 9.13 患者男性,66 岁,假性动脉瘤压迫冠状动脉导致急性心肌梗死。(a)横轴图像显示升主动脉处可见巨大假性动脉瘤,周围可见血肿。升主动脉侧壁有大的缺损破口。(b)轴位图像显示周围血肿压迫左前降支和对角支。患者行急性升主动脉置换。病理报告显示由穿透性动脉粥样硬化溃疡引起的主动脉破裂。

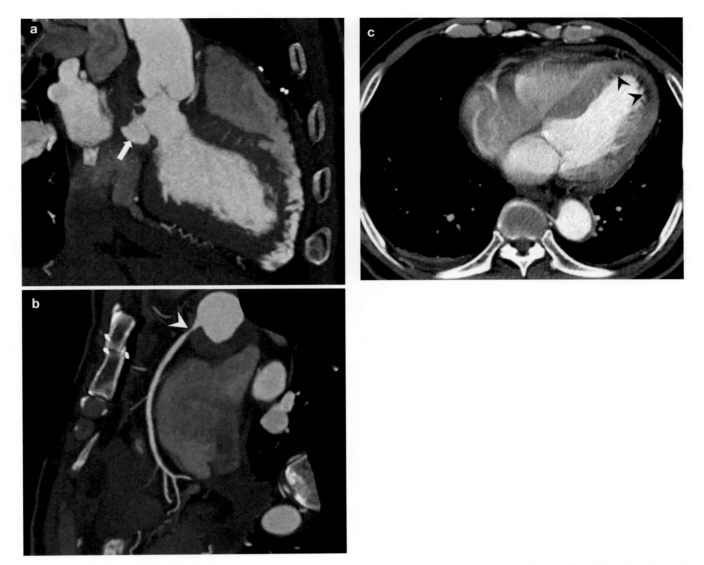

图 9.14　患者男性,54 岁,白塞病患者。(a)MIP 图像显示左心室流出道后壁的假性动脉瘤(箭头)。周围血肿累及升主动脉。(b,c)右冠状动脉多曲面图像显示周围血肿压迫引起的右冠状动脉近端狭窄(三角箭头)。(c)左心室前壁和室间隔处的心肌强化减弱(三角箭头),提示急性心肌梗死。

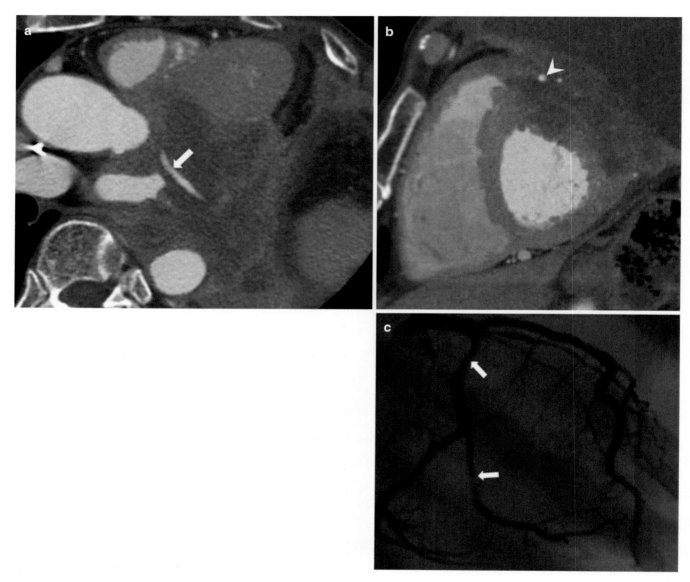

图 9.15　患者男性,62 岁,急性胸痛(川南国立大学医院的 Hyun Ju Seon 提供)。该患者既往曾因肺鳞状细胞癌行左肺切除术。(a)斜横断面图像显示不规则的低密度浸润性肿块侵犯左心,提示复发性肺癌。左旋支(箭头)被肿块完全包裹。(b)短轴图像清楚地显示了左前降支(三角箭头)和复发性肺癌的支架中间段被完全包围。(c)冠状动脉造影显示左回旋支(箭头)长节段管腔的不规则狭窄。

参考文献

1. Kim JA, Chun EJ, Choi SI, Kang JW, Lee J, Lim TH. Less common causes of disease involving the coronary arteries: MDCT findings. AJR Am J Roentgenol. 2011;197(1):125–30.

2. Johnson PT, Fishman EK. CT angiography of coronary artery aneurysms: detection, definition, causes, and treatment. AJR Am J Roentgenol. 2010;195(4):928–34.

3. Waller BF, Fry ET, Hermiller JB, Peters T, Slack JD. Nonatherosclerotic causes of coronary artery narrowing – part III. Clin Cardiol. 1996;19(8):656–61.

4. Syed M, Lesch M. Coronary artery aneurysm: a review. Prog Cardiovasc Dis. 1997;40(1):77–84.

5. Diaz-Zamudio M, Bacilio-Perez U, Herrera-Zarza MC, Meave-Gonzalez A, Alexanderson-Rosas E, Zambrana-Balta GF, Kimura-Hayama ET. Coronary artery aneurysms and ectasia: role of coronary CT angiography. Radiographics. 2009;29(7):1939–54.

6. Cohen P, O'Gara PT. Coronary artery aneurysms: a review of the natural history, pathophysiology, and management. Cardiol Rev. 2008;16(6):301–4.

7. Markis JE, Joffe CD, Cohn PF, Feen DJ, Herman MV, Gorlin R. Clinical significance of coronary arterial ectasia. Am J Cardiol. 1976;37(2):217–22.

8. Newburger JW, Takahashi M, Gerber MA, Gewitz MH, Tani LY, Burns JC, Shulman ST, Bolger AF, Ferrieri P, Baltimore RS, et al. Diagnosis, treatment, and long-term management of Kawasaki disease: a statement for health professionals from the Committee on Rheumatic Fever, Endocarditis and Kawasaki Disease, Council on Cardiovascular Disease in the Young, American Heart Association. Circulation. 2004;110(17):2747–71.

9. Sugimura T, Kato H, Inoue O, Fukuda T, Sato N, Ishii M, Takagi J, Akagi T, Maeno Y, Kawano T, et al. Intravascular ultrasound of coronary arteries in children. Assessment of the wall morphology and the lumen after Kawasaki disease. Circulation. 1994;89(1):258–65.

10. Matsunaga N, Hayashi K, Sakamoto I, Ogawa Y, Matsumoto T. Takayasu arteritis: protean radiologic manifestations and diagnosis. Radiographics. 1997;17(3):579–94.

11. Park JH, Chung JW, Im JG, Kim SK, Park YB, Han MC. Takayasu arteritis: evaluation of mural changes in the aorta and pulmonary artery with CT angiography. Radiology. 1995;196(1):89–93.

12. Matsubara O, Kuwata T, Nemoto T, Kasuga T, Numano F. Coronary artery lesions in Takayasu arteritis: pathological considerations. Heart Vessels Suppl. 1992;7:26–31.

13. Korbet SM, Schwartz MM, Lewis EJ. Immune complex deposition and coronary vasculitis in systemic lupus erythematosus. Report of two cases. Am J Med. 1984;77(1):141–6.

14. Matayoshi AH, Dhond MR, Laslett LJ. Multiple coronary aneurysms in a case of systemic lupus erythematosus. Chest. 1999;116(4):1116–8.

15. McKeown F. Dissecting aneurysm of the coronary artery in arachnodactyly. Br Heart J. 1960;22(3):434–6.

16. Onoda K, Tanaka K, Yuasa U, Shimono T, Shimpo H, Yada I. Coronary artery aneurysm in a patient with Marfan syndrome. Ann Thorac Surg. 2001;72(4):1374–7.

17. Savunen T, Inberg M, Niinikoski J, Rantakokko V, Vanttinen E. Composite graft in annulo-aortic ectasia. Nineteen years' experience without graft inclusion. Eur J Cardiothorac Surg. 1996;10(6):428–32.

18. Gulati GS, Gupta A, Juneja R, Saxena A. Ectatic coronary arteries in Noonan syndrome. Tex Heart Inst J. 2011;38(3):318–9.

19. Pena E, Nguyen ET, Merchant N, Dennie C. ALCAPA syndrome: not just a pediatric disease. Radiographics. 2009;29:553–65.

20. Kim H, Park EA, Lee W, Chung JW, Park JH. Multiple cerebral and coronary aneurysms in a patient with left atrial myxoma. Int J Cardiovasc Imaging. 2012;28 Suppl 2:129–32.

21. Waller BF, Fry ET, Hermiller JB, Peters T, Slack JD. Nonatherosclerotic causes of coronary artery narrowing – part II. Clin Cardiol. 1996;19(7):587–91.

22. Mirza A. Myocardial infarction resulting from nonatherosclerotic coronary artery diseases. Am J Emerg Med. 2003;21(7):578–84.

23. Yasue H, Nakagawa H, Itoh T, Harada E, Mizuno Y. Coronary artery spasm – clinical features, diagnosis, pathogenesis, and treatment. J Cardiol. 2008;51(1):2–17.

24. Yasue H, Kugiyama K. Coronary spasm: clinical features and pathogenesis. Intern Med. 1997;36(11):760–5.

25. Tweet MS, Hayes SN, Pitta SR, Simari RD, Lerman A, Lennon RJ, Gersh BJ, Khambatta S, Best PJ, Rihal CS, et al. Clinical features, management, and prognosis of spontaneous coronary artery dissection. Circulation. 2012;126(5):579–88.

26. Kruskal JB, Hartnell GG. Nonatherosclerotic coronary artery disease: more than just stenosis. Radiographics. 1995;15(2):383–96.

27. Aggarwala G, Iyengar N, Horwitz P. Cardiac mass presenting as ST-elevation myocardial infarction: case report and review of the literature. J Invasive Cardiol. 2008;20(11):628–30.

第 2 部分

缺血性心脏病

本书配有读者交流群

入群指南详见本书 目录后页

灌注扫描评估心肌缺血

第 **10** 章

Joon-Won Kang, Sung Min Ko

目录

Electronic supplementary material Supplementary material is available in the online version of this chapter at 10.1007/978-3-642-36397-9_10.

J.-W. Kang
Department of Radiology and Research Institute of Radiology, Asan Medical Center, University of Ulsan College of Medicine, Seoul, Republic of Korea
e-mail: joonwkang@naver.com

S.M. Ko, MD (✉)
Department of Radiology, Konkuk University Hospital, Seoul, Republic of Korea
e-mail: ksm9723@yahoo.co.kr

摘要

  CT 血管造影和介入冠状动脉血管造影的局限性：不能显示冠状动脉狭窄引起的生理效应，不能发现心肌缺血。诊断冠状动脉狭窄后，需进一步行放射性同位素扫描或负荷功能检查评估心肌功能，这些检查需要较高的费用，接受辐射照射。随着技术的发展，CT 和 MRI 心肌灌注方便实施且结果可靠。采用动态扫描可以计算出心肌灌注量和容积。本章介绍扫描协议、CT 和 MR 评估血流灌注方法，以及 CT 和 MR 灌注成像的伪影和局限性。

10.1 CT 灌注扫描协议和评估

背景

- CT 血管造影和介入冠状动脉血管造影的局限性：不能显示冠状动脉狭窄引起的生理效应，不能发现心肌缺血。

- 诊断冠状动脉狭窄后，需进一步行放射性同位素扫描或负荷功能检查评估心肌功能，这些检查需要较高的费用，有辐射。

- CT 扫描采用碘对比增强，成像特点是造影剂的浓聚与 X 线的衰减成正比。

- 灌注扫描过程中的重要原则之一是灌注扫描必须在造影剂首次循环的早期阶段进行，此时造影剂主要集中在血管内。注射约 1min 后，血管外的碘浓度超过血管内碘浓度。

患者检查前准备和扫描协议

- 建议患者在检查前 24h 内避免摄入咖啡因，因为咖啡因是一种非选择性竞争性腺苷受体拮抗剂。

- 在双侧肘前静脉注射：一侧用于注射腺苷或其他血管扩张剂输注，另一侧用于注射造影剂。

- 在 CT 灌注扫描中，常使用 β-受体阻滞剂来控制心率，如口服美托洛尔。尽管使用 β-受体阻滞剂可以掩盖血管扩张剂负荷灌注扫描中的局部缺血，但最近文献报道，灌注扫描中并没有观察到 β-受体阻滞剂对冠状动脉血流储备的影响。

- 扫描协议包括负荷态和静息态。负荷态扫描在前、静息态扫描在后方案：本方案在负荷态扫描期，有助于提高心肌缺血的敏感性，并且允许在随后的静息态扫描中服用硝酸甘油，如果静息态扫描在前不允许这样做。静息态在前和负荷态在后方案：本方案的优点是可以不行负荷态扫描，减少辐射暴露；如果静息态扫描发现中等至严重的冠状动脉狭窄方行负荷态扫描。

- 两次采集需要超过 10min 的时间间隔，建议使用 20min 或 20min 以上的时间间隔。若时间间隔短，在第二次采集时，第一次采集使用的造影剂仍保留在心肌中，这可能降低检测心肌缺血和梗死的敏感性。

10.1.1　快扫或螺旋 CT 灌注扫描

- 扫描定位在定位像完成，扫描范围一般包括心尖到心底。

- 根据患者心率采用 ECG 门控。心率<65bpm 的患者，60%~80% 的 R-R 间期的舒张期中期可进行扫描。心率>65bpm 的受试者，在负荷态扫描期间，必须采用多层重建或 ECG 门控靶向获取 20%~80% 的 R-R 间期图像。

- 负荷态灌注成像，腺苷以 140μg/(kg·min) 的速度静脉注入，4~5min 后，以 4~5mL/s 的速度静脉注射造影剂 60~70mL。

- 静息态灌注成像，无腺苷输注，以 4~5mL/s 的速度静脉注射 60~70mL 的造影剂。当负荷态扫描在静息扫描前进行时，可以应用硝酸盐。

- 扫描的时间窗为增强扫描升主动脉峰值后 2~4s。峰值时间计算方法是：采用测试团注法，10~15mL 造影剂以 4~5mL/s 的速度注入，采用 20mL 生理盐水以同样的速度注射；或采用示踪法，升主动脉的 CT 值达到 100~150HU 后 8~10s 开始扫描。

- 负荷态和静息态扫描的图像需通过多个相位重建获得：推荐使用"最小"心脏运动的收缩末期和舒张末期，或者在 3%~5% 的心动周期中完成。推荐采

用重构算法，可减少射线硬化伪影（东芝 320 排 CT FC03、西门子的 B10f 以及 GE 公司的平滑核算法）（图 10.1）。

10.1.2　动态 CT 灌注扫描

- 动态灌注扫描，是负荷和（或）静息扫描时，可以通过连续扫描记录血池和心肌中碘化造影剂的血流动力学改变。

- 碘造影剂注射后 30~40 次连续扫描，要在一个或多个心动周期进行。

- 目前有两种不同的扫描模式：一种是扫描床不动，采用 320 排探测器 CT 动态扫描；另一种是检查床穿梭扫描运动，采用双源 CT 扫描。

- 这两种扫描模式均可获得心肌、左心室腔和主动脉的时间-衰减曲线（TAC）。可应用数学模型从 TAC 导出心肌灌注量（MBF）和血容量（MBV）（图 10.2 至图 10.5）。

10.1.3　双源 CT 灌注扫描（DECT）

- DECT 基于以下原则：身体组织和血管内碘造影剂对不同能量级别的 X 线具有独特的光谱特征。

- 在处理高能量和低能量数据（通常高能量数据为 140kVp，低能量数据为 80kVp）后，采用伪彩编码图像检测心肌中的碘含量，可以提供超出常规 CT 衰减的补充信息。

- 目前，DECT 的时间分辨率可以提高到 165ms（使用双源 CT）和 250ms（使用快管电源开关模式），因此，DECT 对运动伪影敏感（图 10.3）。

10.1.4　CT 灌注扫描评估

10.1.4.1　定性分析

- CT 灌注扫描的影像评估已应用于临床研究中。

- 与正常心肌相对照，心肌灌注减弱区的静息态和负荷态图像需同时观察（见 10.3 部分）。

- 建议对窗宽和窗位设置（窗宽，200~300；窗位，100~150）和 5~10mm 的扫描层厚，这有助于 CT 灌注显示心肌的微小对比度差异（图 10.4）。多采用短轴位图像分析灌注缺损，长轴位图像可提供补充信息。

- 美国心脏病协会提出左心室心肌的标准 17 节段模型用于心肌灌注状态的定位和评分。

- 每个心肌节段评分主要依靠是否存在灌注缺损，分级分为透壁型（灌注缺损累及 ≥50% 的心肌厚

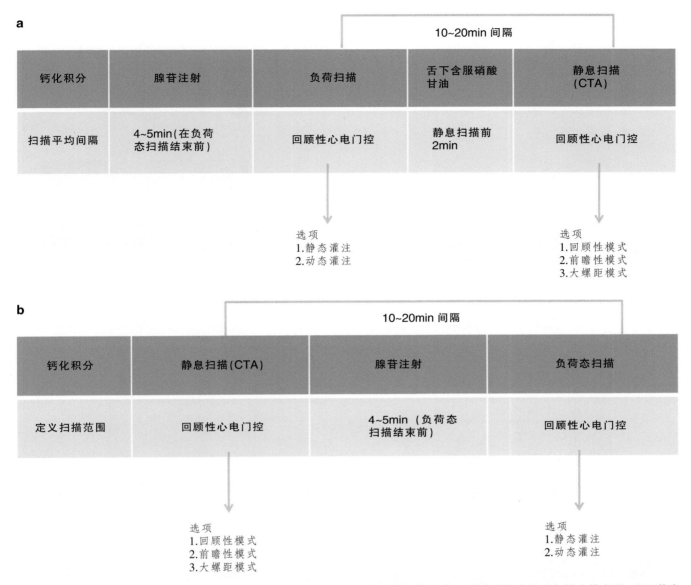

图 10.1　CT 成像协议。(a)"负荷态第一"协议是指负荷态扫描在前,静息态扫描在后,硝酸盐可以在静息扫描之前应用。(b)"静息态第一"协议是指在静息态扫描之后进行负荷扫描,在负荷态扫描前不应使用硝酸盐。

度)和非透壁型。可逆性分级为可逆、部分可逆、不可逆或是固定。

- 为了准确诊断灌注缺损,必须对多期相位的图像进行综合分析。运动伪影和射线硬化伪影可以误诊为灌注缺损(见 10.4.1 部分)。

- 最后,静息扫描显示的冠状动脉病变应与冠状动脉狭窄和灌注缺损相匹配(图 10.5)。

10.1.4.2　定量分析

- CT 灌注研究可以通过心肌、左心室和主动脉的

时间-衰减曲线(TAC)计算出心肌灌注量和心肌血容量。

- 可以使用各种数学模型进行定量分析,但需要更多的验证和临床证据(图 10.6)。

10.2　MRI 灌注扫描协议和评估

背景

- MRI 具有无辐射的优点,因此动态扫描适用于定量评估。

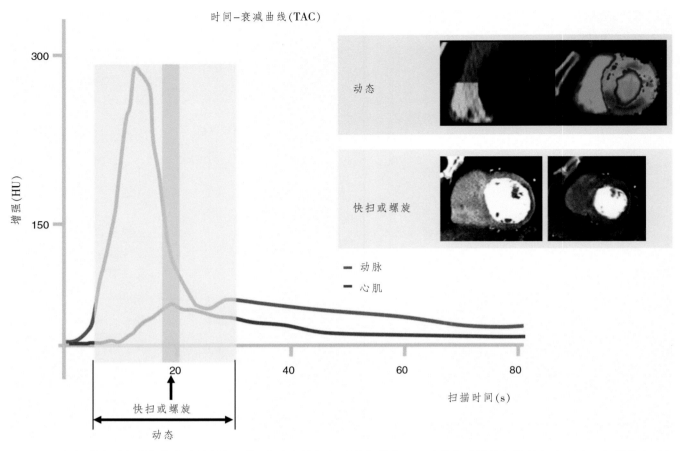

图 10.2 动态、快扫或螺旋扫描方式的研究比较。在动态研究中,连续扫描约 30s。在快扫或螺旋扫描研究时,只在心肌增强达到峰值时进行扫描(★)。

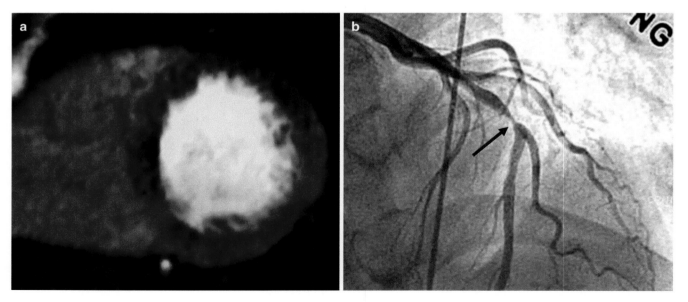

图 10.3 DECT 灌注伪彩编码的 Map 图。DECT 灌注伪彩编码图显示前间壁、前壁和前外侧壁的灌注不足(a)。冠状动脉造影显示前降支中段严重狭窄(b)(箭头)。

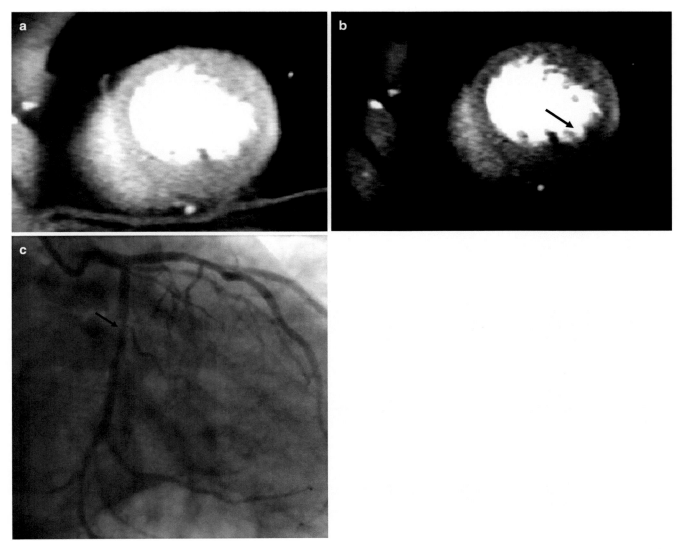

图 10.4　窗宽/窗位的设置。(a)窗宽 350/窗位 35。(b)窗宽 240/窗位 150。采用较窄窗宽的情况下可以很好检测出心尖下壁的灌注不足。(c)左回旋支内血管支架的近端血管重度狭窄(箭头)。

第一步	第二步	第三步	第四步	第五步
静息扫描	图像处理	质量评估	图像描述	静息扫描的相关性
• 冠状动脉狭窄及斑块分析	• 最好相位：心肌运动相对较小 • 心内膜和外延的轮廓(动态研究)	• 运动伪影 • 硬线束 • 锥形束 • 阶梯状 • 图像噪声	• 透壁性(≥50%或<50%) • 可逆性改变 • 心室肌厚度 • 负荷和静息下扫描的图像	灌注缺损与冠状动脉病变相匹配

图 10.5　CT 灌注研究定量评价流程图。

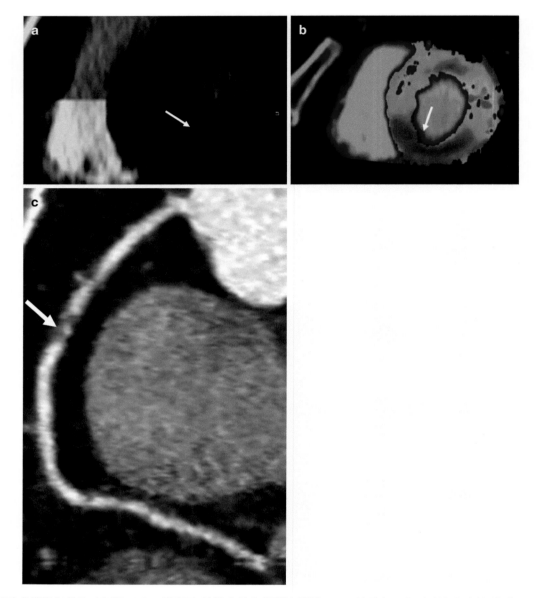

图 10.6 (a)动态灌注扫描[(a)和图 10.2 二维码]和计算出的心肌灌注量图(MBF)显示左心室下壁灌注减低(箭头)(b)。CT 冠状动脉造影显示右冠状动脉重度狭窄(箭头)(c)。

- 灌注扫描过程中的重要原则之一是:灌注扫描必须在造影剂首次循环的早期阶段进行,此时造影剂主要集中在血管内。

10.2.1 协议

患者准备

- 建议患者在检查前 24h 内避免摄入咖啡因,因为咖啡因是一种非选择性的竞争性腺苷受体拮抗剂。
- 在双侧肘前静脉注射:一侧用于注射腺苷或其他血管扩张剂输注,另一侧用于注射造影剂。

- 扫描协议包括负荷态和静息态。负荷态扫描在前,静息态扫描在后。这种方案在负荷态扫描期,有助于提高心肌缺血的敏感性,这种"负荷态优先"扫描常用在负荷灌注扫描中。
- 两次扫描时间间隔需要超过 10min。若时间间隔短时,在第二次采集时,第一次采集使用的造影剂可能仍然保留在心肌中,这可能降低检测心肌缺血和梗死的敏感性。

脉冲序列

- 大多数序列预设磁化的 T1 对比度增强(反转或饱和恢复)。

● 扰相梯度回波（Turbo FLASH、turbo 快速回波以及 GRASS）常用：梯度回波成像要求短 TR、短 TE 及预备磁化。常用参数设置是 TR/TE(ms) 比值为 3/1，倾斜角为 15°，二维多平面，8~10mm 层厚，带宽每像素 600~800Hz，无间隔的选择性饱和恢复，每层采集时间为 150~200ms。

● 稳态自由进动(TrueFISP，平衡稳态快速进动成像，turbo FIESTA）也用于 MR 灌注研究。常用参数：TR/TE(ms) 为 2/1，倾斜角为 40°，二维多平面扫描，层厚 8~10mm，每像素带宽 1000~12 000Hz，非选择性饱和恢复，图像采集为 130~160ms/节段。与 SPGR 相比，该序列有较高的信噪比。

● 最新采用平面回波成像和梯度回波成像。与其他序列相比，该序列采集时间最短。

MR 灌注图像采集

● 心脏的定位在定位像确定，选择 3~4 个短轴位平面灌注扫描。

● 负荷态灌注成像，以 140μg/(kg·min) 的速度静脉注射腺苷，并从注射腺苷开始 4~5min 后静脉注射钆造影剂 0.03~0.1mmol/kg，速度为 3~5mL/s。20mL 的盐水以 3~5mL/s 的速度冲洗。

● 静息态扫描，以 3~5mL/s 的速率、0.03~0.1mmol/kg 的剂量静脉注射钆造影剂，无腺苷注入。以 3~5mL/s 的速率，用 20mL 盐水冲洗。通常负荷态和静息态扫描的时间间隔在 12~15min 之间。

● 在负荷态和静息扫描过程中，常需完成 3~4 个短轴平面的动态扫描。从钆造影剂注射开始，在每一个心动周期需要连续扫描 40~60 次。因此，要获取每个短轴平面的 40~60 张图像（图 10.7）。

10.2.2 MRI 灌注评估

10.2.2.1 定性评估

● 与正常心肌相比，心肌灌注减弱区的静息态和负荷态图像需同时观察（见 10.3 部分）。

● 在心脏电影模式中播放图像对于区分图像伪影(黑边伪影)和真正的灌注缺损非常必要（见 10.4 部分）。黑边伪影通常出现在左室血池强化峰值相和心肌组织的强化峰值前。真正的灌注不足在心肌组织的造影剂增强扫描峰值期是持久的，且更明显。

● 美国心脏病协会提出左心室心肌的标准 17 节段模型，建议用于心肌灌注状态的定位和评分。

● 每个心肌节段评分主要依靠是否存在灌注缺损，分级分为透壁型（灌注缺损累及≥50%的心肌厚度）和非透壁型。可逆性评分可分为可逆、部分可逆、不可逆或固定。

● 为了确保能检测到灌注缺损，必须对多期相位的图像进行综合评价。运动伪影和射线硬化伪影可能误诊为灌注缺损（见 5.1 部分）（图 10.8）。

10.2.2.2 定量评估

● MRI 灌注成像可以通过心肌、左心室和主动脉的时间-强度曲线(TIC)，计算出心肌灌注量和心肌血容量。

● 定量分析需要勾画电影采集中每幅图像的心内膜和心外膜边界。左心室血池和心外膜的脂肪应排除在外。

● 美国心脏病协会提出左心室心肌的标准 17 节

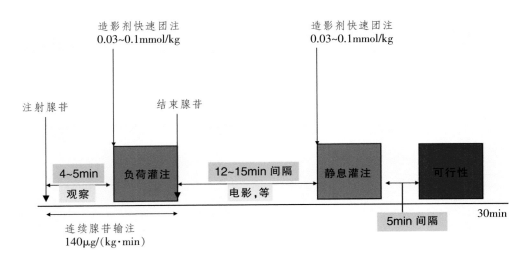

图 10.7 有关 MR 灌注的图表。

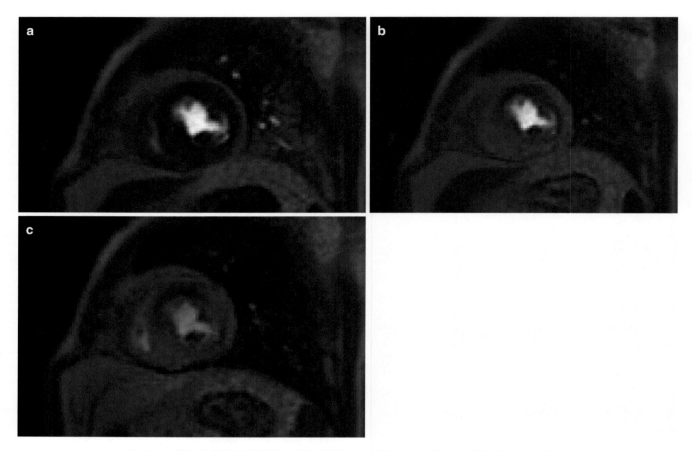

图 10.8 灌注缺损的图像评估。灌注早期(a)、中期(b)和晚期(c),持续发现灌注缺损。

段模型,建议用于心肌灌注中的定位和评分。

● 评估心肌灌注状态的半定量参数：最大斜率、斜率、达峰时间、最大信号强度和心肌灌注储备指数（图 10.9）。

● 心肌血流量可用于测量心肌灌注量和心肌血容量。

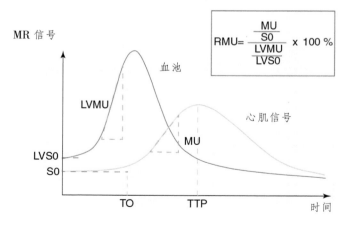

$$RMU = \frac{\dfrac{MU}{S0}}{\dfrac{LVMU}{LVS0}} \times 100\%$$

图 10.9 时间–强度曲线显示心肌灌注储备指数(MPRI)的相对斜率(RU)。

10.3　CT 灌注及 MRI 灌注的典型病例

10.3.1　单支血管性疾病

图 10.10。

10.3.2　多支血管性疾病

图 10.11。

10.3.3　微血管性心绞痛

图 10.12。

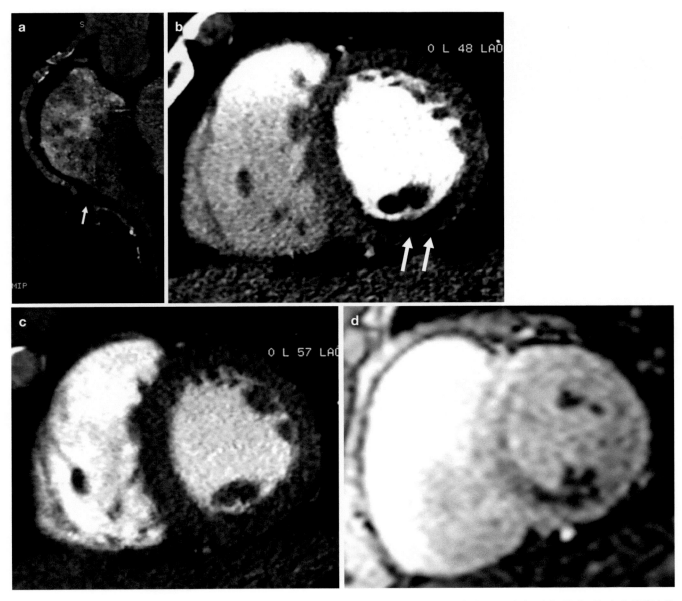

图 10.10　(a)冠状动脉的 CTA 图像显示左室后支(箭头)70%的狭窄。(b)负荷灌注 CT 扫描显示中段下壁(箭头)的透壁型灌注缺损。(c)静息态 CT 显示灌注缺损的可逆性变化。负荷态 MR(d)和静息态(e)MRI 显示下壁相同部位的灌注缺损。(f)冠状动脉造影显示左室后支近端(箭头)的完全闭塞。(待续)

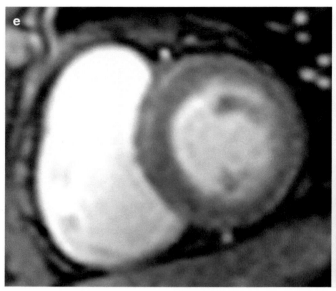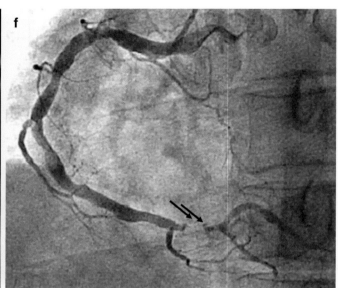

图 10.10(续)

10.3.4　CT 灌注和 MRI 灌注扫描对冠状动脉 CTA 检查的补充诊断价值

图 10.13 和图 10.14。

10.4　CT 灌注和 MRI 灌注的局限性及伪影

10.4.1　CT 灌注

运动伪影

● 由心脏和呼吸运动引起。心脏运动可导致局部低衰减区与高衰减区交替出现,伪影可能误诊或掩盖灌注缺损。为了减少伪影发生,常采用 β-受体阻滞剂,最大化时间分辨率,选择相对静止图像。此外,查看多相图像很重要。运动伪影不会在所有相位图像上持续地出现(图 10.15)。

射线硬化伪影

● 发生在对比度增强的左心室和降主动脉和骨(肋骨、脊柱和胸骨)连接中。典型的位置是基底部下壁、下外侧壁(左心室腔和降主动脉)和基底部前壁(左心室腔和肋骨)。该伪影表现为三角形,与冠状动脉区域的分布不一致。硬线束校正算法有助于去除此伪影(图 10.16)。

锥形束伪影

● 当患者扫描位置中心不在扫描仪的焦点中心时,可出现锥形束伪影。它表现为低和高衰减带(图 10.17)。

错位伪影或波段伪影

● 在 64 或 128 排扫描仪不能完全覆盖整个心脏时,可以出现错位伪影或波段伪影,这就要求使用螺旋或前瞻性 ECG 门控采集。当心率在不同心动周期变化时,心脏相位在任何给定的心跳中是不同的。动脉和心肌的对比衰减会因时间差异而不同。宽探测器 CT 或增加俯仰角度方法可以减少这种伪影(图 10.18)。

局限性

● 低信噪比(量子性伪影)是管电流和电压不适宜(通常选择较低的数值)和图像采集时相不适宜引起的,常会产生大量的图像噪声。可以通过体积质量指数选择适当的管电流、管电压或自动选择管电压、管电流,通过选择适当的采集相(采用团注测试或团注跟踪方法)来避免。

● CT 灌注扫描不可避免的局限性是辐射和碘造影剂的使用。值得注意的是,随着越来越多的心电门控扫描技术的研发,包括宽探测器和增加俯仰角度等技术的研发,辐射暴露持续减少。对于负荷和静息扫描,碘造影剂的使用量增加了一倍,肾功能不全患者慎用。

10.4.2　MRI 灌注

● 黑边伪影通常发生在一对镜像帧图像中,发生在左心室的血池峰值增强过程中和心肌峰值对比增强前。在心肌峰值对比增强时,真正的灌注缺损具有

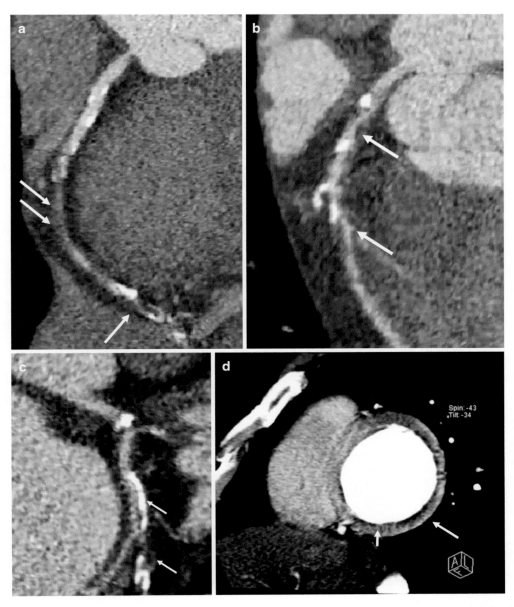

图 10.11　三支血管性疾病的可逆性灌注缺损。右冠状动脉(a)、左前降支(b)和左回旋支(c)的 CTA 显示多发性重度狭窄(箭头)。
CT 负荷灌注图像显示在基底部下壁和下侧壁(d)、前壁、间壁以及累及心室中部侧壁的透壁型灌注缺损(箭头)(e)。这些灌注缺损
在静息态扫描(f,g)时表现为可逆。MRI 负荷灌注(箭头)(h,i)和静息灌注(j,k)扫描可以观察到在同一节段的灌注缺损(★)。(待续)

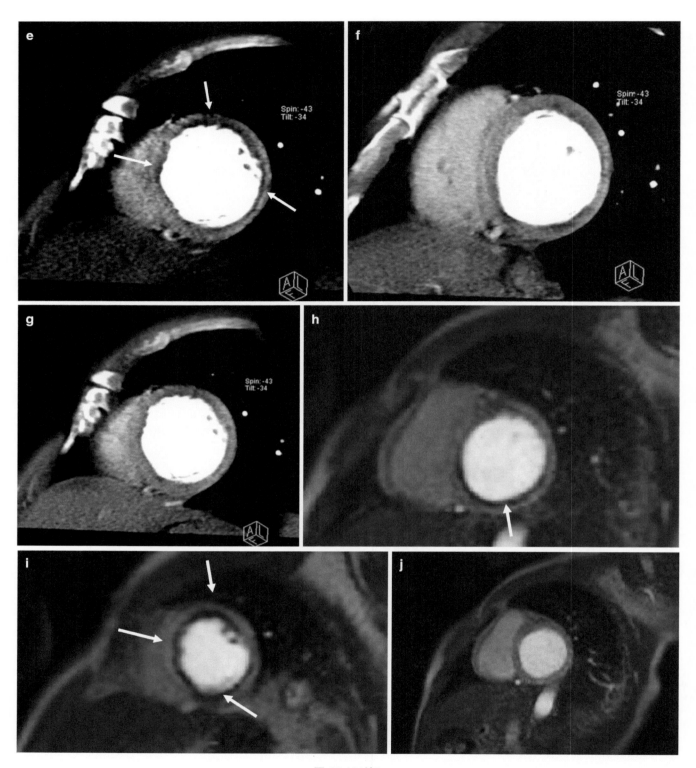

图 10.11(续)

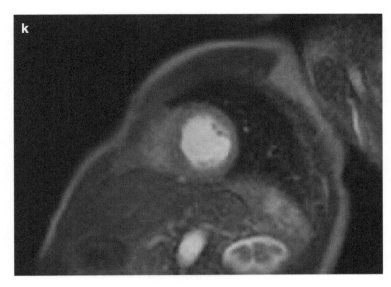

图 10.11(续)

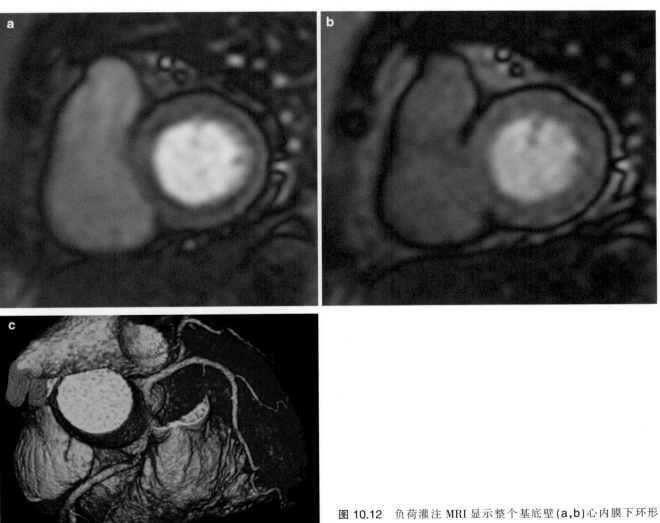

图 10.12　负荷灌注 MRI 显示整个基底壁(a,b)心内膜下环形灌注缺损。然而静息灌注 MRI 显示为正常(b)。CTA 显示冠状动脉正常(c)。

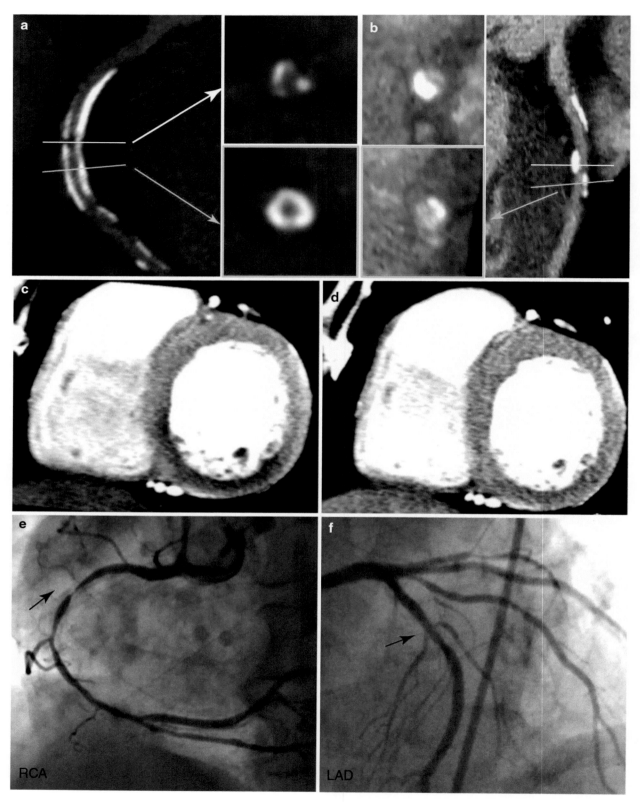

图 10.13 伴有严重冠状动脉钙化的心肌缺血诊断。CT 冠状动脉造影未能清晰显示有严重钙化斑块的右冠状动脉（a）和左冠前降支（b）的内腔，这是由钙化斑块的晕状伪影所致。负荷灌注扫描（c）仅显示下壁透壁型灌注缺损，静息扫描为可逆性灌注缺损（d）。冠状动脉造影仅显示右冠状动脉（e）严重狭窄，左前降支未见明显的狭窄（箭头）（f）。

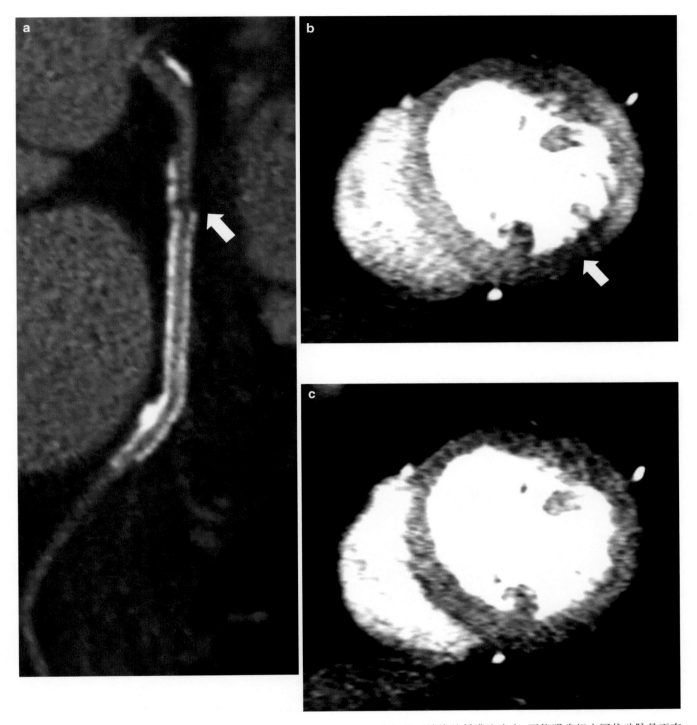

图 10.14　确诊的心肌缺血和左回旋支(LCX)内小支架。CT 显示 LCX 支架的近端缘处低灌注病变,不能明确相应冠状动脉是否有明显狭窄(箭头)(a)。负荷灌注图像显示中下侧壁的透壁型灌注缺损(箭头)(b)(★),静息扫描显示为可逆性灌注缺损(c)。冠状动脉造影显示 LCX 支架(箭头)近端严重狭窄(d)。(待续)

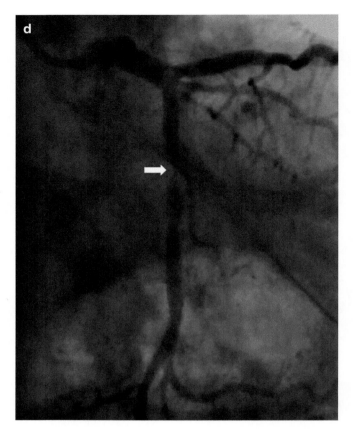

图 10.14(续)

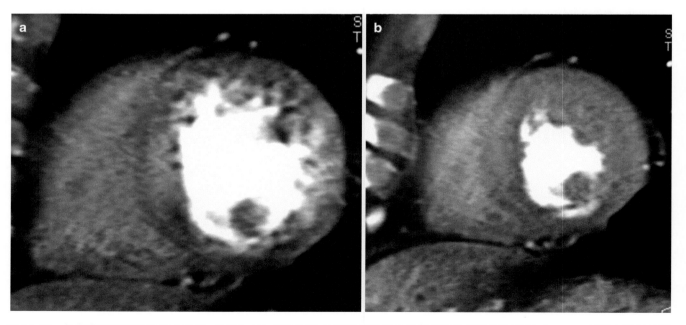

图 10.15　负荷灌注图像中的运动伪影。65%(a)和46%(b)R-R 间期短轴图像对于灌注缺损诊断不确切,87%R-R 间期心脏短轴图像(c)显示了下壁的灌注缺损。冠状动脉造影显示右冠状动脉重度狭窄(d)。(待续)

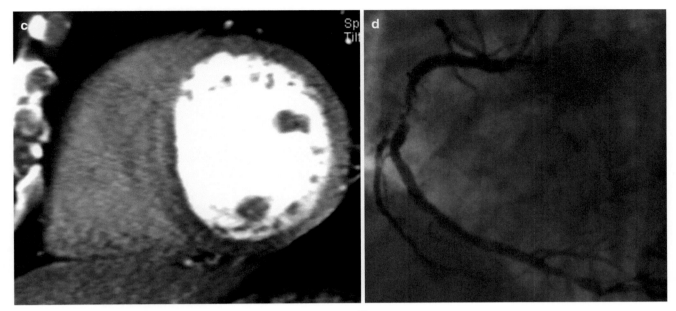

图 10.15(续)

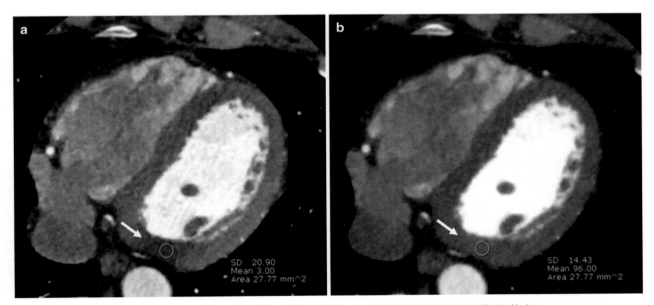

图 10.16 (a)基底部下壁(箭头)硬线束伪影。(b)硬线束校正算法消除伪影(箭头)。

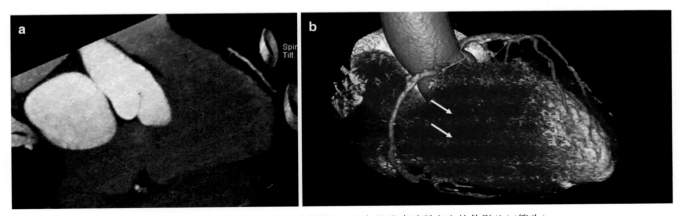

图 10.17 两腔心图像显示锥形束伪影(a)和容积重建后所产生的伪影(b)(箭头)。

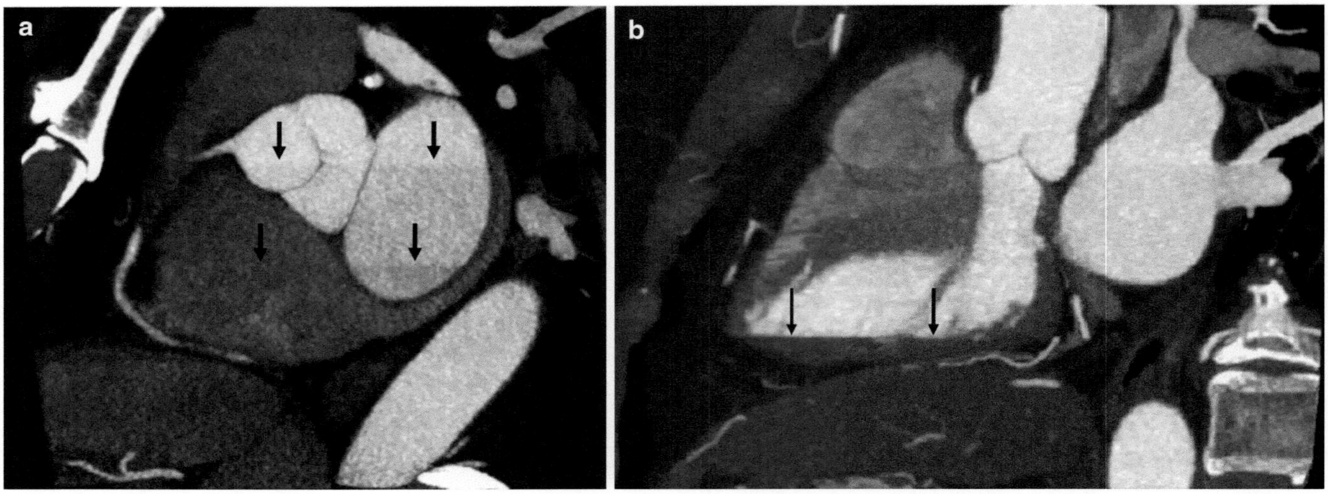

图 10.18 心肌对比衰减不同引起错位伪影(箭头)(a),由于心率差而导致的不同对比度衰减而产生的阶梯式伪影(箭头)(b)。

持续性和突出性的特点(图 10.19)。

序列相关性伪影

● 扰相梯度回波序列与稳态性梯度回波序列相比图像采集速度慢,信噪比和对比噪声比低。

● 稳态自由进动具有非共振性伪影,因此,该序列不适合>1.5T 磁共振仪。

局限性

MR 灌注扫描有以下禁忌证:幽闭恐惧症患者、心脏起搏器或金属植入物的患者和病情不稳定的患者等。

10.5 小结

随着 CT 和 MRI 的新进展,灌注扫描对心肌缺血的评估更为便捷有效,使动态扫描定量评估心肌灌注量和血容量成为可能。利用多模态计算机辅助协议研究,如融合成像、CT-血流分数储备或复杂的定量分析工具,可以更有效地评估心肌灌注状态(图 10.20)。

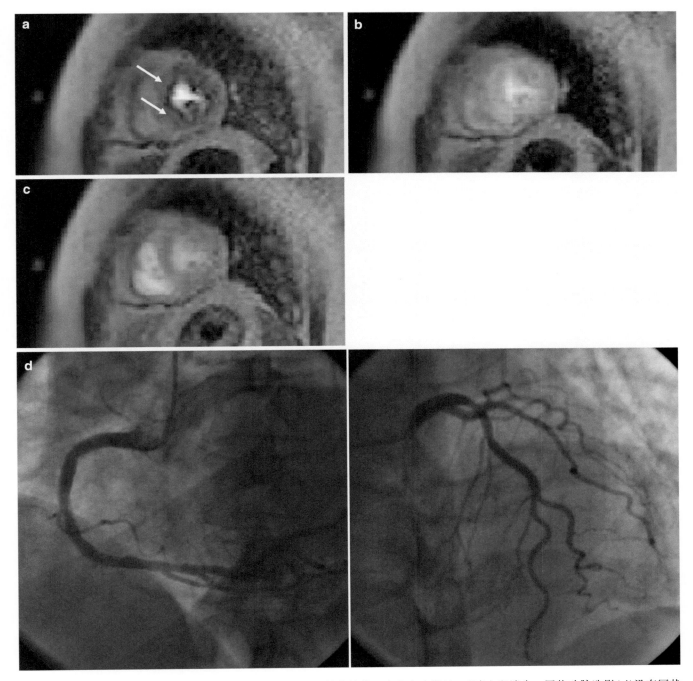

图 10.19　黑边伪影。在负荷灌注(a)的早期,可见心内膜下低信号线。病变在晚期(b,c)减少和消失。冠状动脉造影(d)没有冠状动脉疾病。

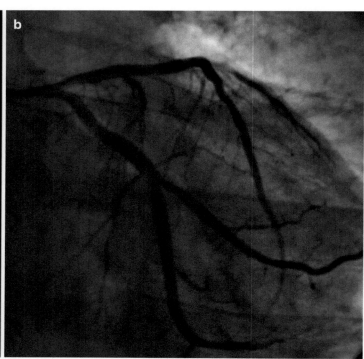

图 10.20　CT-血流储备分数(FFR)。左前降支近端的 FFR 为 0.75(a),真实的 FFR 为 0.70(b)。

推荐阅读

1. Arrighi JA, Dilsizian V. Multimodality imaging for assessment of myocardial viability: nuclear, echocardiography, MR, and CT. Curr Cardiol Rep. 2012;14:234–43.
2. Coelho-Filho OR, Rickers C, Kwong RY, Jerosch-Herold M. MR myocardial perfusion imaging. Radiology. 2013;266:701–15.
3. Ko BS, Cameron JD, DeFrance T, Seneviratne SK. CT stress myocardial perfusion imaging using multidetector CT—a review. J Cardiovasc Comput Tomogr. 2011;5:345–56.
4. Ko SM, Choi JW, Hwang HK, Song MG, Shin JK, Chee HK. Diagnostic performance of combined noninvasive anatomic and functional assessment with dual-source CT and adenosine-induced stress dual-energy CT for detection of significant coronary stenosis. AJR Am J Roentgenol. 2012;198:512–20.
5. Mehra VC, Valdiviezo CV, Arbab-Zadeh A, Ko BS, Seneviratne SK, Cerci R, Lima JAC, George RT. A stepwise approach to the visual interpretation of CT-based myocardial perfusion. J Cardiovasc Comput Tomogr. 2011;5:357–69.

急性心肌梗死

第 **11** 章

Jeong A. Kim, Sang Il Choi, Tae-Hwan Lim

目录

J.A. Kim
Department of Radiology, Inje University Ilsan
Paik Hospital, Ilsan, Republic of Korea
e-mail: jakim7779@hanmail.net

S.I. Choi
Department of Radiology, Seoul National University
Bundang Hospital, Gyeonggido, Republic of Korea
e-mail: drsic@daum.net

T.-H. Lim (✉)
Department of Radiology and Research Institute
of Radiology, Asan Medical Center, University
of Ulsan College of Medicine, Seoul, Republic of Korea
e-mail: d890079@naver.com

摘要

   在可疑心肌缺血或心肌梗死的患者中，心脏 MRI(CMR)可以全面、多角度观察心脏。

   多种 CMR 技术可提供丰富的信息，如心肌水肿(风险心肌)、透壁性梗死的位置、梗死面积的定量分析、微血管阻塞、全心室容积和功能评估及评估梗死后重构。

   目前有多种 CMR 技术用于诊断心肌梗死(MI)，研究表明钆剂延迟强化(LGE)成像是最可靠的方法，用于检测小的或心内膜下梗死，该方法准确性高，是诊断和评估急性心肌梗死的最佳成像技术。

   目前再灌注广泛应用于临床，本章重点讲述急性心肌梗死病理生理学特征的 CMR 表现，同时讲述其临床应用价值和指导个体化治疗方案的制订。

11.1 概述

11.1.1 急性心肌梗死的定义(AMI)[1]

- 心脏肌钙蛋白(cTn)的峰值超过正常对照值的 99% 具有诊断价值。
- 至少有以下症状之一
- ◆ 缺血症状。
- ◆ 新发心肌缺血引起心电图(ECG)改变。
- ◆ ECG 的病理性 Q 波。
- ◆ 影像资料证实新发存活心肌丢失。
- ◆ 新发局部室壁运动异常。
- 目前新的血清学生物标志物(如肌钙蛋白)或新的成像技术(如超声心动图、SPECT 和冠状动脉 CT

血管造影)用于 AMI 诊断,但价值仍不确定。

11.1.2 CMR 在急性心肌梗死中的应用

- 心脏磁共振成像(CMR)是一种无创的影像学技术,在 AMI 中的应用越来越广泛,单次检查可分析心脏功能、心肌灌注和组织学表现,甚至适用于有声窗限制的患者。
- CMR 能提供心脏的多种信息,如心肌水肿(风险心肌)、透壁性心肌梗死的位置、梗死面积的测量、微血管阻塞(MVO)导致的心肌内出血。此外,CMR 可全面评估全心室容积和心功能以及梗死后重构。
- 尽管有多种 CMR 技术可用于 MI 疾病的诊断,但钆剂延迟强化(LGE)成像是最准确、最有效的方法[2-4]。

11.2 AMI 的成像方法

11.2.1 AMI 的 CMR 技术

11.2.1.1 钆剂延迟强化(LGE)对心脏评估的基本原理

- LGE 采用 T1WI 反转恢复序列,静脉注射钆剂 10~30min 后扫描,反转时间选择的标准是保证心肌无信号,采用"反转时间监测法"或"透视法"确定。
- 钆剂是一种细胞外造影剂,在特定的条件下,如心肌坏死或纤维化表现为明显高信号,相反存活心肌为低信号。
- LGE 的强化类型对区分梗死后坏死(心内膜下或透壁延迟强化)、非缺血性扩张型心肌病的纤维化(中层,心外膜延迟强化)或心肌炎(心外膜或局灶性延迟强化)(图 11.1)有帮助[5-7]。

11.2.1.2 LGE 与其他方法的比较

- LGE 空间分辨率高,甚至能显示 1g 心肌的微梗死。
- 与 SPECT 成像相比,LGE 的主要优点是空间分辨率高,层厚为 1~2mm,而 SPECT 的层厚是 10mm。因此,CMR 能显示 SPECT 灌注成像不能发现的心内膜下心肌梗死。与 PET 相比,LGE 能更清晰地显示无活性心肌[8]。
- LGE 可清晰显示心腔任何部位的无活性心肌,

尤其可用于显示 SPECT 和 PET 常漏诊的左心室和右心室心内膜下心肌梗死(图 11.2 至图 11.4)。

11.3 AMI 的影像学表现

11.3.1 AMI 的心脏 MRI 表现

11.3.1.1 T2WI 显示风险心肌的心肌水肿

- 急性期心肌梗死,心肌水肿在 T2WI 上表现为明显高信号,即"风险心肌"。
- T2WI 对缺血性心肌损伤风险心肌范围的确定仍有争议[9]。
- T2WI 的主要优点

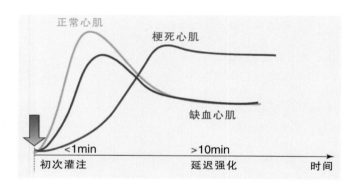

图 11.1 钆剂延迟强化(LGE)的基本原理图。注射造影剂后正常和病理性心肌的时间-强度曲线(箭头)。

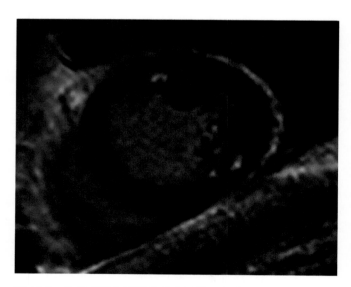

图 11.2 位于前壁和下侧壁的多灶性心内膜下心肌梗死。血池与梗死心肌(高信号)信号对比度强,梗死区容易显示。

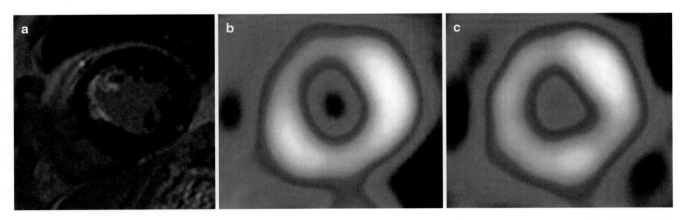

图 11.3　LGE 与 SPECT 显示心内膜下心肌梗死比较。MRI(a)显示前间壁心内膜下心肌梗死,而 SPECT(b,c)显示为可逆性的灌注缺损。

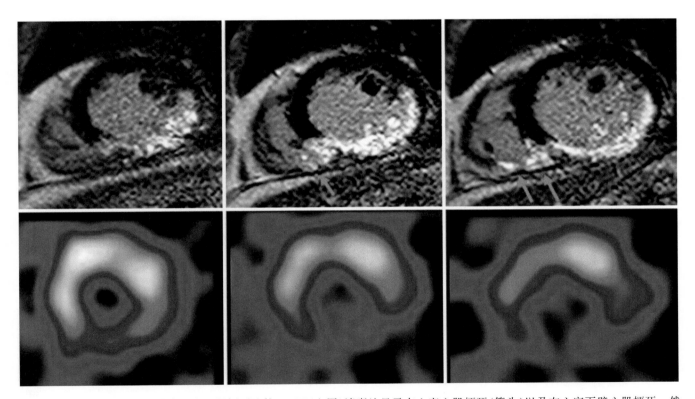

图 11.4　LGE 与 SPECT 显示右心室心肌梗死比较。LGE(上图)清晰地显示右心室心肌梗死(箭头)以及左心室下壁心肌梗死。然而,SPECT 仅显示左心室下壁心肌灌注缺损。

◆ 区分急慢性梗死。

◆ 通过比较 T2WI 水肿区域的大小和延迟强化图像可量化可逆性心肌的比例。

◆ 急性心肌损伤主要特征是水肿,相反慢性心肌损伤的主要特征是纤维化[10,11]。

● 在冠状动脉闭塞的早期阶段,心肌的氧气供给量与需求量之间的差异会导致心肌缺血。

● 如果缺血持续,心肌就会出现不可逆损伤,坏死从心内膜延伸到心外膜,即"波形裂缝现象"。

● 最后的梗死面积取决于风险心肌范围,即冠状动脉完全闭塞且无血供的心肌缺血区域。

● CMR 常用于显示和量化风险心肌范围,T2WI 表现为高信号,T2WI 对局部水分子含量增加敏感(活动性心肌炎和组织水肿)(图 11.5 至图 11.9)[12,13]。

11.3.1.2 存活心肌

心肌坏死的进展

- 根据"心肌死亡的波形裂缝现象"的概念,如果冠状动脉闭塞持续存在,梗死面积进一步扩大,从心内膜向心外膜扩展。
  - 持续性缺血会导致透壁性坏死和微循环破坏[14]。
  - LGE 测定的梗死范围与临床结果直接相关。
  - LGE 显示透壁心肌梗死强化的范围,可预测治疗后心肌收缩能力的恢复[14,15]。
    - 透壁性心肌梗死的范围大于 75%,心肌功能恢复的可能性极低(图 11.10)。

终止心肌梗死

- 心肌梗死分流和介入(MITI)试验早期治疗的患者,在治疗后无明显的心肌梗死。
- 定义:初期抬高的 ST 段降低(≥50%)和肌酸激酶≤正常上限的 2 倍。
- 终止心肌梗死通常 T2WI 表现为均匀高信号。LGE 表现为病变血管供血区域无强化或轻度强化(图 11.11)[15]。

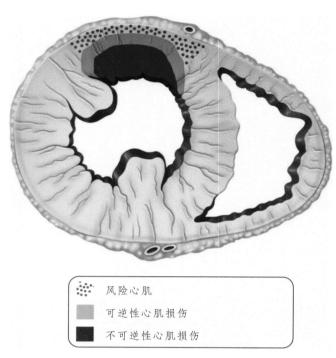

风险心肌

可逆性心肌损伤

不可逆性心肌损伤

图 11.5 在急性心肌梗死的背景下,"坏死心肌的波前现象"示意图。

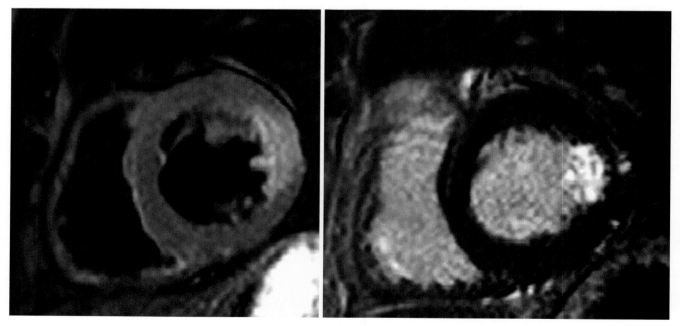

图 11.6 T2WI 与 LGE 图像的差异。T2WI 图像显示侧壁的透壁性水肿。水肿的信号区 LGE 无强化区,代表可逆性心肌损伤。

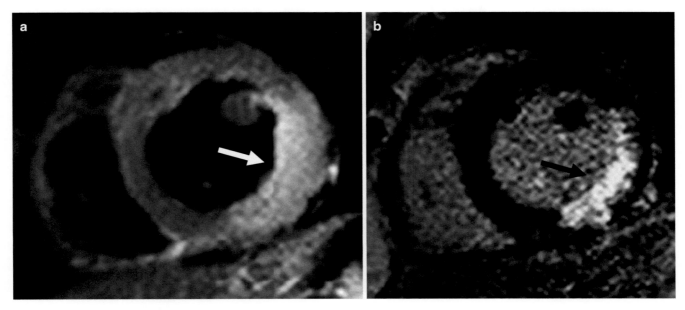

图 11.7 T2WI 对急性和慢性 MI(急性 MI:5d 前)的鉴别诊断。T2 MRI(a)显示心脏下壁和近下壁侧壁肿胀的区域(箭头)为高信号。LGE(b)也显示在同一区域(箭头)有明显增强表现。

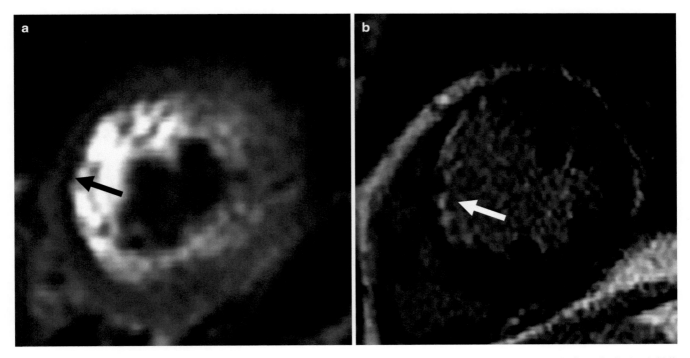

图 11.8 T2WI 对急性和慢性 MI(慢性 MI:9 年前)的鉴别诊断。T2 MRI(a)显示在前壁及近前壁间隔壁的较薄区域(箭头)为低信号。左心室腔内可见伪影。LGE(b)显示相应供血区域(LCX)(箭头)的明显增强。

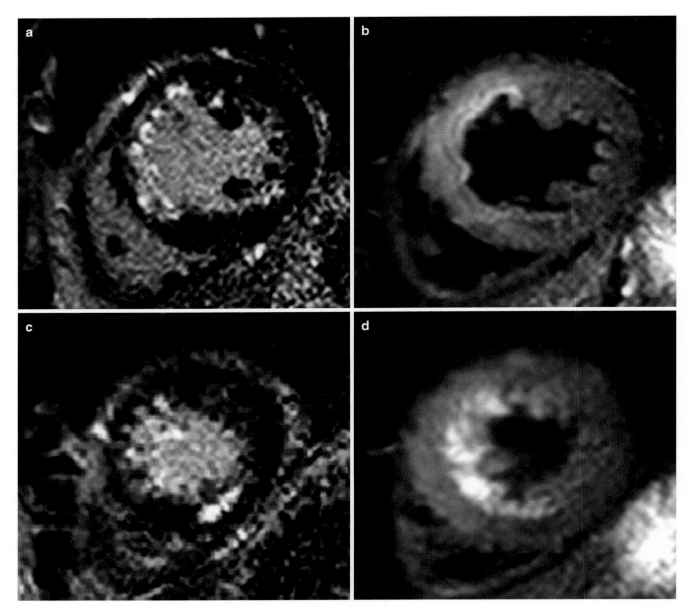

图 11.9 T2WI 和 LGE 对急性和慢性心肌梗死诊断的作用。患者男性，45 岁，急性胸痛行心脏 MRI 检查。心尖部间隔壁及中部近前壁间隔壁 T2WI 呈高信号，LGE 明显强化，提示左前降支供血区的急性心肌梗死(a,b)。然而，心尖部下壁 T2WI 无明确高信号，LGE 显示为异常的明显强化，提示右冠状动脉供血区域的慢性梗死(c,d)。

11.3.1.3 再灌注损伤

"无复流现象"

- 即使病变的冠状动脉再通成功，长期的缺血会导致远侧心肌再灌注缺失。

- 其次，血管管腔阻塞(如中性粒细胞栓子、血小板、动脉粥样硬化性栓子)以及血管外水肿和出血压迫血管。

- 长期缺血后，坏死区会发展为透壁性梗死，梗死区微血管破坏。

LGE 显示微血管阻塞(MVO)

- CMR 目前也用于评估在 LGE 高信号区(梗死心肌)的背景下持续性微血管功能障碍，MVO 表现为低信号。

- 定义：在 LGE 明显强化的区域内，延迟期仍表现为低信号。

- 持续性微血管阻塞是预测左心室重构的独立因子，意味着心肌功能差以及其后发生主要不良心脏事件概率增加。

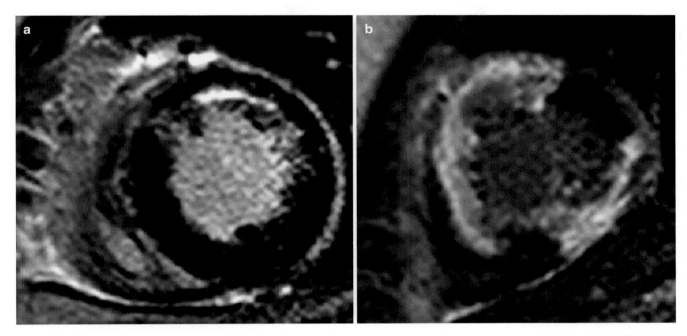

图 11.10　心肌梗死的透壁范围程度。(a)LGE 显示前壁心内膜下 25%~50%的透壁性梗死。(b)LGE 显示前壁、近前壁间隔壁和下壁 75%~100%的透壁性梗死。

● 在实验模型中,再灌注损伤后早期改变是微血管损伤,其次是心肌内出血。出血范围与 LGE 的"低信号区"有关。

● 大多数患者 LGE"低信号区"在 T2WI 上呈低信号,提示心肌内出血,与梗死面积和功能的标记密切相关(图 11.12)。

11.3.1.4　低剂量多巴酚丁胺负荷 MRI

● 低剂量多巴酚丁胺负荷 MR(DSMR)可用来检测心肌的收缩性贮备,是心肌存活的标志。

● DSMR 的优势是可全面显示心肌,而在声窗差的患者多巴酚丁胺负荷超声心动图图像质量差。

● 低剂量 DSMR 评估心肌功能恢复优于 LGE,且不依赖于瘢痕组织的透壁性。因此,LGE 和 DSMR 可以提供互补的信息。

11.3.1.5　心脏功能

● 电影 MRI 是显示心脏整体收缩期功能和心腔壁区域运动的参考标准。CMR 尤其适用于对大面积梗死导致室壁瘤扩张的研究[10,16]。

11.3.1.6　梗死的并发症

● 随着 CMR 经验的积累,CMR 是诊断 MI 相关不良后遗症的新方法,包括右心室受累、急性心包炎和左心室血栓。

◆ MI 引起的室间隔穿孔。

◆ Dressler 综合征(心肌梗死后心包炎):继发性心包炎,发生于心脏或心包损伤。

◆ 梗死后二尖瓣反流。

◆ 左心室血栓形成(图 11.13)。

11.3.1.7　评估左心室重构

● LV 重构与 MVO、LEG 显示的大面积梗死和梗死后透壁范围有显著相关性。

● 梗死后重构分为早期阶段(72h 内)和晚期阶段(超过 72h)

◆ 早期阶段涉及梗死区的扩张,可能导致早期心室破裂或室壁瘤形成。

◆ 晚期重构可表现为左心室时间依赖性扩张、心室变形和室壁肥大。

◆ MI 后,在心腔压力的作用下,室壁逐渐扩张,坏死心肌组织转变为瘢痕组织,并使收缩功能减低。

◆ 延迟的再灌注治疗会增加梗死面积,以及梗死后扩张引起的 LV 重构不良、坏死区逐渐变薄、远侧心肌代偿性肥大。

● LV 容积和质量评估与几何假设无关,因此 MRI 尤其适用于大面积梗死导致室壁瘤扩张的评估。

● LGE 显示的梗死面积、透壁性梗死和持续性微

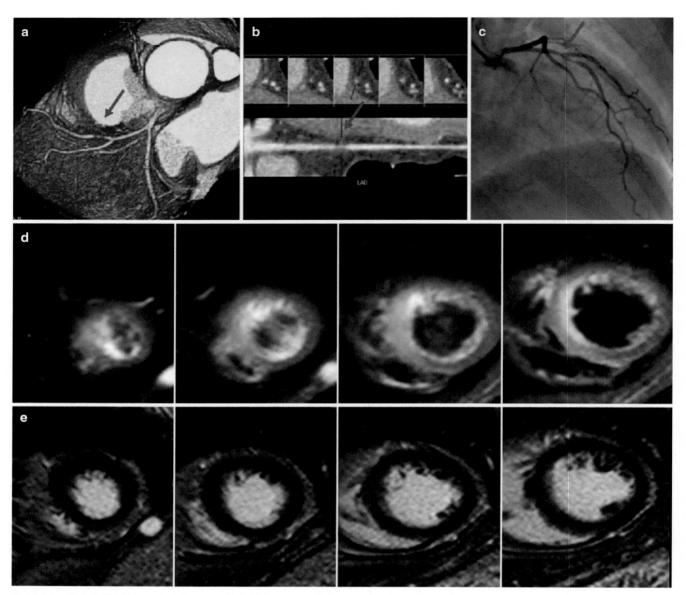

图 11.11 终止心肌梗死。冠状动脉 CT 血管造影术（a,b）和常规血管造影术（c）均显示左前降支中段可见重度狭窄（箭头）。在经皮冠状动脉介入治疗后（c），闭塞的左前降支重新开放。然而，LGE 图像没有显示明显增强（e）。T2WI 图像仅显示心尖部间隔壁、中部前壁和中部近前壁间隔壁（d）的轻微高信号。

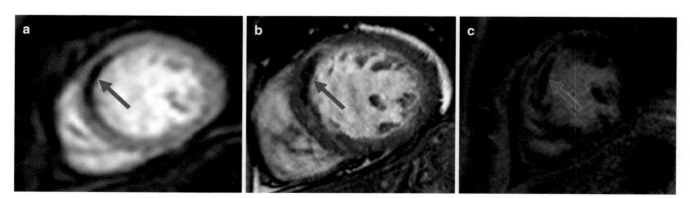

图 11.12 造影剂注射 3min 后第一次灌注（a）和电影成像（b）显示近前壁间隔壁心内膜下低信号，提示微血管阻塞（箭头）。在 DE-CMR（c）图像上也显示相应区域的低强化。

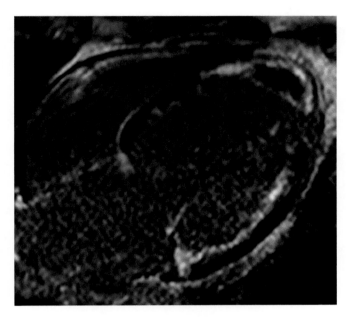

图 11.13 心肌梗死后左心室重构不良。心脏 MRI 显示,心尖变薄、左室室壁瘤扩张以及 LGE 图像显示左室室壁瘤内血栓形成。

血管损伤能够预测梗死后重构不良,优于其他临床指标(图11.14)[5,17]。

11.3.1.8 PCI 术后并发症

冠状动脉微栓塞后微梗死

- 动脉粥样硬化斑块破裂微栓子栓塞冠状动脉

引起急性冠状动脉综合征及经皮冠状动脉介入治疗后的再灌注引起的微梗死,以及心肌梗死相关因子的释放。很难与再灌注损伤效应鉴别。

- 冠状动脉介入治疗后,首次灌注 MRI 显示冠状动脉微栓塞引起的急性和亚急性低灌注。LGE-MRI 有助于定量评估亚急性微梗死[18-20]。

- 冠状动脉微栓塞后微梗死,LGE-MRI 显示从心内膜到心外膜可见条纹状高信号(图 11.15)。

11.4 鉴别诊断

11.4.1 非冠状动脉性疾病

- 尽管有些患者具有急性心肌梗死的典型特征,但冠状动脉血管造影显示无异常。

- 心脏 MRI 可用于胸痛和心肌酶升高但冠状动脉正常或轻度异常的患者。

◆ LGE 明显强化的类型(无论是否存在强化或强化程度)很重要,该分型有助于心肌损伤(如心肌炎)的病因学诊断。

◆ 心脏 MRI 研究表明,最常见的疾病是心肌炎(31%)、应激性心肌病(31%),以及血栓自发溶解的 ST 段抬高型心肌梗死(29%)(图 11.16)。

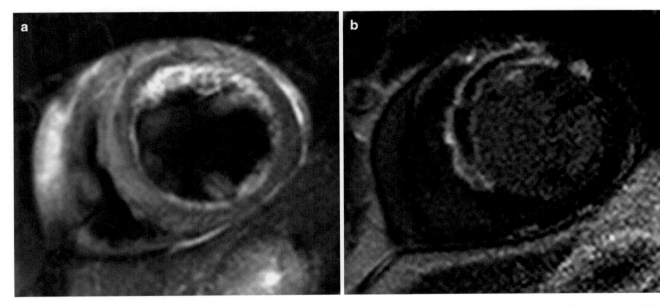

图 11.14 左心室重构和持续性微血管损伤。该病例 T2WI(a)显示左前降支供血区域中心低信号而外围高信号。LGE(b)显示相应区域中央 PMVO 周围延迟强化。电影 MRI(c)显示前壁及近前壁间隔壁有严重的运动减退和运动消失。然而,F/U MRI(d)显示,在相应区域的心肌变薄伴运动消失,提示左心室重构。(待续)

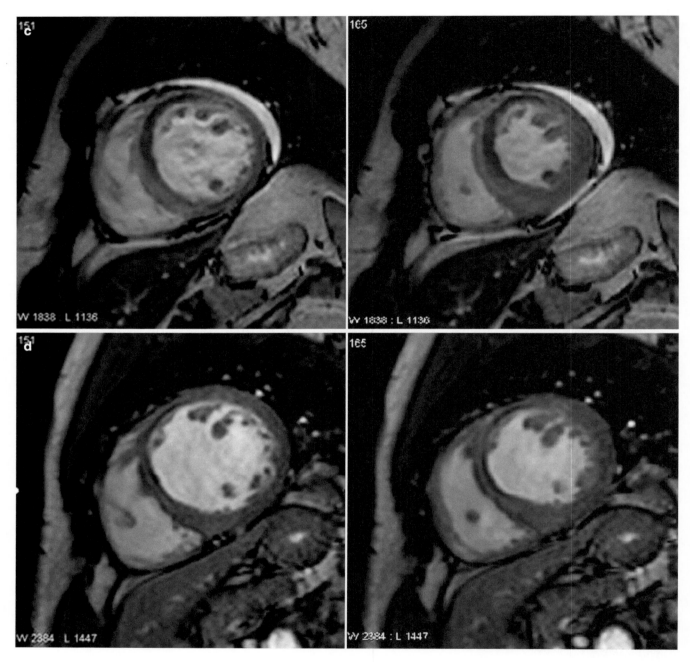

图 11.14（续）

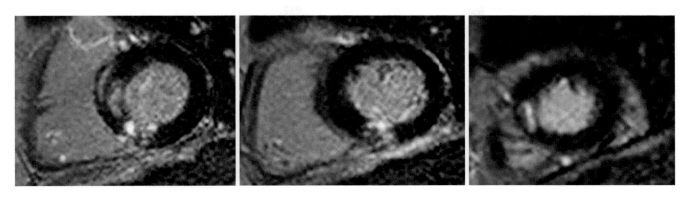

图 11.15　冠状动脉微栓塞后微梗死。LGE 图像显示下壁的中部–基底部、心尖部及室间隔基底部从心内膜到心外膜的多发不规则和斑片状强化。

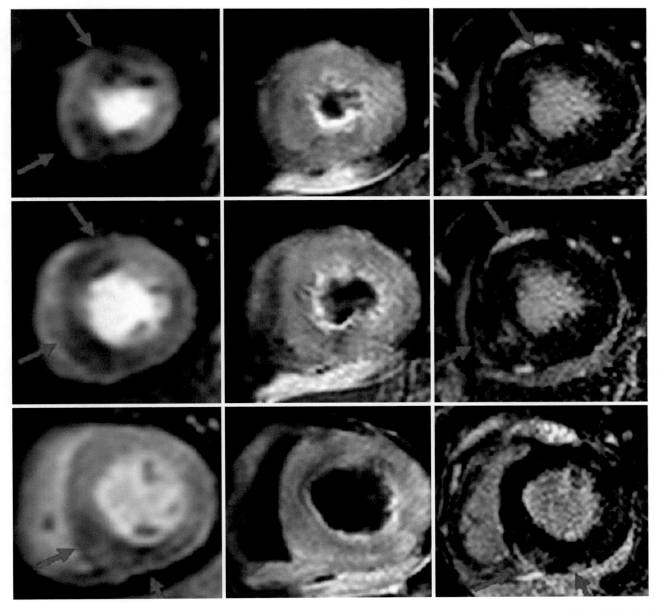

图 11.16　心肌炎。患者女性，36 岁，急性胸痛和心肌酶增高。心尖部前壁、侧壁、中部近前壁间隔壁、近下壁间隔壁、基底部近下壁间隔壁和下壁(箭头)中层到心外膜层显示为多灶性灌注缺损(左行)和 LGE 低灌注区强化(右行)。

11.5 小结

- 在常规的 CMR 中,临床医生可获得以下信息
  - T2WI 显示风险心肌水肿。
  - LGE 评估心肌活性,低剂量 DSMR 评估心肌收缩性贮备。
  - 再灌注损伤。
  - 心脏功能。
  - 梗死并发症。
- CMR 的补充信息
  - 评价左心室重构。
  - LGE 评估梗死面积。
- MI 的鉴别诊断
  - 心肌炎、心包炎、应激性心肌病、扩张型心肌病、肥厚型心肌病等。

参考文献

1. Thygesen K, Alpert JS, White HD. Universal definition of myocardial infarction. J Am Coll Cardiol. 2007;50(22):2173.
2. Perazzolo Marra M, Lima JA, Iliceto S. MRI in acute myocardial infarction. Eur Heart J. 2011;32(3):284–93.
3. Kim HW, Farzaneh-Far A, Kim RJ. Cardiovascular magnetic resonance in patients with myocardial infarction: current and emerging applications. J Am Coll Cardiol. 2009;55(1):1–16.
4. Hundley WG, et al. ACCF/ACR/AHA/NASCI/SCMR 2010 expert consensus document on cardiovascular magnetic resonance: a report of the American College of Cardiology Foundation Task Force on Expert Consensus Documents. J Am Coll Cardiol. 2010;55(23):2614–62.
5. Wu KC, et al. Prognostic significance of microvascular obstruction by magnetic resonance imaging in patients with acute myocardial infarction. Circulation. 1998;97(8):765–72.
6. Kim RJ, et al. Relationship of MRI delayed contrast enhancement to irreversible injury, infarct age, and contractile function. Circulation. 1999;100(19):1992–2002.
7. Kim RJ, et al. Performance of delayed-enhancement magnetic resonance imaging with gadoversetamide contrast for the detection and assessment of myocardial infarction. Circulation. 2008;117(5):629–37.
8. Chung S-Y, et al. Comparison of stress perfusion MRI and SPECT for detection of myocardial ischemia in patients with angiographically proven three-vessel coronary artery disease. Am J Roentgenol. 2010;195(2):356–62.
9. Croisille P, Kim HW, Kim RJ. Controversies in cardiovascular MR imaging: T2-weighted imaging should not be used to delineate the area at risk in ischemic myocardial injury. Radiology. 2012;265(1):12–22.
10. Abdel-Aty H, et al. Delayed enhancement and T2-weighted cardiovascular magnetic resonance imaging differentiate acute from chronic myocardial infarction. Circulation. 2004;109(20):2411–6.
11. Friedrich MG, et al. The salvaged area at risk in reperfused acute myocardial infarction as visualized by cardiovascular magnetic resonance. J Am Coll Cardiol. 2008;51(16):1581–7.
12. Choi SI, et al. Application of breath-hold T2-weighted, first-pass perfusion and gadolinium-enhanced T1-weighted MR imaging for assessment of myocardial viability in a pig model. J Magn Reson Imaging. 2000;11(5):476–80.
13. Choi SH, et al. Investigation of T2-weighted signal intensity of infarcted myocardium and its correlation with delayed enhancement magnetic resonance imaging in a porcine model with reperfused acute myocardial infarction. Int J Cardiovasc Imaging. 2009;25:111–9.
14. Tarantini G, et al. Duration of ischemia is a major determinant of transmurality and severe microvascular obstruction after primary angioplasty: a study performed with contrast-enhanced magnetic resonance. J Am Coll Cardiol. 2005;46(7):1229–35.
15. Lamfers E, et al. Abortion of acute ST segment elevation myocardial infarction after reperfusion: incidence, patients' characteristics, and prognosis. Heart. 2003;89(5):496–501.
16. Shan K, et al. Role of cardiac magnetic resonance imaging in the assessment of myocardial viability. Circulation. 2004;109(11):1328–34.
17. Hombach V, et al. Sequelae of acute myocardial infarction regarding cardiac structure and function and their prognostic significance as assessed by magnetic resonance imaging. Eur Heart J. 2005;26(6):549–57.
18. Ricciardi MJ, et al. Visualization of discrete microinfarction after percutaneous coronary intervention associated with mild creatine kinase-MB elevation. Circulation. 2001;103(23):2780–3.
19. Carlsson M, et al. Heterogeneous microinfarcts caused by coronary microemboli: evaluation with multidetector CT and MR imaging in a swine model. Radiology. 2010;254(3):718–28.
20. Carlsson M, et al. Myocardial microinfarction after coronary microembolization in swine: MR imaging characterization. Radiology. 2009;250(3):703–13.

慢性缺血性心肌病

Ki Seok Choo，Yeon Hyeon Choe

目录

K.S. Choo
Department of Radiology, Pusan National University
Yangsan Hospital, Pusan National University,
School of Medicine, Busan, Republic of Korea
e-mail: kschoo0618@naver.com

Y.H. Choe (✉)
Department of Radiology, Samsung Medical Center,
Sungkyunkwan University School of Medicine,
Seoul, Republic of Korea
e-mail: yhchoe@skku.edu

摘要

　　慢性缺血性心肌病(ICMP)是临床常见且日益严重的疾病。冠状动脉疾病(CAD)是导致心力衰竭和左心室收缩功能障碍的主要原因。冠状动脉血管造影(CA)长期以来是诊断冠心病的最佳手段,用于鉴别慢性缺血性心肌病和非缺血性心肌病(NICMP)。本章详细介绍心脏成像尤其是冠状动脉 CT 成像和心脏磁共振成像对 ICMP 的诊断作用,以及与 NICMP 的鉴别诊断。

12.1 引言

12.1.1 慢性心肌梗死

　　● 心肌梗死按照时间和病理学改变分为进展期、急性期、愈合期和陈旧期。陈旧期的 MI 称为慢性 MI 或陈旧性 MI[1]。

　　◆ 进展期 MI(<6h):极少或没有多形核白细胞。

　　◆ 急性期 MI(6h 至 7 天):出现多形核白细胞。

　　◆ 愈合期 MI(7~28 天):存在单核细胞和成纤维细胞,无多形核白细胞。

　　◆ 陈旧期 MI(29 天及以上):没有细胞浸润的瘢痕组织。

12.1.2 缺血性心肌病

　　● 缺血性心肌病(ICM)是指冠状动脉疾病引起严重的左心室功能障碍。

　　● 缺血性心肌病的两个主要病因

　　◆ 心肌梗死后心室重构引起不可逆性心肌损伤。

◆ 部分可逆性损伤心肌导致局部收缩功能障碍，但仍存在可存活心肌（冬眠心肌）或短暂的心肌功能障碍（顿抑心肌）。

● 研究表明，血运重建术后这些心肌会恢复功能，治疗效果优于单纯药物治疗，因此确定冬眠心肌非常重要。

12.2 慢性缺血性心肌病的诊断方法

12.2.1 PET 和 SPECT

● PET 和 SPECT 应用多年，较为成熟，无创，但有辐射，空间分辨率低。

12.2.2 CT

● CT 可用于心肌瘢痕的定性和定量评估，与 MRI 延迟强化扫描相比，诊断价值有限。

● 在临床工作中，CT 主要用于冠状动脉成像。

12.2.3 MRI

● CMR 是一种全面、准确分析 ICM 的新方法。

● CMR 是评估心室容积和收缩功能的参考标准，其空间分辨率高，可清晰显示 ICM 患者心肌瘢痕且可以定量分析。

● MRI 延迟强化扫描成像可确定心肌瘢痕的透壁范围，优于其他成像方式[2]。根据心肌瘢痕的透壁程

度，可预测血管再通后心肌功能恢复的可能性。

● 低剂量多巴酚丁胺负荷 MR 扫描（DSMR）可用于中度损伤的心肌瘢痕（透壁性 1%~75%）患者。DSMR 检测冬眠心肌的特异性优于放射性核素成像。

● 负荷 MR 灌注成像也可用于检测可疑冬眠心肌患者的可诱导缺血（图 12.1）。

12.3 慢性缺血性心肌病的特殊影像学表现

12.3.1 左心室室壁瘤

● 左心室室壁瘤是最常见的心肌梗死并发症，常发生在左心室前壁。

● 肥厚型心肌病和 Chagas 病（查加斯病）也是左心室室壁瘤的病因。左心室室壁瘤可无症状或表现为心力衰竭，持续室性快速心律失常或动脉栓塞（图 12.2）[3]。

12.3.2 左心室假室壁瘤

● 左心室假室壁瘤继发于急性心肌梗死，它是由室性游离壁破裂、局部心包粘连包裹形成，且通常发生于左旋动脉闭塞引起的下壁心肌梗死（表 12.1）。

12.3.3 左心室血栓

● 心肌梗死后近期发现血栓是长期抗凝治疗的

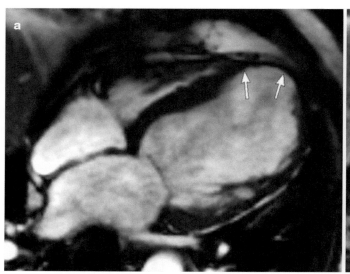
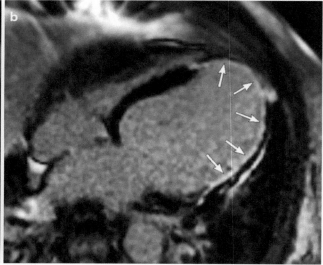

图 12.1　DE-MRI 显示心肌梗死患者心肌变薄和纤维化。(a)心脏电影 MRI 四腔心显示心尖部心肌变薄和侧壁收缩期运动障碍（箭头）。(b)DE-MRI 显示了心尖部透壁性和侧壁的局部性明显强化（箭头）。

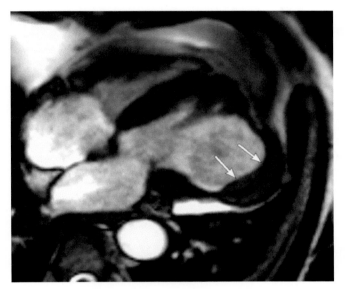

图 12.2　左心室侧壁假室壁瘤患者 MRI 表现。电影 MRI 显示侧壁室壁瘤内有血栓形成（箭头）。

指征。MRI 和 CT 成像能很好显示左心室腔内的血栓，MRI 成像显示室壁瘤内小附壁血栓的能力优于超声心动图（图 12.3）。

12.3.4　心肌脂肪瘢痕

- 在 MI 患者中，CT 成像发现 22%~62%的患者

表 12.1　真性室壁瘤和假性室壁瘤的鉴别诊断[4-7]

真性室壁瘤	假性室壁瘤
由心内膜、心肌和心外膜±血栓组成	心外膜/心包±血栓组成
宽颈部/基底部	窄颈部/基底部
低风险的破裂	高风险的破裂
常累及前壁	常累及后壁
	心外膜明显强化

有左心室心肌脂肪瘢痕。

- 陈旧性 MI 导致的心肌脂肪瘢痕沿着病变冠状动脉[8]血管区域呈单薄线性或曲线形结构分布。
- CT 成像通常可显示正常厚度或薄层的心内膜下脂肪瘢痕。心外膜层和中层的心肌脂肪瘢痕少见（图 12.4）。

12.3.5　心肌钙化

- 心肌钙化分为营养不良性钙化或转移性钙化[9]。
- 营养不良性钙化通常是由大面积心肌梗死引起，据报道，约 8%发生在 6 年以上梗死的患者（图 12.5）。

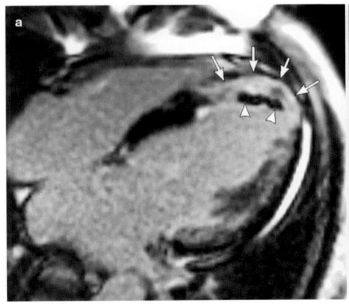

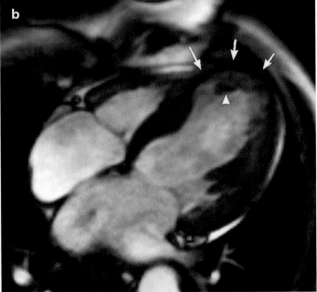

图 12.3　MRI 显示心肌变薄和血栓形成。(a)DE-MRI(四腔心图像)显示心室壁变薄(箭头)，明显强化(箭头)和附壁血栓形成(三角箭头)。(b)四腔心电影 MRI 显示室壁变薄(箭头)和血栓(三角箭头)。

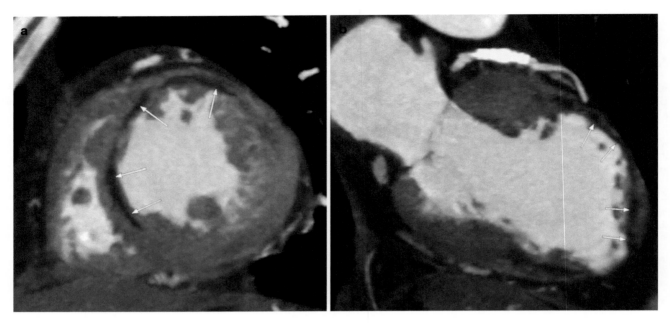

图 12.4 CT 图像显示陈旧性心肌梗死患者心肌脂肪瘢痕。心脏 CT(短轴和两腔心)显示中部近前壁间隔壁–心尖部间隔壁心内膜下心肌脂肪瘢痕(箭头)。

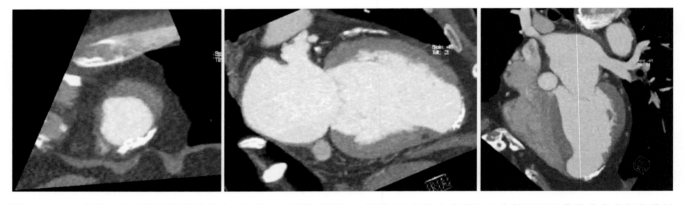

图 12.5 CT 成像显示心肌钙化线性分布。心脏 CT(短轴、两腔心、四腔心)显示心尖部和心尖部下壁呈曲线分布走行的薄层钙化。

12.4 ICMP 和 NICMP MRI 的鉴别诊断

• ICMP 和 NICMP 的鉴别要点:前者可观察到沿着冠状动脉血管区域分布的心内膜下或透壁性 DE-MRI 延迟强化,而后者无 DE-MRI 延迟强化或中间壁或心外膜下的延迟强化。

• CT 和负荷 MR 灌注可用于严重冠状动脉疾病的评估,以区分 ICMP 和 NICMP。

• 尽管在 CCTA、负荷 MR 灌注扫描以及常规冠状动脉血管造影未发现明显病变,而自发性血栓再通形成的暂时性血栓或栓塞事件足以导致心肌损伤, DE-MRI 强化模式对此也不敏感。

12.5 小结

• 在慢性缺血性心肌病中,CCTA 是一种排除 CAD 的诊断方法。

• CMR 是评估 ICMP 患者心肌存活能力的参考标准。

• DE-MRI 是鉴别 ICMP 和 NICMP 的重要方法。

参考文献

1. Thygesen K, Alpert JS, White HD. Universal definition of myocardial infarction. Circulation. 2007;116:2634–53.
2. Mahrholdt H, Wagner A, Judd RM, Sechtem U, Kim RJ. Delayed enhancement cardiovascular magnetic resonance assessment of non-ischaemic cardiomyopathies. Eur Heart J. 2005;26:1461–74, Fig. 3 Supplemental material.
3. Pretre R, Linka A, Jenni R, Turina MI. Surgical treatment of acquired left ventricular pseudoaneurysms. Ann Thorac Surg. 2000; 70:53–7.
4. Frances C, Romero A, Grady D. Left ventricular pseudoaneurysm. J Am Coll Cardiol. 1998;32:557–61.
5. Yeo TC, Malouf JF, Oh JK, Seward JB. Clinical profile and outcome in 52 patients with cardiac pseudoaneurysm. Ann Intern Med. 1998;128:299–305.
6. Yaymaci B, Bozbuga N, Balkanay M. Unruptured left ventricular pseudoaneurysm. Int J Cardiol. 2001;77:99–101.
7. Konen E, Merchant N, Gutierrez C, Provost Y, Mickleborough L, Paul NS, Butany J. True versus false left ventricular aneurysm: differentiation with MR imaging – initial experience. Radiology. 2005;236:65–70.
8. Kimura F, Matsuo Y, Nakajima T. Myocardial fat at cardiac imaging: how can we differentiate pathologic from physiologic fatty infiltration? Radiographics. 2010;30:1587–602.
9. Gowda RM, Boxt LM. Calcification of the heart. Radiol Clin North Am. 2004;42:603–17.

第 3 部分

非缺血性心肌病

扩张型心肌病

Eun Young Kim，Yeon Hyeon Choe

目录

Electronic supplementary material Supplementary material is available in the online version of this chapter at 10.1007/978-3-642-36397-9_13.

E.Y. Kim
Department of Radiology, Gachon University
Gil Hospital, Incheon, Republic of Korea
e-mail: oneshot0229@gmail.com

Y.H. Choe (✉)
Department of Radiology, Samsung Medical Center,
Sungkyunkwan University School of Medicine,
Seoul, Republic of Korea
e-mail: yhchoe@skku.edu

摘要

  扩张型心肌病(DCM)是一种以心室扩张和收缩功能障碍为特征的渐进性疾病,是导致心力衰竭及心脏移植的第三大常见原因。心脏磁共振用于DCM的诊断,可以分析心脏功能障碍的程度,明确病因并对治疗予以指导。

13.1 概述

13.1.1 定义

- 心室扩大和心脏收缩功能障碍(左心室射血分数 30%~40%或左室短轴缩短率小于 25%)[1,2]。

13.1.2 流行病学

- 每 10 万人中有 5~8 人,患病率约为 1:2500[3]。
- 是继心肌缺血和瓣膜疾病后,导致心力衰竭的第三大常见原因。
- 约占所有心肌病的 90%;约有 50%的 DCM 病为特发性[4]。
- 特发性 DCM 是年轻人心力衰竭的最常见原因,美国预计患病率至少为 36.5/10 万人。
- 由于疾病初期临床症状轻微,真正的发病率可能更高,高达 14%的中老年人可能有无症状左心室收缩功能障碍[5]。

13.1.3 临床表现

- 最常见于三四十岁的中年人,也可见于儿童[3]。
- 在疾病的发展过程中,可出现进行性心力衰竭、左心室收缩功能下降、心律失常、血栓栓塞以及猝死。

● 高死亡率(男性平均生存时间为 1.7 年,女性为 3.2 年)[3]。

● 自然病程病情会逐步加重,该病的治疗成本、功能障碍及残疾率是所有疾病中最高的。

● 组织病理学特征——通常在微观上表现为间质纤维化,但有些患者表现为非透壁型心肌梗死,少见透壁型纤维化[5]。

● 收缩功能障碍是预后最重要的独立影响因子,舒张期充盈的评估可进一步确定远期预后。

13.1.4 病因(表 13.1)

● 在世界卫生组织的分类中,DCM 分为原发性(例如特发性或遗传性)和继发性。

● 高达 50%的特发性心肌病患者是遗传性 DCM。

● 该病具有遗传多样性,DCM 的主要遗传方式是常染色体显性遗传,X 染色体连锁的常染色体隐性遗传和线粒体遗传较少见。

13.2 影像学检查方法和表现

13.2.1 CT

● CT 采用 ECG 心电门控,特异性及阴性预测值高,可排除冠状动脉疾病。

● 心电门控 CT 存在电离辐射和需要注射相对大量的碘造影剂,但可进行心室的形态学分析,能准确评估心室功能(图 13.1)。

13.2.2 MRI

● 精确评估心室形态。

◆ 在黑血图像中,扩大的心室和变薄的心肌壁显影清晰。

◆ 可显示附壁血栓。

● 心室功能评估。

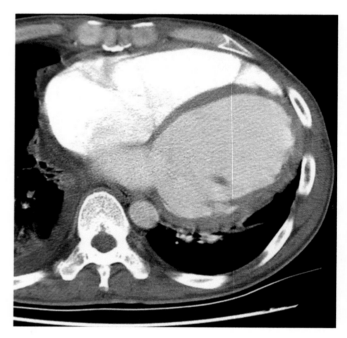

图 13.1 特发性扩张型心肌病患者的 CT 图像。心电门控心脏 CT 显示扩大的左心室(内径 7cm)。

表 13.1 扩张型心肌病的原因

缺血	药物	风湿病
感染	化疗药物	系统性红斑狼疮、硬皮病
病毒	抗反转录病毒药物	内分泌障碍
细菌	吩噻嗪、氯喹	嗜铬细胞瘤、糖尿病
真菌	电解质紊乱	其他
寄生虫	低钙血症、尿毒症	辐射
立克次体	低磷血症	结节病
沉积病	遗传性疾病±神经肌肉疾病	心动过速
血色病	Duchenne 肌营养不良症	睡眠呼吸暂停
淀粉样变	肌强直营养不良	氧自由基
毒素	Friedreich 共济失调	自身免疫性心肌炎
乙醇、可卡因	营养缺乏	家族性心肌病
铅、汞	硫胺素、硒、肉碱	围生期心肌病

◆ 心脏电影成像用于显示心室壁运动减弱和心室容积增加。采用稳态自由进动(SSFP)成像,左心室(LV)扩张的诊断标准为在短轴位 LV 直径大于 5.0cm 或左室舒张末期容积男性超过 235mL/m² 或 112mL/m²,女性超过 174mL/m² 或 99mL/m²。

◆ SSFP 序列获得的图像质量高,有助于局部室壁运动的检测,便于区分缺血和非缺血性 LV 病变[7]。

◆ CMR 能够克服超声心动图的局限性,测量评估心室功能和心室容积,显著降低观察者主观因素所造成的影响,更好地监测治疗反应及疾病进展。

● 钆剂延迟强化(LGE)显示心肌组织结构。

◆ 区分冠心病所引起的 DCM 和其他病因所致的 DCM。不同类型的 DCM 的治疗方法和预后完全不同[8]。

○ 在非缺血性 DCM 中,59%~88% 的病例不出现明显强化,9%~35% 的患者心肌中部出现条带状强化,强化的区域与冠状动脉特定的供血区域无关。

○ 部分 DCM 患者的主要表现是心内膜下心肌纤维化,是心肌梗死的特征性表现(研究表明主要的原因是冠脉栓塞引起心肌缺血或冠脉斑块破裂再灌注)。

◆ 心肌纤维化程度是重要的预后评价指标。

○ 一组对 DCM 的患者研究表明,35% 的患者有心肌中央肌层纤维化,是死亡率、心血管疾病住院、心源性猝死和室性心动过速共同的预后因素[9]。

○ 校正 LV 容积和射血分数后,心肌中层纤维化的预测价值仍然明显(图 13.2 至图 13.6)。

● T1 图

◆ 在大样本心肌病的患者中,增强后心肌 T1 时间与心内膜弥漫性纤维化呈负相关(心内膜心肌活检证实)。

◆ 瘢痕组织细胞外容积增加,钆造影剂局部浓聚,T1 值缩短,与正常心肌相比,T1WI 信号增高。

◆ 在延迟增强扫描晚期心肌未见明显强化的局部区域,心内膜活检仍可发现有明显的心肌纤维化。鉴于 MRI 分辨率不足,相对致密的心肌瘢痕组织需心

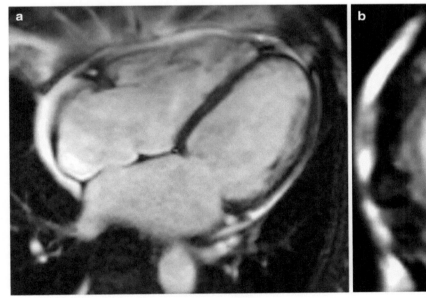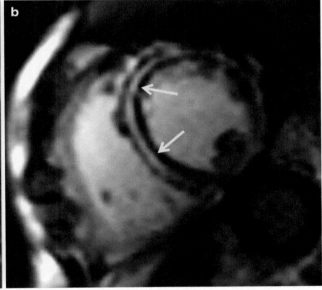

图 13.2　特发性扩张型心肌病患者的 MRI 图像。(a)四腔心电影 MRI 显示扩大的心室,左心室射血分数为 39%(★)。(b)延迟增强 MRI 显示典型的非缺血性 DCM 的 LV 壁心肌延迟增强(箭头),即心肌中层的条带状强化。

DCM 的学习要点

心肌中层的明显条纹状强化是非缺血性 DCM 患者的典型增强模式。

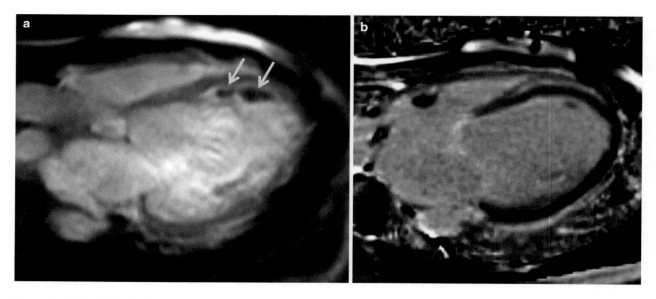

图 13.3　特发性扩张型心肌病患者 MRI 显示左心室血栓形成(★)。(a)长反转时间(600ms)延迟增强 MRI 显示血栓为低信号(箭头),表明左心室血栓形成。(b)延迟增强 MRI(相位敏感反转恢复序列)显示心肌无异常延迟强化。

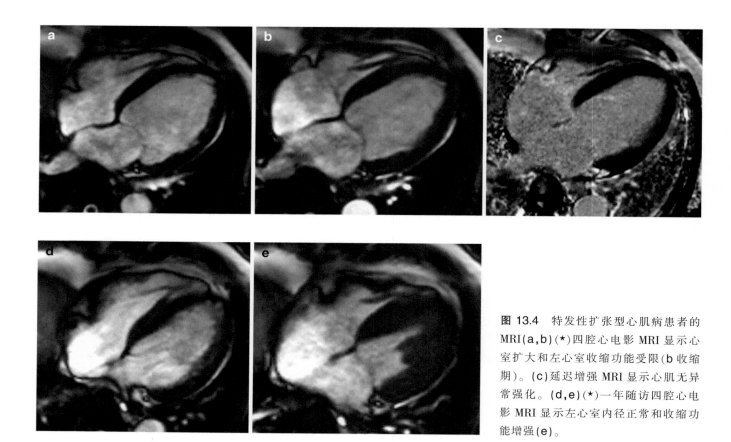

图 13.4　特发性扩张型心肌病患者的 MRI(a,b)(★)四腔心电影 MRI 显示心室扩大和左心室收缩功能受限(b 收缩期)。(c)延迟增强 MRI 显示心肌无异常强化。(d,e)(★)一年随访四腔心电影 MRI 显示左心室内径正常和收缩功能增强(e)。

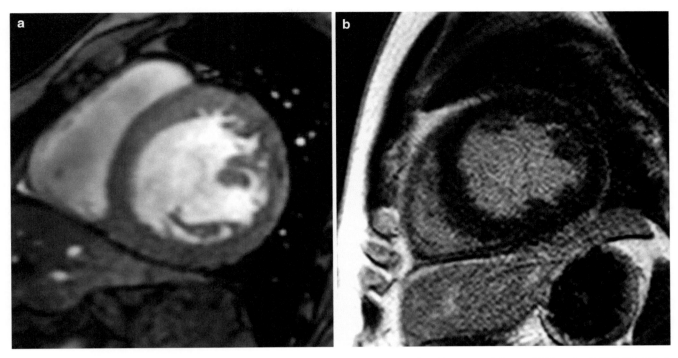

图 13.5　有过度饮酒史患者的 MRI。冠状动脉造影正常(此处未显示)。(a)短轴电影 MRI 显示左心室扩张。(b)延迟增强 MRI 心肌未见异常强化。

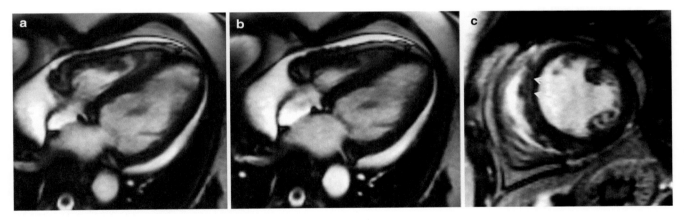

图 13.6　患者女性,长期使用阿霉素治疗恶性肿瘤(★)。(a)四腔心电影 MRI 显示左心室扩张且左心室收缩期收缩功能减弱(b 收缩期)。左室射血分数为 23%,左心室舒张末期容积为 120mL/m²。(c)延迟增强 MRI 显示室间隔心肌轻度强化(箭头)。

DCM 的学习要点

在非缺血性 DCM 中,59%~88%的病例无明显强化或 9%~35%的病例心肌条带样强化。心肌纤维化(增强区)不可逆转是预后不良的预测因子。

肌钆剂增强扫描显示[10]。

◆ 轻度纤维化和弥漫性心肌纤维化的心肌,与正常心肌对比差,反转恢复心脏 MR 扫描无法显示弥漫性心肌病变。

◆ 直接测量心肌 T1 时间("T1 测图")可以发现钆剂心肌延迟强化不能显示轻度和弥漫性纤维化的心肌病变(如 DCM、肥厚型心肌病、主动脉瓣疾病、心脏移植术后、心肌炎、限制型心肌病、疑似右心室发育不良所致的心律失常)[10]。

13.3 小结

● DCM 表现为左心室或左右心室扩张和功能障碍。

● DCM 是由多种疾病引起的(缺血、感染、药物、沉积病、毒素、电解质异常、营养缺乏、内分泌功能障碍和遗传),病因常不明,称之为特发性心肌病。

● CT 和 MR 用于帮助诊断、评估心脏功能障碍的程度,明确病因和指导治疗。

● 心肌内的条纹状强化是其典型的增强模式,存在于 9%~35% 的非缺血性患者中,并且是 DCM 预后不良的预测因子。

参考文献

1. Maron BJ, Towbin JA, Thiene G, et al. Contemporary definitions and classification of the cardiomyopathies: an American Heart Association Scientific Statement from the Council on Clinical Cardiology, Heart Failure and Transplantation Committee; Quality of Care and Outcomes Research and Functional Genomics and Translational Biology Interdisciplinary Working Groups; and Council on Epidemiology and Prevention. Circulation. 2006;113:1807–16.
2. Richardson P, McKenna W, Bristow M, et al. Report of the 1995 World Health Organization/International Society and Federation of Cardiology Task Force on the Definition and Classification of cardiomyopathies. Circulation. 1996;93:841–2.
3. Dec GW, Fuster V. Idiopathic dilated cardiomyopathy. N Engl J Med. 1994;331:1564–75.
4. McDonagh TA, Morrison CE, Lawrence A, et al. Symptomatic and asymptomatic left-ventricular systolic dysfunction in an urban population. Lancet. 1997;350:829–33.
5. Devereux RB, Roman MJ, Paranicas M, et al. A population-based assessment of left ventricular systolic dysfunction in middle-aged and older adults: the Strong Heart Study. Am Heart J. 2001;141:439–46.
6. Giesbrandt KJ, Bolan CW, Shapiro BP, Edwards WD, Mergo PJ. Diffuse diseases of the myocardium: MRI-pathologic review of cardiomyopathies with dilatation. AJR Am J Roentgenol. 2013;200:W274–82.
7. O'Donnell DH, Abbara S, Chaithiraphan V, et al. Cardiac MR imaging of nonischemic cardiomyopathies: imaging protocols and spectra of appearances. Radiology. 2012;262:403–22.
8. Belloni E, De Cobelli F, Esposito A, et al. MRI of cardiomyopathy. AJR Am J Roentgenol. 2008;191:1702–10.
9. Assomull RG, Prasad SK, Lyne J, et al. Cardiovascular magnetic resonance, fibrosis, and prognosis in dilated cardiomyopathy. J Am Coll Cardiol. 2006;48:1977–85.
10. Sibley CT, Noureldin RA, Gai N, et al. T1 Mapping in cardiomyopathy at cardiac MR: comparison with endomyocardial biopsy. Radiology. 2012;265:724–32.

肥厚型心肌病

Eun Ju Chun, Sang Il Choi

目录

摘要

肥厚型心肌病(HCM)是常见的遗传性心脏病,发病率约为 0.2%。早期检出极为重要,它是年轻人心源性猝死(SCD)的最常见原因,大部分患者无临床症状或临床症状轻微。临床诊断主要是超声心动图或心血管 MRI 发现不明原因的左心室肥大(LVH)。MDCT 具有较高的时间和空间分辨率,已经用于检测 HCM。本章讲述 HCM 的定义、分型、风险分层和心脏 MRI 和 MDCT 评估 HCM 的应用前景。

14.1 概述

14.1.1 定义、临床表现(体征和症状)

● 定义:弥漫性或节段型左心室肥大(LVH),伴有心腔容积减小,心室高动力,除外其他心脏及全身疾病引起的心室肥大[1]。

● 术语:IHSS(特发性肥厚型主动脉狭窄)、ASH(非对称性室间隔肥厚)或 HOCM(肥厚型梗阻性心肌病),三者均有左心室流出道(LVOT)阻塞,存在混淆的可能。

● 临床上,不同类型的心脏疾病有不同的临床表现(无症状到过早死亡),虽然大多数患者无症

E.J. Chun, MD • S.I. Choi, MD (✉)
Department of Radiology, Seoul National University
Bundang Hospital, Gyeonggido, Republic of Korea
e-mail: drejchun@daum.net; drsic@daum.net

状,但它是导致青少年心源性猝死(SCD)的最常见原因[2]。

● 当疾病导致严重的并发症,如由室性心律失常引起的 SCD、心力衰竭(特征性表现为劳力性呼吸困难)、心房颤动[3]时需接受治疗,方法包括心律转复除颤器植入、外科手术和内科治疗。

14.1.2 病因

● 遗传性肥厚型心肌病(HCM)是常染色体显性遗传,由超过 1400 个位于 11 或更多的编码心脏肌小节蛋白质的基因突变引起。

● HCM 的病理特征是肌细胞排列紊乱及间质纤维化[2]。

● 因相邻肥大的心肌细胞压力增加,肌壁内的分支冠状动脉发育不良是另一种常见的病理表现。

14.2 肥厚型心肌病的病理生理学

● HCM 病理生理学复杂,包括多个相互关联的病理生理异常:LVOT 阻塞、舒张功能异常、二尖瓣反流和自主神经功能障碍。

14.2.1 左心室流出道阻塞

● 20%~30% 的非对称性室间隔 HCM 患者在休息状态下存在 LVOT 阻塞,而 70% 患者在一定条件下可诱发 LVOT 阻塞(图 14.1)。

● 动态 LVOT 阻塞常常是由于二尖瓣前叶收缩期前向运动(SAM)引起,在心脏收缩中期二尖瓣前叶随着室间隔的运动向前移位,阻塞流出道。

● SAM 不是 HCM 的特征性表现,在高血压、心脏病、糖尿病、急性心肌梗死和二尖瓣修复或功能障碍的患者也可出现。

● 乳头肌异常移位(乳头肌的头部直接插入心室的二尖瓣区)发生在 13% 的 HCM 患者,可引起 LVOT 阻塞。

14.2.2 舒张功能异常

● 舒张功能异常由心室的松弛障碍和心室僵硬引起。

● 心室松弛是由于收缩期 LVOT 阻塞引起心脏负荷加重,细胞内钙再摄取异常引起的心肌细胞延迟失活。

● 心室僵硬是由严重的左心室肥大(LVH)引起。

14.2.3 心肌缺血

● 心肌肥大和细胞外纤维化导致左心室硬度增加,与受损的细胞能量学和异常钙摄取导致舒张功能障碍相对应。

● 相邻肥厚心肌细胞压力增加,引起肌壁内细小冠状动脉发育异常,导致心肌缺血。

14.2.4 二尖瓣反流

● 存在瓣叶间隙(前叶运动大于后叶),SAM 导致心室血向相反方向流动。

● 除了 SAM,瓣膜自身异常(即二尖瓣脱垂、继发于反复室间隔碰撞的瓣叶肥厚、瓣叶破裂或延长等)是二尖瓣反流的原因。

14.3 各种诊断方法对肥厚型心肌病的作用

因为临床表现非特异性和多样性,无创的成像技术在检测疾病和理解其病理生理学方面发挥了关键作用。无创的 HCM 成像的目的是明确疾病诊断及其分型,评估心脏功能(包括动态阻塞是否存在),分析疾病严重程度和风险分层,并作为筛查工具和指导治疗(表 14.1)[4]。

14.3.1 心脏结构

● 通观心脏整体,描述左心室肥大是否存在、位置和范围。

● 1/3 的 HCM 患者合并右心室肥大(RVH),所以 RV 壁厚度和心肌质量也需要分析。

● 还需评估二尖瓣和乳头肌数量、位置及内在结构异常。

14.3.1.1 超声心动图

● 经胸超声心动图(TTE)广泛用于疑似 HCM 患者(Ⅰ类,证据等级 B 级)的初步评估。

● 超声心动图具有操作者依赖性和声窗限制,表现为:有时无法确定心内膜边界,胸骨旁短轴视图和心尖位探查时无法显示左心室(LV)前外侧游离缘。

● 超声心动图可能低估 LVH 的程度,不能及时治疗,不能有效防止 SCD 的发生。

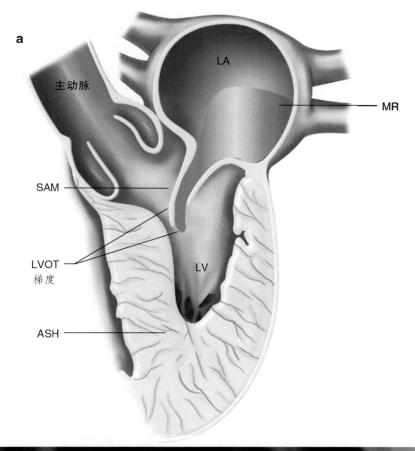

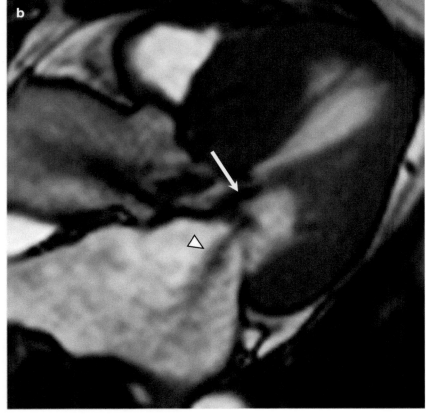

图 14.1 患者男性, 74 岁, 胸闷, 存在动态 LVOT 阻塞、不对称室间隔 HCM 与二尖瓣前叶收缩期前运动 (SAM)。(a)LVOT 阻塞示意图。(b)四腔心 SSFP 电影 MR 图像显示左心室收缩时, 二尖瓣(箭头)移向室间隔, 伴随左心室流出道反流。同时显示二尖瓣反流 (箭头)入中度扩大的左心房。(图 a 见彩图)

表 14.1　各种无创成像方法评估肥厚型心肌病的优缺点

	超声心动图	MDCT	MRI
LV 容积	+++	++	++++
LV 肥大	+++	++++	++++
射血分数	+++	+++	++++
区域功能	+++	++	++++
左室灌注压	+++	−	++
PA 压	+++	−	+++
动态阻塞	+++	+	+++
二尖瓣反流	+++	−	++
缺血 / CFR	+	−	++
监测治疗	+++	+	+++
组织特征	++	+	++++
临床诊断	++	+++	+++

本表参照射线照相术(Chun 等[5])。

LV,左心室;PA,肺动脉;CFR,冠状动脉流量储备。

14.3.1.2　MRI

- CMR 三维成像具有高度空间和时间分辨率,可用于检测二维成像技术不能显示的局限性 LVH。
- SSFP 电影 MRI 序列在高信号的血池和低信号的心肌之间产生鲜明的对比,可精确地测量室壁厚度和心肌质量,可重复性高。
- CMR 可用于超声心动图疑似 HCM 的患者检查(Ⅰ类,证据等级 B 级)。
- HCM 患者如果超声心动图不确定是否有心尖部肥厚和是否合并动脉瘤时,可行 CMR 检查(Ⅱa类,证据等级 B 级)。

14.3.1.3　MDCT

- MDCT 具有比 MRI 和超声心动图更高的空间分辨率,能更好地显示 HCM 分型(LV 厚度、容积、射血分数、质量等)。
- MDCT 提供完整的心脏断层扫描,由于心肌各向同性成像,可良好地评估所有心脏结构,包括乳头肌。
- 对于 CMR 禁忌证的患者（即起搏器或 IDC 植入、幽闭恐惧症等患者)或不能长时间屏气的患者,可用 MDCT 进行心脏检查。

14.3.2　左心室收缩和舒张功能的评估

14.3.2.1　超声心动图

- 超声心动图可全面地分析心脏收缩和舒张功能,包括 LA 和 LV 充盈压力。
- TTE 用于心肌功能的评估(Ⅱa 类,证据等级 C 级)。

14.3.2.2　MRI

- 对于心室容积和 EF 在内的收缩功能,CMR 诊断准确性高,可重复性强。
- CMR 可测量二尖瓣流入量、肺静脉和 LV 充盈。

14.3.2.3　MDCT

- CT 可以准确评估心脏收缩功能,包括 LV 容积和 EF。
- 由于时间分辨率低于 MRI 或超声心动图,CT 不用于评估 LV 的舒张功能。

14.3.3　动态左心室流出道阻塞和二尖瓣异常

14.3.3.1　超声心动图

- 超声心动图最早用于观察 LVOT 阻塞或二尖瓣反流。
- 负荷 TTE 可用于动态 LVOT 阻塞的观察和定量分析(Ⅱa 类,证据等级 B 级)。

14.3.3.2　MRI

- 心脏电影 MRI 可准确地显示瓣膜接触和血液反流信号。
- 速率编码(VENC)序列可测量血流通过 LVOT 的峰值速度。
- 然而,CMR 只能测出自然状态下有 LVOT 阻塞的血流速度,约 1/3 的 HCM 患者只有在负荷状态下出现 LVOT 阻塞。

14.3.3.3　MDCT

- CT 不能显示动态阻塞引起的二尖瓣反流,可以较好地评估乳头肌和二尖瓣。

14.3.4　心肌缺血

14.3.4.1　超声心动图

- 一般来说,超声心动图在诊断心肌缺血方面的价值有限,仅能从局部室壁运动异常间接推断心肌缺血。

14.3.4.2　MRI

- 负荷灌注 MRI 可准确定性和定量分析心肌的血流灌注(静息态和药物负荷过程中),空间分辨率优于 PET。
- HCM 心肌灌注损伤的严重程度与左心室肥大程度相关。

14.3.4.3　MDCT

- 在合并冠状动脉疾病的 HCM 患者中,冠状动脉疾病是导致 HCM 患者心肌缺血的病因学机制之一,MDCT 难以区分 HCM 和冠状动脉疾病引起的缺血。
- 心脏 MDCT 能为 HCM 患者的冠状动脉疾病评估提供有价值的信息[5]。

14.3.5　心肌纤维化

14.3.5.1　超声心动图

- 局部大面积心肌纤维化可引起相应部位功能异常,表现为心肌张力下降。但该方法对心肌纤维化特异性显示能力有限。

14.3.5.2　MRI

- 钆剂延迟增强(LGE)MRI 技术可反映组织特征的特异性信息,尤其是心肌纤维化或瘢痕形成。
- 可定量测量 LGE 显示的病变面积,用于定量分析占总 LV 质量的百分比。
- 50%~70%的 HCM 患者的心肌会出现 LGE 病灶,LGE 病灶的范围约占 LV 心肌体积平均值的 10%。
- LGE 在 LV 游离缘或 RV 游离缘的插入点和室间隔部常见。此外,LGE 常位于心肌肥大区域或 LV 体积增大区域。
- 然而,在 EF 正常或较高的 HCM 患者中,心肌全部延迟强化是否都代表心肌纤维化尚无定论。
- CMR 延迟钆剂增强(LGE)用于其他浸润性疾病(包括心肌淀粉样变或 Fabry 病)的风险分层和鉴别诊断(Ⅱb 类,证据等级 C 级)。

14.3.5.3　MDCT

- CT 目前无法进行心肌纤维化评估。

14.4　肥厚型心肌病的形态学分类

- HCM 的常用诊断标准是在舒张末期 LV 壁最厚处≥15mm。
- HCM 可能影响 LV 的任何部分,HCM 的形态学表现多变且不均一,根据 LV 心肌肥大分布,分类如下(图 14.2)[5,6]。

14.4.1　非对称(室间隔)性肥厚型心肌病

- 是最常见的 HCM 形式,发病率为 60%~70%。
- 室间隔厚度≥15mm,或者室间隔与 LV 的下壁比例>1.5(图 14.3)。
- LVH 最常见的位置是左心室前游离壁和邻近基底的前室间隔。
- 在 ICD 的预防性植入之前,需明确是否有固定或动态 LVOT 阻塞及二尖瓣反流。

14.4.2　心尖肥厚型心肌病

- 典型的表现是 LV 的心尖部心肌肥大,诊断标准为心尖部厚度>15mm,或心尖与左心室基底部心壁厚度之比为 1.3~1.5。
- 亚洲人的患病率较高,日本人的 HCM 比西方人高约 25%。
- 典型的心电图异常是 T 波倒置。
- 与典型的 HCM 不同,心尖部 HCM 好发于中年男性,很少与 SCD 相关,经常与高血压并发,预后较好。
- 由局限性心尖肥大引起的舒张末期的 LV 腔的"锹状"构型是特征性成像表现(图 14.4)。
- LV 心尖部无法通过超声心动图评估,可导致心尖部 HCM 的假阴性,因此强烈推荐心脏 MRI 作为评估心尖部 HCM 的最佳成像方法[7]。

14.4.3　对称性肥厚型心肌病(向心性肥厚型心肌病)

- 向心性肥厚且缩小的左室心腔为其特征,无明确诱因,约占 HCM 的 42%(图 14.5)。
- 应与 LV 壁对称增厚的其他疾病鉴别,包括运动员心脏、淀粉样变性、结节病、Fabry 病,以及高血压或主动脉瓣狭窄引起的 LVH。

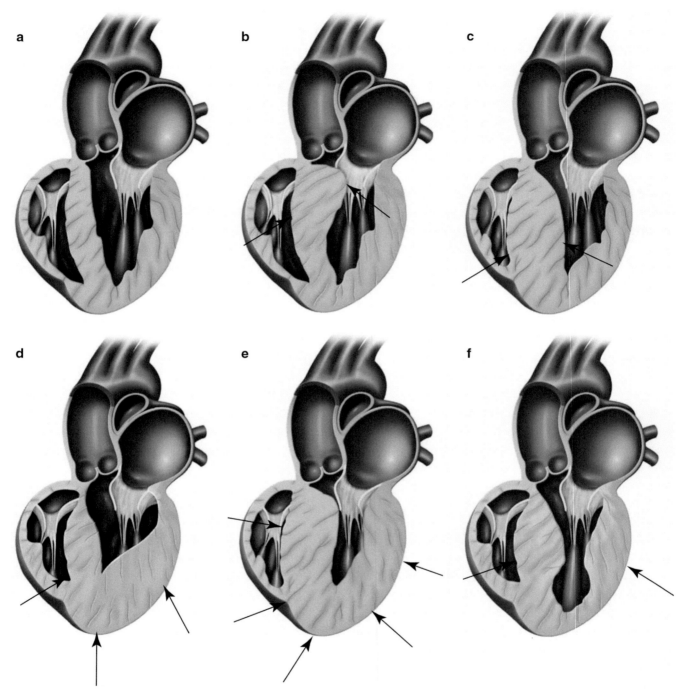

图 14.2 HCM 的各种分型。HCM 的诊断标准是在舒张末期最大 LV 壁厚≥15mm。(a)正常,(b)非对称性室间隔 HCM LVOT 阻塞,(c)无 LVOT 阻塞的非对称性室间隔 HCM,(d)心尖部 HCM,(e)对称性 HCM(向心性 HCM),(f)心室中部 HCM,(g)肿瘤样 HCM,(h)不连续 HCM。(待续)(见彩图)

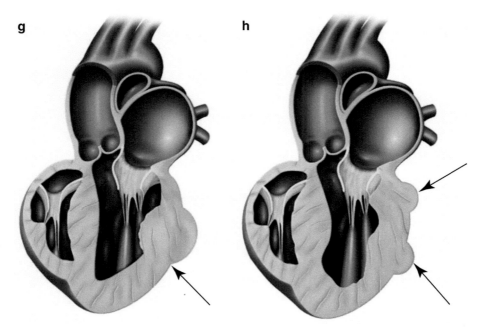

图 14.2(续) （见彩图）

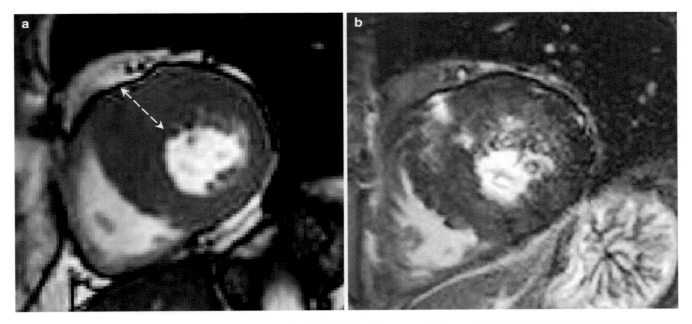

图 14.3 非对称性室间隔 HCM 不同成像方法。(a)短轴位稳态自由进动(SSFP)电影 MR 显示前室间隔壁不对称肥大,舒张末期测量的最大厚度为 20mm(虚箭头)。(b)短轴位延迟增强 MR 图像显示肥厚部分的斑块状增强。MDCT 短轴(c)和两腔心(d)显示舒张期不对称的室间隔前壁肥厚(箭头)和 LAD 中部的心肌桥(箭头)。(待续)

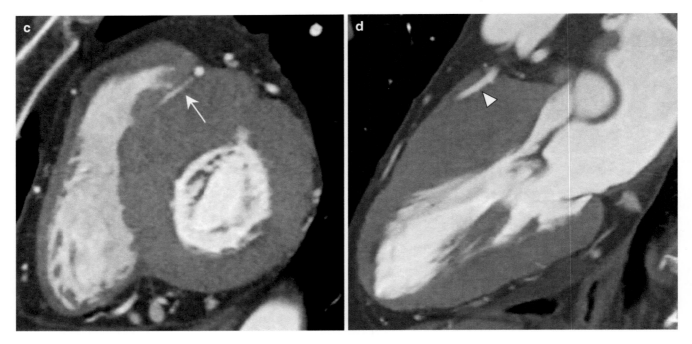

图 14.3（续）

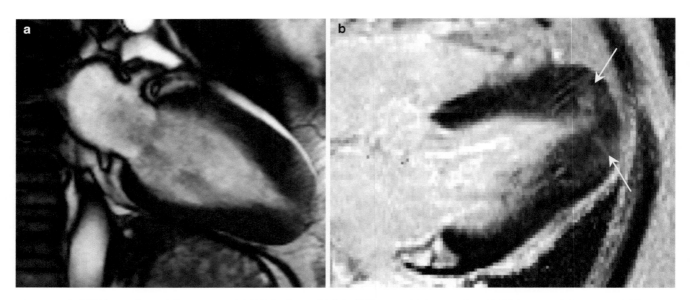

图 14.4 患者男性,38 岁,心尖部 HCM,心电图异常(与 LV 肥大相关的 QRS 电压 V5-6 上 T 波倒置)。(a)两腔心 SSFP 电影 MR 显示舒张末期 LV 心尖部肥大和左室心尖腔闭塞,具有典型的"锹状"改变。(b)四腔心延迟 MR 图像显示肥大心尖部的不均一强化(箭头)。

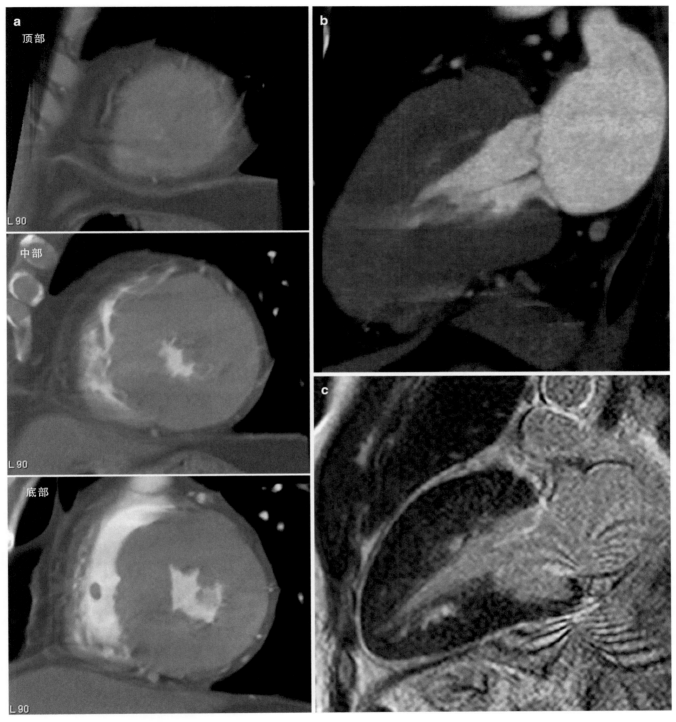

图 14.5　向心性 HCM。MDCT 短轴图像(a)和两腔心图像(b)显示整个 LV 室壁的向心性肥大。(c)延迟增强 MR 显示肥厚 LV 壁的多灶性斑块状强化。

● 心脏 MRI 有助于分析 HCM 心肌肥厚的原因，延迟增强 MRI 可反映心肌的不同增强模式[8]。

14.4.4　心室中部肥厚型心肌病

● 特征表现是心肌肥大，主要发生在 LV 壁的中 1/3 以及心室壁中部。

● 可能与心尖部动脉瘤相关，原因是心室中部梗死导致心尖收缩压增大，表现为"哑铃形"（图 14.6）。

● 通常与室性心律失常、心肌坏死和全身性栓塞有关。

14.4.5　其他类型的肥厚型心肌病

14.4.5.1　肿块样 HCM

● 表现为局限性心肌纤维素乱和纤维化。

● 需与心肌肿瘤病变鉴别。

● MRI 自旋回波成像、首过灌注和延迟增强技术有助于区分肥厚心肌和肿瘤组织。肿块样 HCM 与相邻正常心肌信号特征和灌注特征平行，而肿块显示异常信号强度和增强模式，且与左心室其余部分灌注特征不同（图 14.7）。

● 使用 SSFP 技术的心肌标记也可用于区分肿块样 HCM 与肿瘤，因为 HCM 中心肌具有收缩性，相反肿瘤无主动收缩。

14.4.5.2　不连续的 HCM

● 最近报道的不连续的 HCM 的主要特点是 LVH 在左心室分布不连续，发病率约占 HCM 的 15%[6]。

● 形态学表现为肥厚心肌区域被非肥厚心肌区域分隔，呈现节段式突起和"块状"肥厚（图 14.8）。

● MRI 和 MDCT 具有高的时间和空间分辨率，诊断价值高于超声心动图。

14.5　风险分层

● 心源性猝死（SCD）是 HCM 中后果最严重和最不可预测的并发症，每年无病死亡率低于 1%（无症状患者）到 6%（高危因素患者）[1]。

● 风险分层对于预防 SCD 很重要。

● 随着这些风险因素的增加，SCD 的风险增加（表 14.2）。

14.5.1　各种成像方法在分析心源性猝死危险因素中的作用

见表 14.3。

14.5.2　肥厚型心肌病的失代偿期

● 在 HCM 的末期阶段，HCM 患者的心肌表现为收缩功能障碍、LV 扩张和室壁变薄，大多数 HCM 患者具有舒张功能障碍。

● 心力衰竭通常不适合心脏移植。

● 急性心肌梗死可发生心肌运动功能减低，非心肌梗死患者心肌运动功能也可逐渐减低。

● 心室中部或心尖部 HCM 的患者发生节段性或弥漫性 LV 运动功能减退的风险较高。

● MRI 显示心室壁变薄、心尖部动脉瘤透壁增强，其延伸到室间隔和 LV 游离壁的大部分区域，且可以显示 LV 腔中非强化的血栓（图 14.9）。

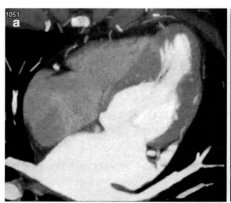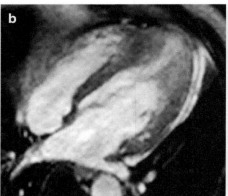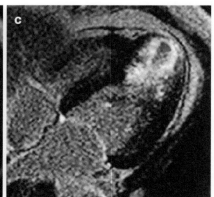

图 14.6　心室中部 HCM。四腔心 MDCT 图像（a）和 MR SSFP 电影图像（b）主要表现为左室壁 1/3 处"哑铃形"肥大。（c）延迟强化 MR 图像显示心内膜下心肌强化。

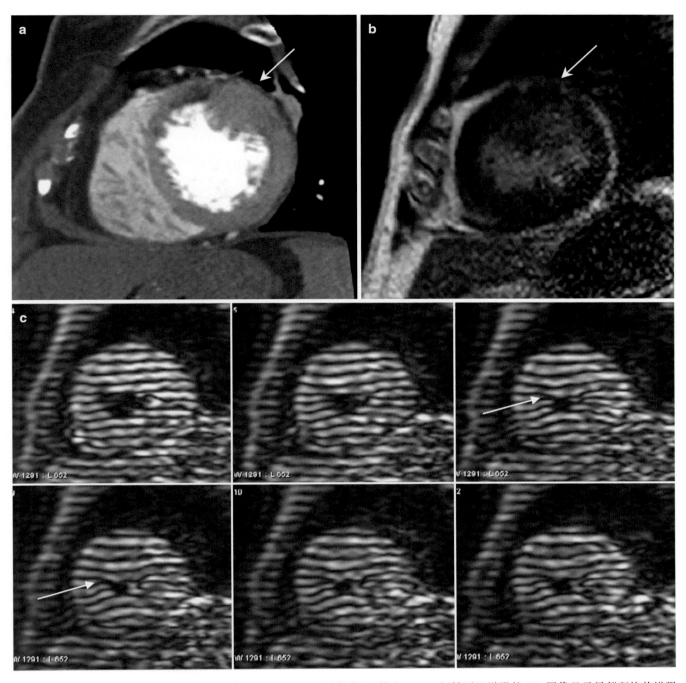

图 14.7　肿块样 HCM。(a)短轴 MDCT 图像显示心室前壁肿块样突起(箭头)。(b)短轴延迟增强的 MR 图像显示局部斑块状增强(箭头)。(c)标记 MRI 的短轴图像可观察病变心肌具有收缩性(箭头)。

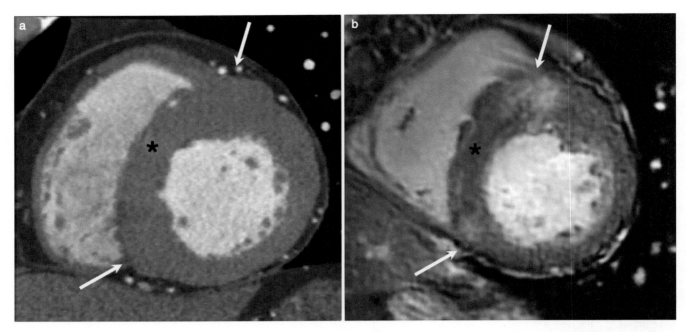

图 14.8 不连续的 HCM。(a)短轴 MDCT 图像显示肥厚的室壁(箭头)被正常 LV 壁(星号)分隔。(b)短轴延迟增强的 MR 图像显示正常厚度心肌(星号)无明显强化,肥厚的心肌(箭头)呈多灶性斑块状增强。

表 14.2 SCD 的危险因素

SCD 的主要危险因素

1.心室颤动病史、持续性室性心动过速(VT)或 SCD 事件的个人病史,包括 VT 适当的植入性心律转复除颤器(ICD)治疗史

2.SCD 事件的家族史,包括室性心动过速的适当植入性心律转复除颤器 ICD 治疗史

3.不明原因的晕厥

4.心电图上,非持续性室性心动过速(NSVT)记录为 3 次或更多次,≥120bpm

5.最大 LV 壁厚≥30mm

6.运动时血压反应异常

次要危险因素

1.LVOT 阻塞

2.CMR 成像存在延迟强化

3.LV 心尖部动脉瘤

4.基因突变

表 14.3 各种成像方式对 SCD 风险因素的作用

风险因素	成像方法
1.壁最厚处≥3cm	超声心动图,CMR,MDCT
2.终末期 HCM(EF<50%)	超声心动图,CMR,MDCT
3.冠状动脉瘤	对比超声心动图,CMR,MDCT
4.LVOT 梯度≥30mmHg(1mmHg=0.133kPa)	多普勒超声心动图
5.灌注异常	SPECT,但可应用 CMR
6.冠状动脉血液储备减少	PET,但可应用 CMR 和 MDCT
7.延迟强化(存在和程度)	CMR

该表在 Nagueh 等的报道中进行了修改[4]。

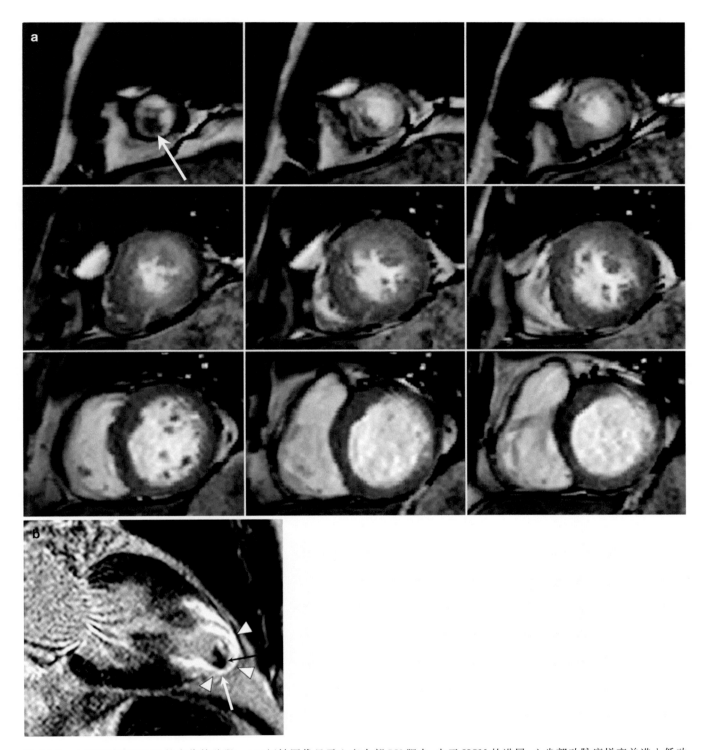

图 14.9 心室壁中部 HCM 的失代偿阶段。(a)短轴图像显示心室中部 LV 肥大,由于 HCM 的进展,心尖部动脉瘤样变并进入低动力、失代偿阶段。心尖部低信号局限性病变提示血栓形成。(b)两腔心延迟增强 MR 图像显示增强、变薄的心尖部 LV 壁(三角箭头)与附壁血栓(箭头)。总收缩功能下降,射血分数为 35%。

14.6 筛查

● 筛查 HCM 患者的家族成员很重要,HCM 患者的一级亲属有 50% 的可能是基因携带者(表 14.4)。

14.6.1 潜伏期肥厚型心肌病

● LV 隐窝是心肌致密不全、血流渗入引起的,是具有显性基因型和隐性表型的 HCM 早期病理改变之一[5]。

● 目前,由于心脏 MDCT 的使用,LV 隐窝比以往更容易发现,可能的原因是局部负荷或心肌收缩力的改变引起的(图 14.10)。

● 除了 LV 隐窝外,还需要对心肌纤维化的非肥大 LV 心肌、二尖瓣瓣叶过长、亚临床舒张功能障碍及 ECG 异常进行筛查。

14.7 治疗

● 当药物治疗(β- 肾上腺素能阻滞剂、钙通道阻

表 14.4 通过超声心动图或心血管 MRI(和 12 导联 ECG)的常见筛查

<12 岁
  筛查指征
    来自 HCM 的过早死亡的不良家族史或存在其他不良并发症
    需要强化训练的竞技性儿童运动员
    发病症状
    发现临床可疑的早期表现
12~21 岁
  筛查应每 12~18 个月进行一次
>21 岁
  检查的时相为症状发作或 5 年间隔(至少在中年时);更频繁的间隔适用于具有恶性临床病程或晚期 HCM

该表在 Maron 和 Maron 的报道中提及[2]。

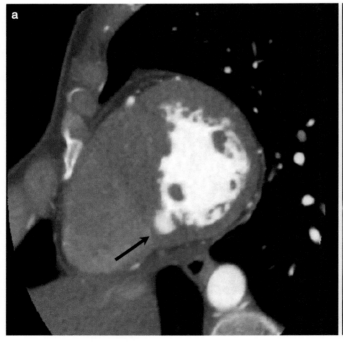
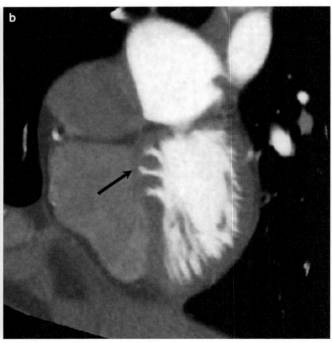

图 14.10 LV 隐窝。心脏短轴(a)和四腔心(b)MDCT 图像显示舒张末期心室壁上心室(箭头)的囊状结构和线样血液渗入。

滞剂、丙吡胺)不能耐受时,肥大心肌的手术切除(特别是在 LVOT 区域)或通过乙醇注射到左前降支动脉的隔膜穿孔分支引起的局部缺血以降低收缩性,可减少 LVOT 阻塞的程度。

● 动态阻塞患者(静息或负荷时峰值瞬时梯度 ≥ 50mmHg)或室间隔厚度>1.6cm 时,应考虑室间隔减压治疗。

● TEE、MDCT 或 CMR 成像有助于指导术前计划和评估术后反应或并发症[9]。

14.7.1 心肌切除术

● 在心肌切除术之前,我们应该检查:①室间隔的最大厚度;②室间隔的最大厚度与主动脉环的最大距离;③心内膜纤维斑块(摩擦或冲击损伤);④室间隔肥厚引起的心肌受累程度。

● 二尖瓣异常是否有必要行瓣膜修复或置换。

14.7.2 乙醇室间隔消融

● 检测目标穿支分支非常重要,使用造影剂注射的超声心动图有助于显示各个穿支分支的血管分布。

● 对比增强的 CMR 可准确量化心肌消融后组织坏死的量,并提供关于瘢痕形成位置与 LVOT 形态之间关系的重要信息(图 14.11)。

14.8 鉴别诊断

● HCM 应与 LV 壁厚度增加的其他原因鉴别。

● CMR 在鉴别 HCM 与其他原因引起心肌肥厚有重要意义。延迟增强–MRI 不同增强模式在鉴别诊断中的特异性较高(表 14.5)[8]。

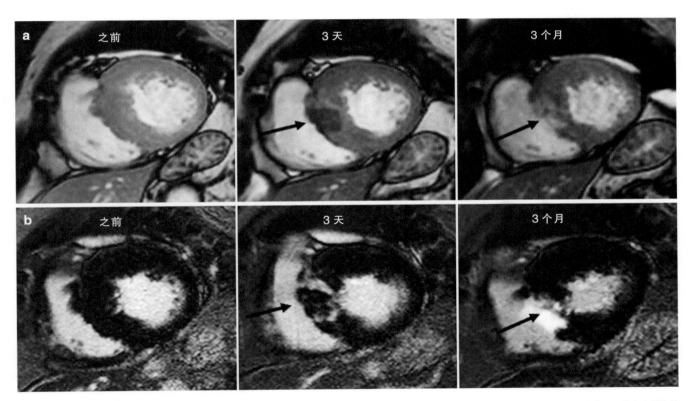

图 14.11 不规则室间隔 HCM 和 LVOT 阻塞患者的乙醇室间隔消融治疗。(a)连续短轴位 SSFP 电影 MR 图像显示室间隔基底部乙醇消融后心肌梗死引起的进展性室壁变薄(箭头)。(b)短轴延迟强化磁共振图像在相应的位置显示心肌梗死区域(箭头)。

表 14.5　肥厚型心肌病的鉴别诊断

弥漫性左心室肥厚

鉴别诊断	鉴别要点
代偿性肥大	
运动员	舒张壁厚度与左室舒张末容积的比例,校正至体表面积不超过 0.15mm/(m²·mL)
	缺乏延迟强化
高血压	对称性左室肥厚,心肌直径小于 15mm
主动脉瓣狭窄	EF 低于正常收缩压不高,心肌很少强化
浸润性疾病	
心脏淀粉样变	累及全心(特别是房间隔和右心房游离壁超过 6mm)
	延迟增强,全心心内膜或透壁增强
心脏结节病	延迟增强,结节和斑块状增强累及室间隔和 LV 壁,而乳头状结节和右心室突出少见
嗜酸性粒细胞性心内膜炎	延迟增强,心尖部变薄,心内膜下心肌强化,偶有心尖部血栓形成
代谢疾病	
Fabry 病	X-连锁、缺乏溶酶体 α-半乳糖苷酶 A 引起的代谢存储障碍,延迟增强通常在基底外侧段的中间壁强化
糖原贮积病	X-连锁、溶酶体相关的原发性膜蛋白 2 缺陷引起的代谢紊乱
	非特异性增强模式
	相关的其他异常(沃-帕-怀综合征、骨骼肌病或认知障碍)
线粒体肌病	线粒体氧化磷酸化缺陷
	心肌肥大、扩张或致密不全,无特殊表现
	相关的其他异常(脑、骨骼肌、肝或肾等)
动态 LVOT 阻塞	
老年女性高血压	急性心肌梗死后有心尖部收缩功能障碍和高动力射血
乙状结肠中隔	二尖瓣钙化
高动力射血	异常乳头肌
二尖瓣或主动脉瓣修复后	

该表对 Nagueh 等和 Hansen 等的报道有所修改[8]。

参考文献

1. Maron BJ, McKenna WJ, Danielson GK, et al. American College of Cardiology/European Society of Cardiology clinical expert consensus document on hypertrophic cardiomyopathy. A report of the American College of Cardiology Foundation Task Force on Clinical Expert Consensus Documents and the European Society of Cardiology Committee for Practice Guidelines. J Am Coll Cardiol. 2003;42:1687–713.
2. Maron BJ, Maron MS. Hypertrophic cardiomyopathy. Lancet. 2013;381:242–55.
3. Bos JM, Towbin JA, Ackerman MJ. Diagnostic, prognostic, and therapeutic implications of genetic testing for hypertrophic cardiomyopathy. J Am Coll Cardiol. 2009;54:201–11.
4. Nagueh SF, Mahmarian JJ. Noninvasive cardiac imaging in patients with hypertrophic cardiomyopathy. J Am Coll Cardiol. 2006;48:2410–22.
5. Chun EJ, Choi SI, Jin KN, et al. Hypertrophic cardiomyopathy: assessment with MR imaging and multidetector CT. Radiographics. 2010;30:1309–28.
6. Maron MS, Maron BJ, Harrigan C, et al. Hypertrophic cardiomyopathy phenotype revisited after 50 years with cardiovascular magnetic resonance. J Am Coll Cardiol. 2009;54:220–8.
7. Hansen MW, Merchant N. MRI of hypertrophic cardiomyopathy: part I, MRI appearances. AJR Am J Roentgenol. 2007;189:1335–43.
8. Hansen MW, Merchant N. MRI of hypertrophic cardiomyopathy: part 2, differential diagnosis, risk stratification, and posttreatment MRI appearances. AJR Am J Roentgenol. 2007;189:1344–52.
9. O'Mahony C, Tome-Esteban M, Lambiase PD, et al. A validation study of the 2003 American College of Cardiology/European Society of Cardiology and 2011 American College of Cardiology Foundation/American Heart Association risk stratification and treatment algorithms for sudden cardiac death in patients with hypertrophic cardiomyopathy. Heart. 2013;99:534–41.

限制型心肌病

Young Jin Kim，Byoung Wook Choi

目录

Electronic supplementary material Supplementary material is available in the online version of this chapter at 10.1007/978-3-642-36397-9_15.

Y.J. Kim • B.W. Choi (✉)
Department of Radiology, Research Institute of Radiological Science, Severance Hospital, Yonsei University College of Medicine, Seoul, Republic of Korea
e-mail: dryj@yuhs.ac; bchoi@yuhs.ac

摘要

限制型心肌病是以心律失常为特征的心肌疾病，可导致严重的舒张功能障碍。本章将讲述限制型心肌病和心脏 MRI 的应用。

15.1 概述

15.1.1 定义

- 限制型心肌病属于不常见的心肌病，具有独特的形态学和血流动力学特点，可与扩张型心肌病和肥厚型心肌病相鉴别。
- 以心腔大小正常、室壁厚度正常、收缩功能相对正常、心室壁硬度异常、导致严重舒张功能障碍为特征[1,2]。

15.1.2 临床表现

- 症状和体征主要表现为肺循环和体循环充血。
- 呼吸困难、外周水肿、心悸、乏力和体力不支。
- 中央静脉压显著升高导致肝脾大、腹腔积液和全身水肿。

15.1.3 血流动力学

- 心肌硬度增加→心室舒张减弱→左心房（LA）压力升高和心房扩张。
- 典型表现为特征 LV 充盈受限：等容舒张时间缩短，心室充盈主要在舒张早期，减速时间缩短，舒张末期充盈量少或缺失。
- 肺静脉血流的特征：左心房收缩期，肺静脉瓣舒

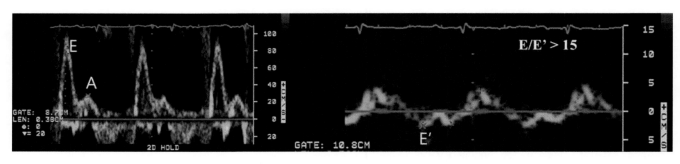

图 15.1 限制型心肌病典型的多普勒模式。限制型心肌病的特点是二尖瓣流速 E 峰速度增加,A 峰速度降低 (<E 峰)、减速时间 (DT)(<160ms)和等容舒张时间(IVRT)(<70ms)缩短。 通常,E 峰/A 峰大于 2.0,二尖瓣环 E'峰减小(<7cm/s,通常≤5cm/s),E 峰/E'峰通常大于 15。

心脏淀粉样变的学习要点
- 淀粉样蛋白沉积导致细胞间隙扩张,钆剂增强的动力学改变,强调晚期增强扫描中选择适当的反转时间。
- 全心心内膜增强是其典型的 MRI 表现。

张晚期反流,比相应时程的二尖瓣反流持续时间更长。
- 肥厚型心肌病和高血压性心脏病可以看到"限制性生理学改变"(图 15.1)。

15.1.4 病因(表 15.1)

表 15.1 限制型心肌病的病因[2]

特发性
淀粉样变
结节病
血色病
心内膜纤维化(嗜酸性粒细胞增多症、药物、特发等)
Anderson-Fabry 病
糖原贮积病
类癌心脏病
糖尿病性心肌病
硬皮病
辐射
药物(蒽环类)
肿瘤

15.2 成像方法和影像表现

15.2.1 特发性限制型心肌病

概述
- 病因不明,主要病理生理学表现为心肌舒张限制。
- 与其他浸润性限制型心肌病相比,疾病进展缓慢(图 15.2)[3]。

15.2.2 淀粉样变

概述
- 淀粉样变是淀粉样蛋白沉积在细胞间隙(由正常或异常蛋白质分解形成的淀粉样不溶性蛋白质)及淀粉样物质沉积在心脏称为心脏淀粉样变。
- 两种主要类型的淀粉样变可引起心脏受累[4]
  - AL(轻链淀粉样变):骨髓病变。
  - 治疗方法是阻止血浆细胞产生异常轻链。
  - 甲状腺素相关(TTR)淀粉样变(来自由肝脏产生的转甲状腺素蛋白)[5]。
  - 遗传性 TTR 淀粉样变(ATTR,家族性淀粉样变):TTR 蛋白遗传缺陷的结果,目前治疗首选肝移植。
  - 老年系统性淀粉样变(SSA,非遗传性 TTR 淀粉样变):由正常 TTR 分子的分解引起,目前尚无相应的治疗方法。
- 影像表现
  - 心室壁、心房壁及房间隔增厚。
  - 超声心动图可显示由于淀粉样蛋白沉积造成心肌斑点状改变。
  - DE-MRI 上的全心心内膜增强(可能是透壁型的)(图 15.3)[6]。

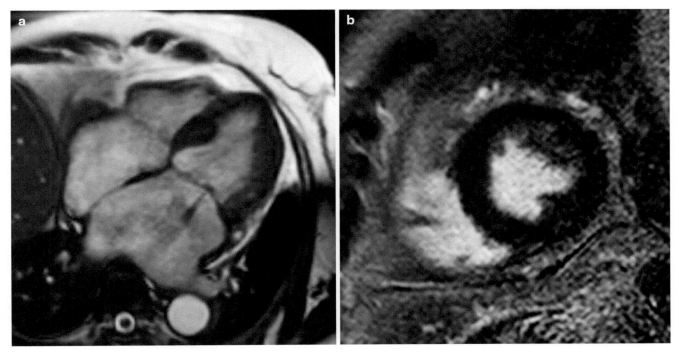

图 15.2 MRI 诊断为特发性限制型心肌病。(a)四腔心电影 MRI 显示左心室大小正常、左心房扩大和轻度二尖瓣反流。(b)延迟增强 MRI 无明显异常强化。

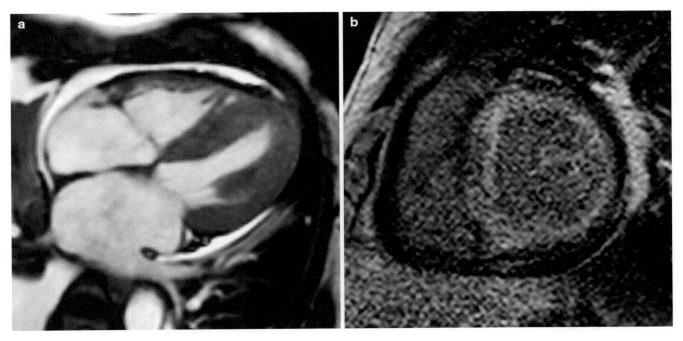

图 15.3 多发性骨髓瘤和心脏淀粉样变患者的 MRI 表现。(a)四腔心电影 MRI 显示轻度向心性 LV 肥厚、左心房扩大、胸腔和心包腔积液(★)。(b)延迟增强 MRI 显示典型全心心内膜强化。

15.2.3　结节病

概述

● 结节病是一种多系统的非干酪样肉芽肿性疾病,病因不明。

● 肺部受累(90%),心脏受累不常见(尸检为 20%~27%,临床表现为 5%)。

● 心脏受累表明预后不良:心力衰竭、传导异常(主要是房室传导阻滞)、心源性猝死/早期诊断很重要。

● 心内膜心肌活检是唯一确诊方法,但结节病心肌病变常局限性分布,活检相对不敏感。

● 心脏 MR 在结节病中的作用

◆ 较好地显示心肌受累:心肌 MR T2 加权和延迟增强 MRI[7]可显示结节病的 3 个组织学分期(水肿、非干酪样肉芽肿性浸润和斑块状心肌纤维化)。

◆ 特征性表现:在延迟增强 MRI,受累的心外膜和基底层明显强化(图 15.4)。

◆ 通过延迟增强 MRI 检测到的病变心肌有助于指导心内膜活检以及预后评估[8]。

15.2.4　血色素沉着症(铁超载心肌病)

概述

● 心肌铁沉积患者见于原发性和继发性血色素沉积病。

● 心脏受累并不常见（铁沉积的常见部位为肝脏、脾脏和内分泌器官）。

● 使用心脏 MRI 检测和量化心脏受累。

◆ T2 弛豫时间在 T2* 序列明显下降：典型的<20ms,有时<10ms[9,10]。

● 心肌 MR 可通过早期发现心肌铁超载,及时进行螯合剂治疗和治疗监测,降低血色素沉积病的发病率和死亡率(图 15.5)。

15.2.5　嗜酸性粒细胞综合征和心内膜纤维化

概述

● 心内膜纤维化(EMF)的特征是心尖部心内膜下心肌广泛纤维化并延伸到流入道。

● EMF 的原因大多不明,常见的有嗜酸性粒细胞增多症(嗜酸性粒细胞综合征)、感染(弓形体病、风湿热、疟疾、蠕虫寄生虫等)和环境污染(土壤铈污染)。

● 心内膜下心肌纤维化是血栓形成基础,可填充整个心尖部。

● 延迟增强 MRI 可通过定量分析纤维组织沉积物,诊断 EMF 和评估预后(图 15.6)[11]。

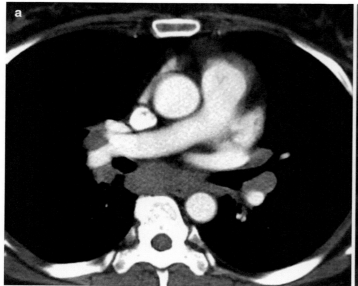
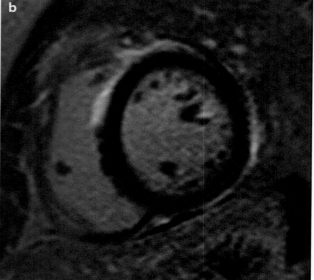

图 15.4　结节病患者的胸部 CT 和心脏 MRI。(a)胸部 CT 显示在肺门和纵隔的多个肿大的淋巴结。(b)延迟增强 MRI 显示在 LV 和 RV 的前壁心外膜室间隔侧的局灶性延迟强化。

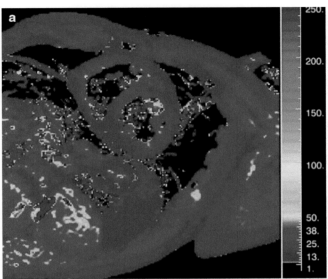

图 15.5　再生障碍性贫血和血色素沉积病患者 T2*MRI 成像。(a)T2* 心脏图。(b)T2* 肝图。心脏的 T2* 值为 14ms(提示心肌铁超载)，肝脏的 T2* 值为 1.2~1.8ms。(见彩图)

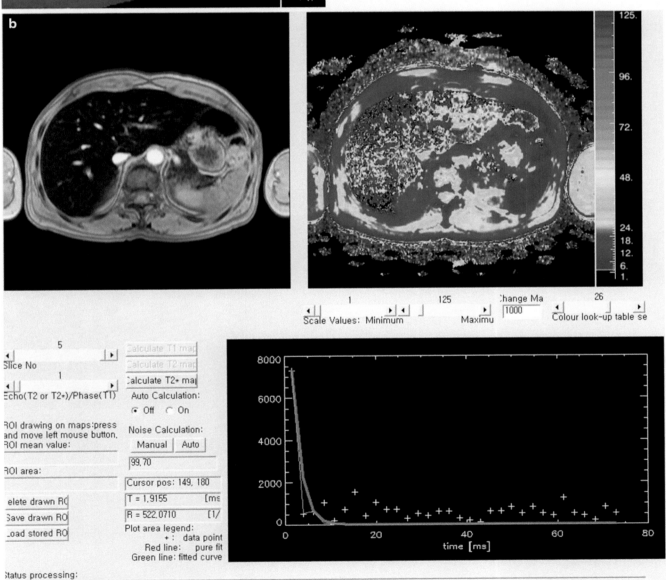

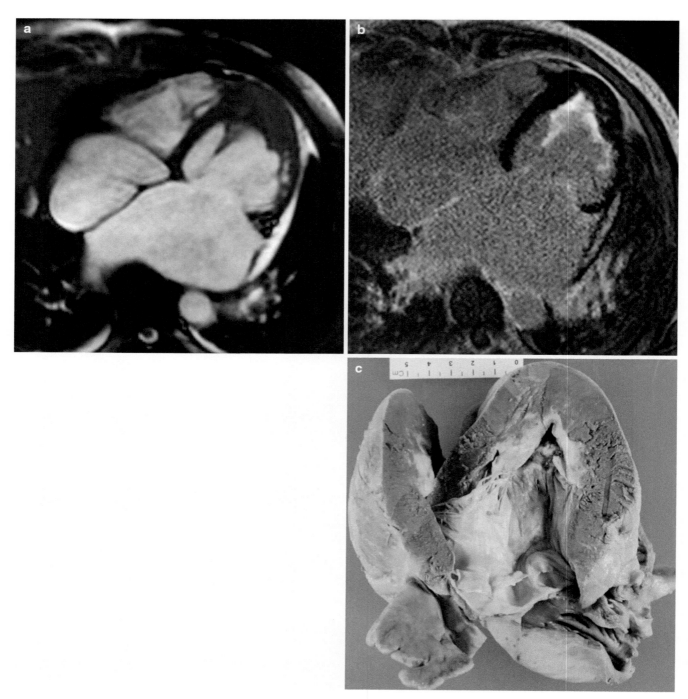

图 15.6　心内膜纤维化患者的 MRI 成像和病理标本 (a) 四腔心电影 MRI 显示心尖圆顿和心室变小 (★)。(b) 延迟增强 MRI 显示左心室心尖部心内膜的延迟增强。(c) 患者接受了心脏移植。心脏标本的图片显示心肌上白色硬化区域对应于 MRI 延迟增强的区域。(图 c 见彩图)

15.3　鉴别诊断

● 心包弹性丧失引起缩窄性心包炎,心脏舒张中期和晚期心室充盈障碍,表现为类似于限制型心肌病的血流动力学变化。

◆ B 型钠尿肽(BNP)水平升高,多普勒超声心动图显示呼吸引起的心室填充速度的变化最小,心肌多普勒成像的早期舒张期心肌运动速度降低,考虑限制型心肌病。

◆ 正常 B 型钠尿肽(BNP)水平,心室充盈速度随呼吸频繁变化,保留早期舒张期心肌运动速度,心包膜厚度增加或钙化提示心包炎。

15.4　小结

限制型心肌病是一种特定的心肌松弛功能受损疾病,导致严重的舒张功能障碍。心脏 MRI 可提供解剖学、形态学、功能信息以及关于发病机制、治疗指南和预后的信息。

参考文献

1. Elliott P, Andersson B, Arbustini E. Classification of the cardio-myopathies: a position statement from the European Society of Cardiology Working Group on Myocardial and Pericardial Diseases. Eur Heart J. 2008;29:270–6.
2. Kushwaha SS, Fallon JT, Fuster V. Restrictive cardiomyopathy. N Engl J Med. 1997;336:267–76.
3. Ammash NM, Seward JB, Bailey KR, et al. Clinical profile and outcome of idiopathic restrictive cardiomyopathy. Circulation. 2000;101:2490–6.
4. Quarta CC, Kruger JL, Falk RH. Cardiac amyloidosis. Circulation. 2012;126:e178–82.
5. Ruberg FL, Berk JL. Transthyretin (TTR) cardiac amyloidosis. Circulation. 2012;126:1286–300.
6. Vogelsberg H, Mahrholdt H, Deluigi CC, et al. Cardiovascular magnetic resonance in clinically suspected cardiac amyloidosis: noninvasive imaging compared to endomyocardial biopsy. J Am Coll Cardiol. 2008;51:1022–30.
7. Patel MR, Cawley PJ, Heitner JF, et al. Detection of myocardial damage in patients with sarcoidosis. Circulation. 2009;120:1969–77.
8. Iannuzzi MC, Fontana JR. Sarcoidosis: clinical presentation, immunopathogenesis, and therapeutics. JAMA. 2011;305:391–9.
9. Kondur AK, Li T, Vaitkevicius P, et al. Quantification of myocardial iron overload by cardiovascular magnetic resonance imaging T2* and review of the literature. Clin Cardiol. 2009;32:e55–9.
10. Guo H, Au WY, Cheung JS, et al. Myocardial T2 quantitation in patients with iron overload at 3 Tesla. J Magn Reson Imaging. 2009;30:394–400.
11. Salemi VM, Rochitte CE, Shiozaki AA, et al. Late gadolinium enhancement magnetic resonance imaging in the diagnosis and prognosis of endomyocardial fibrosis patients. Circ Cardiovasc Imaging. 2011;4:304–11.

急性心肌炎与其他心肌病

Yon Mi Sung，Yeon Hyeon Choe

目录

Electronic supplementary material Supplementary material is available in the online version of this chapter at 10.1007/978-3-642-36397-9_16.

Y.M. Sung
Department of Radiology, Gachon University Gil Hospital, Incheon, Republic of Korea
e-mail: yonmi.sung@gmail.com

Y.H. Choe (✉)
Department of Radiology, Samsung Medical Center, Sungkyunkwan University School of Medicine, Seoul, Republic of Korea
e-mail: yhchoe@skku.edu

摘要

心肌病是一组异质性心脏疾病。影像学可提供其形态学与功能学的特征。急性心肌炎的 MR 表现可反映疾病的组织病理学改变。致心律失常性右室发育不良/心肌病、左室致密化不全心肌病、应激性心肌病具有特征性的影像学表现。系统性血管炎累及心肌可通过 CT 与 MR 影像发现。

16.1 概述

- 心肌病是一组异质性心脏疾病。
- 影像学是评估心肌功能与组织学特征的必要工具。
- 本章描述心肌炎与心肌病。

16.2 影像检查方法和表现

16.2.1 急性心肌炎与慢性心肌炎

- 心肌炎是心肌肌层的浸润性炎性病变,并伴有心肌细胞坏死或变性。
  - 急性心肌炎与慢性心肌炎的标志物。
    - 炎性细胞积聚,心肌细胞水肿、坏死和(或)凋亡,细胞外间质水肿,心肌被纤维组织替代、修复。
  - 急性心肌炎主要由病毒引起,几周至几个月内病情常可自行恢复。
    - 21%的急性心肌炎患者可进展为慢性心肌炎或

扩张型心肌病,是由病毒的直接细胞毒性作用或慢性免疫过程引起。

- 发病机制
- ◆ 多种感染因子均可诱发心肌炎。
- ◆ 非感染性心肌炎的病因
- ○ 许多系统性和自身免疫性疾病,如结节病、巨细胞心肌炎、系统性红斑狼疮。
- ○ 药物与毒素。
- 青年人突发心脏骤停者,尸检结果发现 12%~22% 为心肌炎。
- 特征性影像学表现[1-5]
- ◆ T2 加权自旋回波成像,淋巴细胞浸润致心肌水肿。
- ◆ SSFP 序列心脏磁共振电影技术
- ○ 全心运动功能减退或运动障碍。
- ○ 非常适于功能恢复的评估。
- ○ 32%~57% 的心包积液。
- ◆ T1 加权快速自旋回波成像钆剂增强扫描早期 (EGE) 成像
- ○ 病变早期(两周)EGE 可显示心肌充血与毛细血管漏。
- ◆ 钆剂增强扫描晚期(LGE)/延迟强化成像
- ○ 反映不可逆心肌损害(即坏死与纤维化)。
- ○ 通常是心外膜下强化。

- ○ 局灶性、透壁性强化以及全心强化。
- ○ 钆剂增强扫描晚期,坏死引起的斑块状或结节状强化,与冠状动脉血管分布不一致。
- 心脏磁共振检测可疑慢性心肌炎[6]
- ◆ 定量心脏磁共振成像,钆剂增强扫描早期心肌水肿有助于确定心肌炎症,而钆剂增强扫描晚期价值有限。
- ◆ 与免疫组织学确定的炎症相比,CMR 参数具有最高的特异性和准确性。
- ○ 与骨骼肌相比,全心相对强化程度超过 4.0 即可诊断心肌炎。
- ○ 以全心相对强化程度、水肿比率为基础的心脏磁共振技术对心肌炎的检测具有较高的敏感性、特异性和准确性(图 16.1)。

16.2.2 致心律失常性右室发育不良/心肌病(ARVD/C)

- 心肌结构紊乱,病理特征为右室心肌被脂肪组织或纤维脂肪组织替代。
- 好发部位为结构上易于受机械应力影响的部位,如右室下壁、心尖、漏斗(所谓的发育异常三角)与左室下侧壁。
- 螺旋 CT 特征性表现[7]
- ◆ 右室扩大。

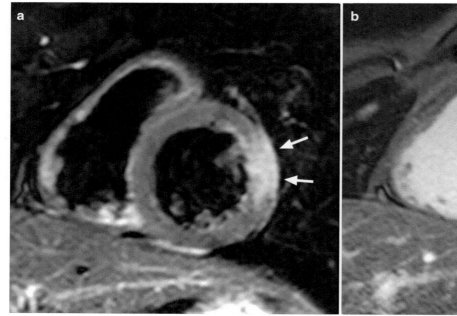
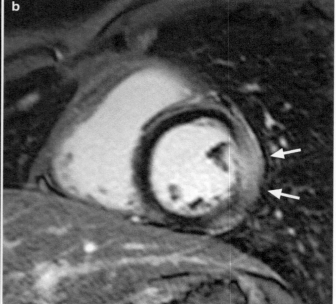

图 16.1 急性心肌炎患者的 MRI。(a)短轴 T2 加权图像显示左室侧壁心肌水肿。(b)短轴位钆剂增强扫描晚期显示沿左室侧壁的透壁性强化。

◆ 右室心肌明显的小梁间脂肪组织沉积,特别是前壁、心尖、下壁。

◆ 右室壁膨凸。

● 虽然心肌被纤维脂肪组织替代的诊断应由心内膜活检完成,但心脏 MR 正逐渐成为确诊的一种手段。

◆ ARVD 的 MRI 诊断标准已较完善,但是由于 MRI 依赖于脂肪组织信号强度,确诊率变化较大。

● 心脏 MR 特征性表现[4,8-10]

◆ 准确诊断 ARVD 需识别右室扩大、右室壁运动异常、右室游离壁凸出以及熟悉心肌脂肪的表现(薄的右室游离壁;右室心肌小梁间、中间带、室间隔、心外膜左室游离壁的脂肪)。

◆ MRI 可鉴别右室脂肪组织增生/肥大不伴全心或局部功能异常与 ARVD(表 16.1,图 16.2 和图 16.3)。

16.2.3　左室致密化不全心肌病

● 先天性异常的特征性表现为心外膜致密细薄,心内膜增厚,具有小梁,似海绵样结构。

● 常累及心尖和左室下壁、侧壁的中部。

● 特征性影像表现[12-14]

◆ 舒张末期,非致密性与致密性心肌比率超过2.3。

◆ 钆剂增强扫描延迟的强化与临床严重程度及左室收缩功能障碍有关。

◆ 肥厚型心肌病与致密化不全心肌病隐窝的鉴别[15]。

○ 肥厚型心肌病的隐窝贯穿致密心肌,而致密化不全心肌病的隐窝位于左室中部与基底部近下间壁,与左室射血分数降低无关。

表 16.1　生理性与病理性心肌脂肪分布的关键鉴别点[11]

心肌脂肪类型	部位	心肌内部位	心肌厚度	心室大小
生理性	右室游离壁前外侧,RVOT,有时位于右室小梁与左室心尖部	全层,心内膜下少见	正常或增厚	正常
ARVC	RVOT,右室游离壁,右室小梁,中间带,室间隔(右室侧),左室游离壁	心外膜下	薄	右室扩大
心肌梗死愈合	冠状动脉分布区,常位于左室	心内膜下多见	正常或变薄	正常或左室扩大
脂肪增生	右室游离壁	心外膜下	厚	正常

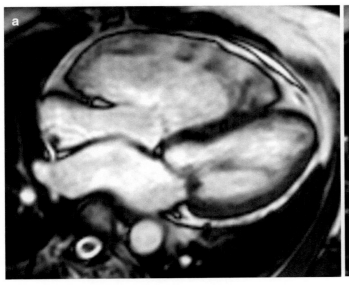
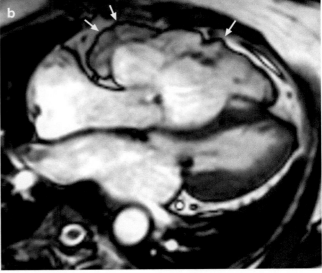

图 16.2　致心律失常性右室发育不良/心肌病患者 MRI(★)。四腔心电影成像:舒张末期(a)与收缩末期(b)显示右室明显扩张。箭头所指区域收缩功能严重下降。(c)钆剂增强扫描延迟短轴位图像显示沿右室的强化(箭头)。(待续)

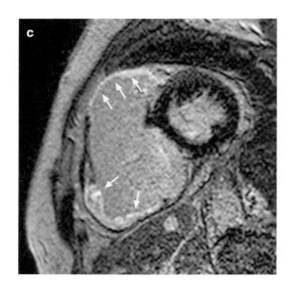

图 16.2(续)

○致密化不全心肌病的心肌为非致密层与致密层相间排列,该病主要发生于心尖及侧壁(图 16.4)。

16.2.4　应激性心肌病

● 应激性心肌病或 Takotsubo 心肌病是一种可逆的左室功能异常,具有急性心肌梗死样 ST 段抬高,但不伴冠状动脉病变,可释放少量心肌酶。

● 特征性影像表现

◆ 电影 MRI

○典型表现为左室心尖运动障碍致心尖膨隆。

○左室中部和心尖部运动减弱或障碍,当无冠状动脉阻塞性病变时,基底部运动代偿。

○当左室基底部和中部受累时,伴随心尖部正常收缩,病变区域出现反向运动[16]。

◆ T2 STIR 序列

○心室水肿表现为弥漫性或透壁性分布的高信号。

○水肿的部位位于左室的心尖部与中部,与冠状动脉分布不相关。

○心脏电影 MRI 序列显示水肿区域左室收缩功能异常。

◆ 增强扫描序列

○无灌注缺损与晚期强化有助于鉴别 Takotsubo 心肌病与其他疾病,如急性心肌梗死、急性心肌炎。

● 急性二尖瓣反流为潜在的严重的并发症[17,18](图 16.5)。

16.2.5　系统性血管炎相关心肌病

系统性血管炎可直接或间接引起多种心肌病变。

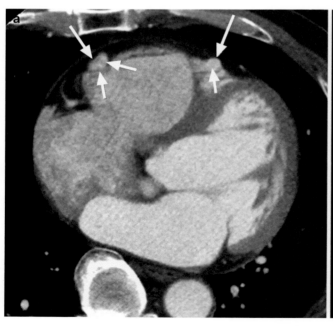

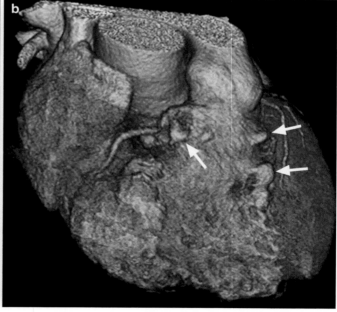

图 16.3　致心律失常性右室发育不良/心肌病患者的 CT。(a)轴位和(b)VR 成像显示右室局灶性动脉瘤。(图 b 见彩图)

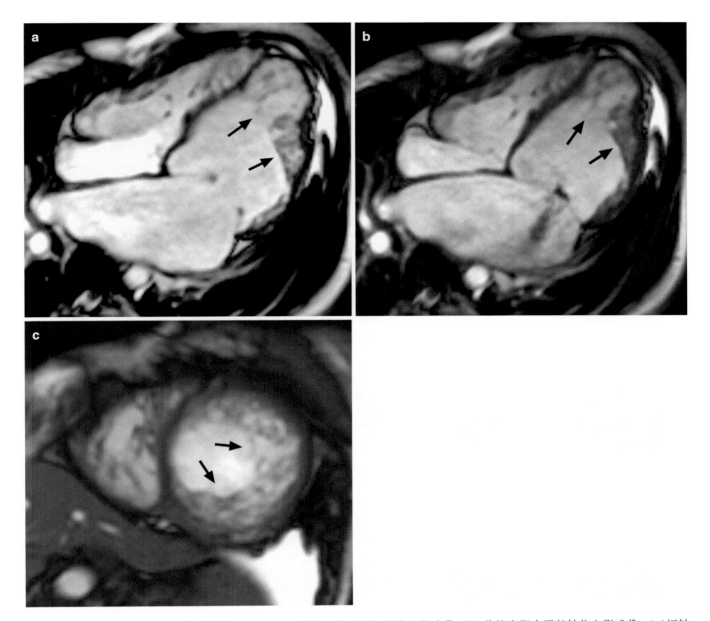

图 16.4 左室致密化不全心肌病患者的 MRI(★)。(a)舒张末期水平长轴位电影成像。(b)收缩末期水平长轴位电影成像。(c)短轴位电影成像显示,沿左室侧壁与心尖明显隆起的小梁网(箭头)。

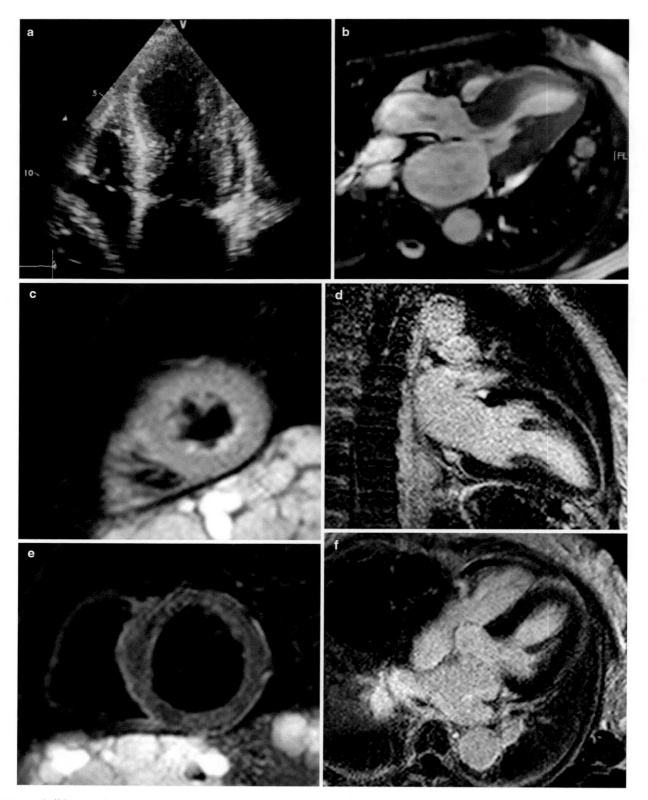

图 16.5 应激性心肌病患者的超声心动图与 MRI。水平长轴位电影成像(a)(★)。(b)(★)MR 电影成像显示同一部位严重的运动减弱或障碍,基底部运动代偿。(c,d)短轴位 T2 加权成像显示整个心尖部与中下室壁信号强度增高。(e,f)钆剂增强扫描晚期图像未见明显强化。

16.2.5.1　Churg-Strauss 综合征

● Churg-Strauss 综合征为系统性血管炎的一种少见类型,特征为坏死性小血管炎、血管外肉芽肿和嗜酸性粒细胞增多。

● 心肌受累常见,且为主要死因。

● 钆剂增强扫描晚期心肌强化与嗜酸性粒细胞浸润有关。

● 多数心内膜下晚期强化位于左室心尖部与中部[4,19,20](图 16.6)。

16.2.5.2　白塞病

● 白塞病是一种复发性的炎症性疾病,主要表现为反复发生的口腔炎、生殖器溃疡与眼部色素层炎。

● 心肌受累患者仅占 1%~5%(图 16.7)。

16.3　小结

影像学可为评估急性心肌炎与各种心肌病提供形态学与功能学信息。

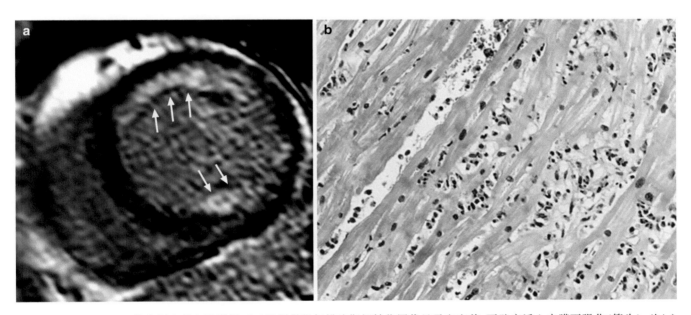

图 16.6　Churg-Strauss 综合征患者心肌受累。(a)钆剂增强扫描晚期短轴位图像显示左室前、下壁广泛心内膜下强化(箭头)。(b)心内膜心肌活检显示活动性炎症伴嗜酸性粒细胞增多。(图 b 见彩图)

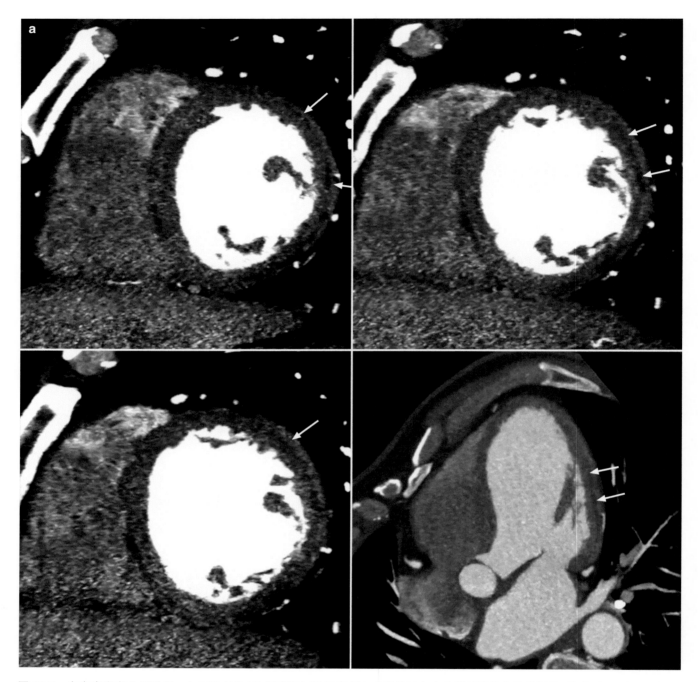

图 16.7 白塞病患者心肌受累。(a)CT 与(b)钆剂增强扫描晚期 MR 成像显示左室中部纤维化与脂肪浸润(箭头)的区域。(待续)

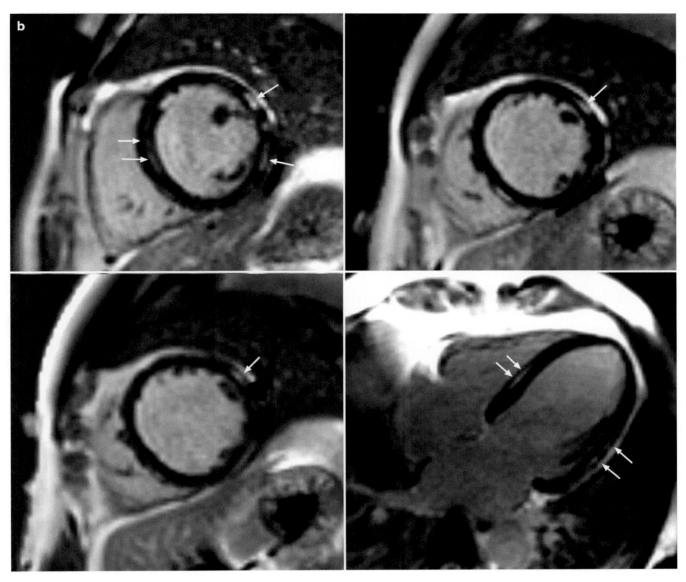

图 16.7（续）

参考文献

1. Friedrich MG, Sechtem U, Schulz-Menger J, Holmvang G, Alakija P, Cooper LT, White JA, Abdel-Aty H, Gutberlet M, Prasad S, et al. Cardiovascular magnetic resonance in myocarditis: A JACC White Paper. J Am Coll Cardiol. 2009;53(17):1475–87.

2. Childs H, Friedrich MG. Cardiovascular magnetic resonance imaging in myocarditis. Prog Cardiovasc Dis. 2011;54(3):266–75.

3. Yilmaz A, Ferreira V, Klingel K, Kandolf R, Neubauer S, Sechtem U. Role of cardiovascular magnetic resonance imaging (CMR) in the diagnosis of acute and chronic myocarditis. Heart Fail Rev. 2013;18(6):747–60.

4. Ordovas KG, Higgins CB. Delayed contrast enhancement on MR images of myocardium: past, present, future. Radiology. 2011;261(2): 358–74.

5. Friedrich MG. Tissue characterization of acute myocardial infarction and myocarditis by cardiac magnetic resonance. JACC Cardiovasc Imaging. 2008;1(5):652–62.

6. Gutberlet M, Spors B, Thoma T, Bertram H, Denecke T, Felix R, Noutsias M, Schultheiss H-P, Kuhl U. Suspected chronic myocarditis at cardiac MR: diagnostic accuracy and association with immunohistologically detected inflammation and viral persistence 1. Radiology. 2008;246(2):401–9.

7. Kimura F, Sakai F, Sakomura Y, Fujimura M, Ueno E, Matsuda N, Kasanuki H, Mitsuhashi N. Helical CT features of arrhythmogenic right ventricular cardiomyopathy1. Radiographics. 2002;22(5): 1111–24.

8. Tandri H, Macedo R, Calkins H, Marcus F, Cannom D, Scheinman M, Daubert J, Estes 3rd M, Wilber D, Talajic M, et al. Role of magnetic resonance imaging in arrhythmogenic right ventricular dysplasia: insights from the North American arrhythmogenic right ventricular dysplasia (ARVD/C) study. Am Heart J. 2008;155(1): 147–53.

9. Jain A, Tandri H, Calkins H, Bluemke DA. Role of cardiovascular magnetic resonance imaging in arrhythmogenic right ventricular dysplasia. J Cardiovasc Magn Reson. 2008;10:32.

10. Vermes E, Strohm O, Otmani A, Childs H, Duff H, Friedrich MG. Impact of the revision of arrhythmogenic right ventricular cardiomyopathy/dysplasia task force criteria on its prevalence by CMR criteria. JACC Cardiovasc Imaging. 2011;4(3): 282–7.

11. Kimura F, Matsuo Y, Nakajima T, Nishikawa T, Kawamura S, Sannohe S, Hagiwara N, Sakai F. Myocardial fat at cardiac imaging: how can we differentiate pathologic from physiologic fatty infiltration? Radiographics. 2010;30(6):1587–602.

12. Sparrow P, Merchant N, Provost Y, Doyle D, Nguyen E, Paul N. Cardiac MRI and CT features of inheritable and congenital conditions associated with sudden cardiac death. Eur Radiol. 2009;19(2):259–70.

13. Dursun M, Agayev A, Nisli K, Ertugrul T, Onur I, Oflaz H, Yekeler E. MR imaging features of ventricular noncompaction: emphasis on distribution and pattern of fibrosis. Eur J Radiol. 2010;74(1): 147–51.

14. Fazio G, Novo G, D'Angelo L, Visconti C, Sutera L, Grassedonio E, Galia M, Ferrara F, Midiri M, Novo S. Magnetic resonance in isolated noncompaction of the ventricular myocardium. Int J Cardiol. 2010;140(3):367–9.

15. Germans T, Nijveldt R, van Rossum AC. A more detailed view calls for more detailed definition: description of cardiac morphology

with high-resolution CT and MRI. Am J Roentgenol. 2008;190(2): W169.

16. Song BG, Chun WJ, Park YH, Kang GH, Oh J, Lee SC, Park SW, Oh JK. The clinical characteristics, laboratory parameters, electrocardiographic, and echocardiographic findings of reverse or inverted takotsubo cardiomyopathy: comparison with mid or apical variant. Clin Cardiol. 2011;34(11):693–9.

17. Izumo M, Nalawadi S, Shiota M, Das J, Dohad S, Kuwahara E, Fukuoka Y, Siegel RJ, Shiota T. Mechanisms of acute mitral regurgitation in patients with takotsubo cardiomyopathy: an echocardiographic study. Circ Cardiovasc Imaging. 2011;4(4):392–8.

18. Haghi D, Rohm S, Suselbeck T, Borggrefe M, Papavassiliu T. Incidence and clinical significance of mitral regurgitation in Takotsubo cardiomyopathy. Clin Res Cardiol. 2010;99(2): 93–8.

19. Marmursztejn J, Vignaux O, Cohen P, Guilpain P, Pagnoux C, Gouya H, Mouthon L, Legmann P, Duboc D, Guillevin L. Impact of cardiac magnetic resonance imaging for assessment of Churg-Strauss syndrome: a cross-sectional study in 20 patients. Clin Exp Rheumatol. 2009;27(1 Suppl 52):S70–6.

20. Knockaert DC. Cardiac involvement in systemic inflammatory diseases. Eur Heart J. 2007;28(15):1797–804.

第 **4** 部分

心脏瓣膜疾病

本书配有读者交流群

入群指南详见本书 目录后页

第 17 章

主动脉瓣性心脏病

Sung Min Ko

目录

Electronic supplementary material Supplementary material is available
in the online version of this chapter at 10.1007/978-3-642-36397-9_17.

S.M. Ko
Department of Radiology, Konkuk University
Hospital, Seoul, Republic of Korea
e-mail: ksm9723@yahoo.co.kr

摘要

主动脉瓣由 3 个半月瓣、一个瓣环和联合区组
成。随着人口的老龄化,主动脉瓣狭窄和关闭不全
的发生率逐步增加。主动脉瓣狭窄是进行瓣膜置换
术最常见的心脏瓣膜病。主动脉瓣二瓣化畸形是最
常见的先天性心脏畸形,常伴有主动脉瓣膜狭窄或
关闭不全以及其他心血管畸形。超声心动图是评估
主动脉瓣病变最基本的检查方法。心脏计算机断层
扫描(CT)和磁共振成像(MRI)是新兴的瓣膜病变
检查方法,不仅可显示瓣膜形态、定量评估瓣膜功
能障碍以及引起的血流动力学改变,还可同时显示

冠状动脉、升主动脉的解剖结构。本章主要介绍心脏 CT 和 MRI 定量评估主动脉瓣功能障碍的严重程度,以及主动脉瓣正常解剖、先天畸形、获得性主动脉瓣膜病以及人工瓣膜功能障碍的影像表现。

17.1 主动脉瓣的正常解剖

- 主动脉瓣由 3 个半月瓣(右冠瓣、左冠瓣和无冠瓣)、一个瓣环和联合区组成(图 17.1)。
- 主动脉瓣形态评估主要于收缩及舒张期轴位、矢状位进行。
- 心脏 CT 和 MRI 能准确显示主动脉瓣解剖形态和运动功能的异常。

17.2 超声心动图、心脏 CT 和心脏 MRI 的成像意义

- 超声心动图是评估主动脉瓣疾病最常用的影像方法,时间分辨率高且能显示瓣膜的解剖和功能特性。但其准确性与操作者手法、经验密切相关,且不能对主动脉瓣病变做出全面评估。
- 心脏 CT 和 MRI 可完成超声心动图无法明确的主动脉瓣病变及引起的血流动力学改变。对于重度钙化型主动脉瓣狭窄,心脏 CT 和 MRI 可提供更加准确的瓣膜形态和升主动脉解剖信息。

- 心脏 CT 不仅能检测出瓣膜钙化,并且可对其做出定量分析。
- 心脏 CT 采用回顾性心电(ECG)门控扫描和 ECG 管电流调制技术可将多期相的图像制作成电影,不仅可清晰地对瓣叶开放和关闭过程中的形态变化进行动态观察,还可直接测量主动脉瓣瓣口面积(A-VA)和主动脉瓣关闭不全反流束面积(ROA)。
- 心脏 MRI 采用平衡稳态自由进动(b-SSFP)序列和相位对比(PC)技术可显示主动脉瓣瓣膜形态,定性和定量分析瓣膜功能障碍,同时准确评估左心室(LV)功能和质量。
- 另外,延迟强化成像和 T1 测图技术可实现无创检测和量化重度主动脉瓣病变引起的心肌纤维化。

17.3 主动脉瓣疾病

17.3.1 主动脉瓣狭窄(AS)

- AS 是最常见的单纯性心脏瓣膜病变。
- AS 的主要原因包括与年龄相关的退行性主动脉瓣钙化、主动脉瓣二瓣化畸形和风湿性心脏病。
- ACC/AHA 指南中,重度 AS 定义为:①射流速度>4m/s;②平均压力阶差>40mmHg;③瓣口面积≤1cm² (表 17.1)[3]。
- 典型的三联征:心绞痛、晕厥和心力衰竭。
- 治疗:瓣膜置换术、经皮主动脉瓣球囊成形术

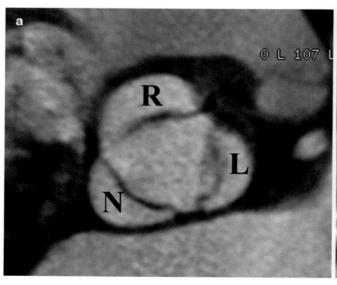
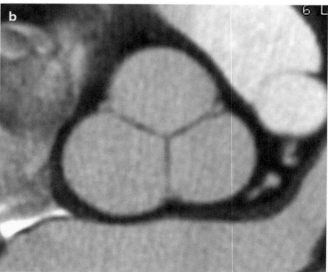

图 17.1 主动脉瓣和主动脉根部的正常典型结构。斜轴位 CT 图像(a,b)显示正常大小的主动脉瓣于心脏收缩期开放(a)和心脏舒张期关闭(b)。R,右冠状窦;L,左冠状窦;N,无冠状窦。

和经导管主动脉瓣植入术。

17.3.2　主动脉瓣关闭不全(AR)

● 主动脉瓣关闭不全病因包括主动脉瓣本身病变(主动脉瓣二瓣化畸形、风湿性心脏病、感染性心内膜炎、系统性疾病)、主动脉根部扩张(高血压、主动脉环扩张、系统性疾病、主动脉夹层),或两者兼有。

● 临床上,慢性主动脉瓣关闭不全发病隐匿,可维持数十年,但急性主动脉瓣关闭不全可能导致心力衰竭或心源性休克。

● 重度主动脉瓣反流定义为:①射流宽度>6mm;②射流宽度≥左心室流出道的65%;③每次搏动的反流量≥60mL;④反流分数(RF)≥50%;⑤有效反流束面积≥0.3cm²(表 17.2)[3]。

17.4　综合评估主动脉瓣病变的 CT 定量技术

17.4.1　瓣膜钙化分析

主动脉瓣钙化积分与 AS 严重程度相关,与主动脉瓣形态无关(图 17.2)[4]。

17.4.2　主动脉瓣瓣口面积(AVA)和主动脉瓣关闭不全反流束面积(ROA)的心脏CT 测量

● 通过动态电影图像确定主动脉瓣瓣膜开放最大期(收缩期,约 20% R-R 间期)和关闭期(舒张期,60%~70% R-R 间期)。

● 横截面平面图用于测量主动脉瓣最窄处瓣口面积(通常在瓣叶的尖端),平行于主动脉瓣边界平面图(主动脉根部的长轴面及其垂直面)用于测量瓣口反流束面积。

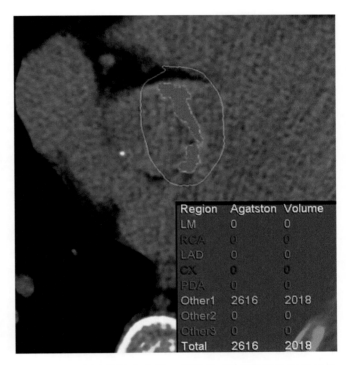

图 17.2　心脏瓣膜钙化分析。增强前 CT 的斜轴位图像显示Agatston 积分和容积积分定量评估主动脉瓣钙化情况。

表 17.1　AS 严重程度分级(超声心动图)

	轻度	中度	重度
瓣口面积(cm²)	>1.5	1.0~1.5	<1.0
平均压力阶差(mmHg)	<25	25~40	>40
射流速度(m/s)	<3.0	3.0~4.0	>4.0
瓣口面积指数(cm²/m²)			<0.6

表 17.2　AR 严重程度分级(超声心动图或导管插入术)

	轻度	中度	重度
彩色多普勒射流宽度	<左心室流出道的 25%	左心室流出道的 25%~65%	>左心室流出道的 65%
多普勒射流宽度(cm)	<0.3	0.3~0.6	>0.6
每次搏动的反流量(mL/beat)	<30	30~59	≥60
反流分数(%)	<30	30~49	≥50
反流束面积(cm²)	<0.10	0.10~0.29	≥0.30

● 重建图像中,瓣口反流束面积的测量平面与反流孔隙平行。

● CT 平面测量法对主动脉瓣瓣口面积解剖结构的测量与心脏超声对其实际狭窄的测量相比,前者测量值轻度偏高。

● 对于轻、中、重度主动脉瓣反流,使用瓣口反流束面积无法确定主动脉瓣反流分级的临界值。

● 当以瓣口反流束面积(25mm² 和 75mm²)分界时,心脏 CT 显示的准确性较高(图 17.3 和图 17.4)[1,5,6]。

17.4.3　升主动脉内径的测量

● 通过舒张期斜冠面重建测量 4 个水平的升主动脉内径:1 级,主动脉瓣环;2 级,主动脉窦瘤中点;3 级,窦管交界;4 级,右肺动脉水平。

● 重度主动脉瓣二瓣化畸形(BAV)狭窄患者的主动脉直径显著高于主动脉瓣三瓣化畸形狭窄(TAV)的患者(图 17.5)[7]。

17.4.4　左心室流出道面积和内径的测量

● 心脏收缩期,于主动脉瓣下方垂直于主动脉根

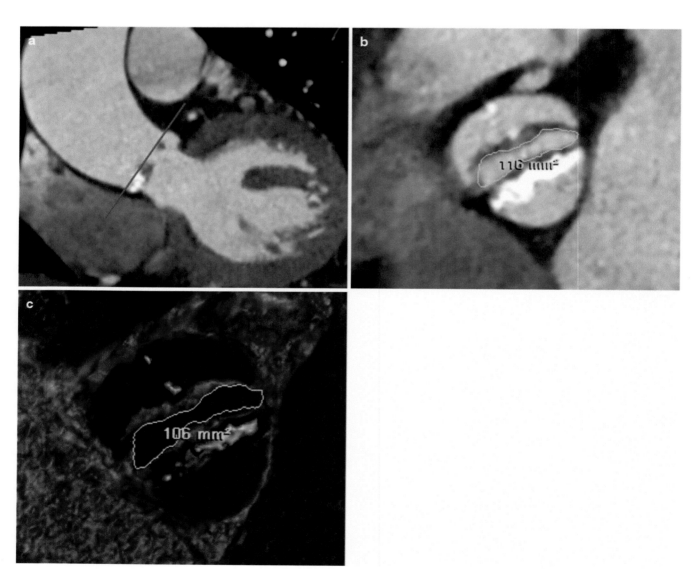

图 17.3　主动脉瓣二瓣化畸形患者的主动脉瓣瓣口面积的测量。CT 斜冠状位(a)图像显示在主动脉瓣边界平面测量主动脉瓣瓣口面积(红线)。CT 斜轴位(b)和厚层四维重建图像血池反转技术(c)平面测量主动脉瓣瓣口面积分别为 1.16cm² 和 1.06cm²。

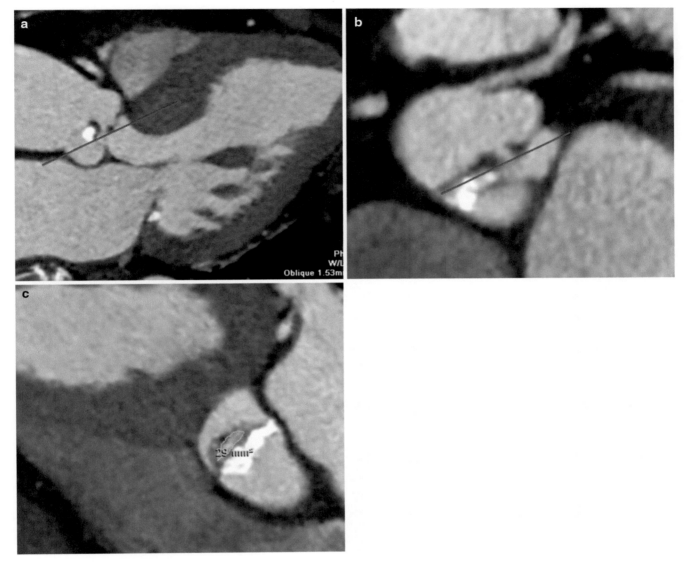

图 17.4　主动脉瓣关闭不全患者瓣口反流束面积测量病例。在主动脉根部(a)的斜矢状位上，横向定位斜面平行于反流孔产生改进后的斜轴位主动脉瓣重建图(b)。横向定位面在改进后的斜轴位主动脉瓣重建图(b)上平行于反流孔产生测量实际瓣口反流束面积的主动脉瓣双倾斜轴位图像(c)。

部长轴及其垂直面上，测量左心室流出道面积和内径。

- 当左心室流出道的实际面积用平面测量法测定并输入到连续性方程中时，实时超声心动图测得的主动脉瓣瓣口面积与解剖值之间差异减小。

- 左心室流出道平面测量法指导重度主动脉瓣狭窄患者行瓣膜置换时室间隔肌的切除（图 17.6）。

17.4.5　左室容积和收缩功能的测量

- 使用收缩末期、舒张末期及衰减期短轴电影图像计算左心室舒张末期容积（EDV）、收缩末期容积（ESV）、每搏输出量（SV）和射血分数（EF）。

- 在左心室整体功能评估方面，基于衰减技术的心脏 CT 具有高度可重复性，且与运用 Simpson 法的心脏 MRI 及改进后 Simpson 法的超声心动图相比更有优势。

17.5　综合评估主动脉瓣疾病的 MRI 定量技术

17.5.1　主动脉瓣狭窄严重程度的量化

- PC 心脏 MRI 技术是一种量化血流量和流速的

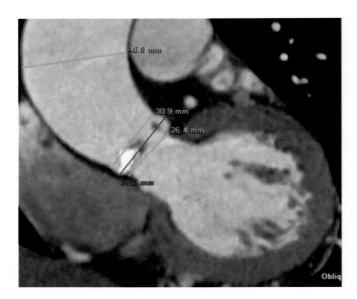

图 17.5　升主动脉内径测量病例。CT 斜冠状位图像显示，重度主动脉瓣二瓣化畸形狭窄患者舒张期升主动脉的根部及管状部分的测量。如病例所示，主动脉瓣二瓣化畸形狭窄与升主动脉管状部分的动脉瘤样扩张相关。

技术，它是基于移动质子的积累相。

- 在垂直于血管平面（"through-plane"）的图像上评估血流速度。
- "In-plane" 相位对比脉冲序列，可评估射流速度，并协助规划 "through-plane"。
- PC 心脏 MRI 技术产生反映所选平面解剖结构的幅度图及编码每个体素内速度的相位速度图。

- 通过改进的 Bernoulli 方程 $\Delta P = 4V^2$ 估算主动脉瓣压力梯度，其中 P 是狭窄处的压力（mmHg），V 是速度（m/s）。
- 由于心脏 MRI 的时间分辨率低于多普勒超声心动图，且心脏 MRI 的体内反转自旋部分与加速度、湍流及血管内的部分容积平均值相关，因此，对重度主动脉瓣狭窄患者进行流量评估中，使用 PC 技术往往低估了其真实值（图 17.7）[2]。

17.5.2　左室容积、收缩功能和质量的测量

- 心脏 MRI b-SSFP 脉冲序列被认为是左室容积和心肌质量评估的标准。左室质量增加（压力过载性左心室肥大）是左室功能障碍的预测因子。

17.5.3　主动脉瓣瓣口面积的测量

- 主动脉瓣瓣口面积采用 b-SSFP 直接测距法或 PC 心脏 MRI 连续方程法。
- 由于瓣膜边缘钙化和血液湍流的影响，直接测距法对伴钙化的主动脉狭窄并不准确[2,8]。

17.5.4　主动脉瓣关闭不全分级的血流定量分析

- PC 心脏 MRI 技术仅在主动脉瓣环近端或窦管交界上方的近端升主动脉上应用，总体血液搏出量和反流容积被直接测量为顺行和逆行主动脉容积。
- 反流率和反流分数的直接量化与多普勒超声

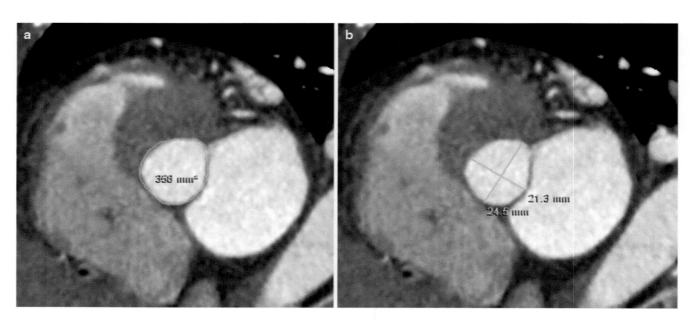

图 17.6　左心室流出道面积和内径测量病例。CT 双斜轴位图像显示收缩期左心室流出道最窄处的面积(a)和内径(b)的测量。

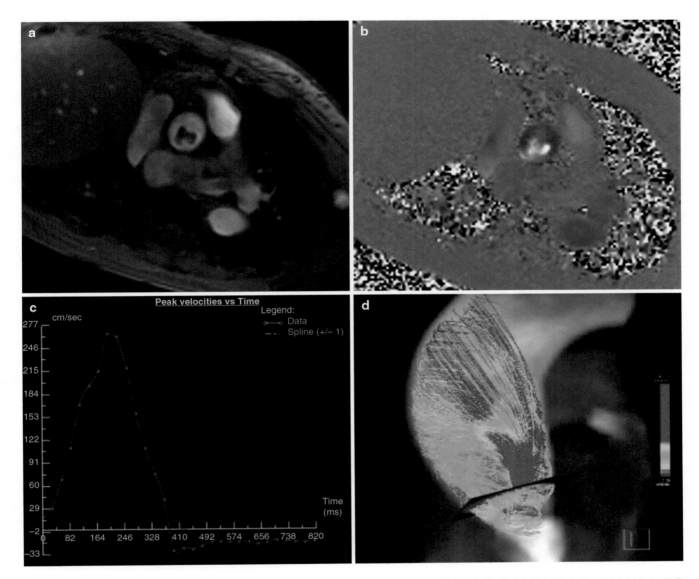

图 17.7　主动脉狭窄中的血流速度图示例。(a,b)使用 PC 心脏 MRI 技术在主动脉瓣上方的平面定量评估血流。幅度图(a)、相位图(b)对应的 PC 速度图(c)和四维血流像(d)。根据改进的 Bernoulli 方程，峰值速度为 2.7m/s，估计的压力梯度为 29mmHg。重度主动脉瓣二瓣化畸形狭窄患者四维血流像见升主动脉瘤样扩张伴收缩期异常漩涡血流(d)(★)。

心动图和血管造影提供的半定量评估有很好的相关性。

　　● 心脏 MRI 评估主动脉瓣关闭不全的反流分数：轻度为<20%，中度为 20%~40%，重度为>40%(图 17.8)[2]。

17.6　主动脉瓣二瓣化畸形(BAV)

　　● BAV 是最常见的先天性心脏畸形，发病率为 1%~2%。

　　● 常合并瓣膜并发症(主动脉瓣狭窄、主动脉瓣关闭不全、感染性心内膜炎)和主动脉并发症(升主动脉扩张、动脉瘤形成、主动脉夹层)等其他心血管畸形。

　　● 主动脉瓣二瓣化畸形的形态特征通常包括两个不等大的瓣尖(由于两个瓣尖融合形成一个较大的瓣尖)，中间有一个嵴和瓣叶间的接合缘。右冠瓣和左冠瓣融合(A-P 表型)形成一个大瓣是主动脉瓣二瓣化

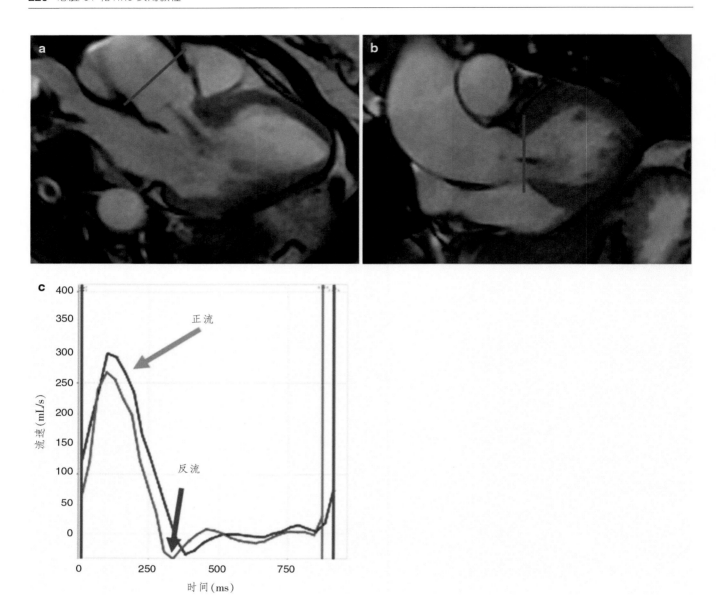

图 17.8   主动脉关闭不全血流量图像示例。(a–c)三腔心(a)和升主动脉(b)心脏 MR b-SSFP 图像显示舒张期主动脉瓣下方的反流脉冲。(c)PC 心脏 MRI 技术获得的主动脉瓣图显示心脏收缩期顺行血流量和舒张期反流血流量。PC 心脏 MRI 定量分析主动脉瓣以上的反流量为 31.8mL,反流分数为 41%(a),主动脉瓣以下的反流量为 18.4mL,反流分数为 23%(b)。

畸形最常见的类型,常伴发主动脉瓣狭窄和主动脉缩窄。

● 年轻患者中,右冠瓣和无冠瓣融合(R-N 表型)的主动脉瓣二瓣化畸形伴主动脉瓣狭窄和主动脉瓣关闭不全的概率会更大。

● 主动脉瓣二瓣化畸形的典型影像特征为舒张期两个功能正常的瓣叶显示为单一闭合的细线,收缩期呈"鱼口状"开放。

● 当二叶瓣有未分化的嵴或瓣膜明显钙化时,主动脉瓣二瓣化畸形在舒张期可能显示为三叶瓣。

● 当早期伴发钙化时,主动脉瓣狭窄是主动脉瓣

二瓣化畸形最常见的并发症。

● 主动脉瓣关闭不全的发生是由较大的融合瓣叶脱垂、纤维环收缩、主动脉根部动脉瘤样扩张以及继发于感染性心内膜炎的瓣环或瓣膜破坏引起(图17.9)[9,10]。

17.7 主动脉瓣四瓣化畸形(QAV)

● QAV 一种非常罕见的先天性心脏畸形,目前公认当合并主动脉瓣关闭不全时需及时手术治疗。

● 心脏 CT 不仅可显示主动脉瓣四瓣化畸形的形

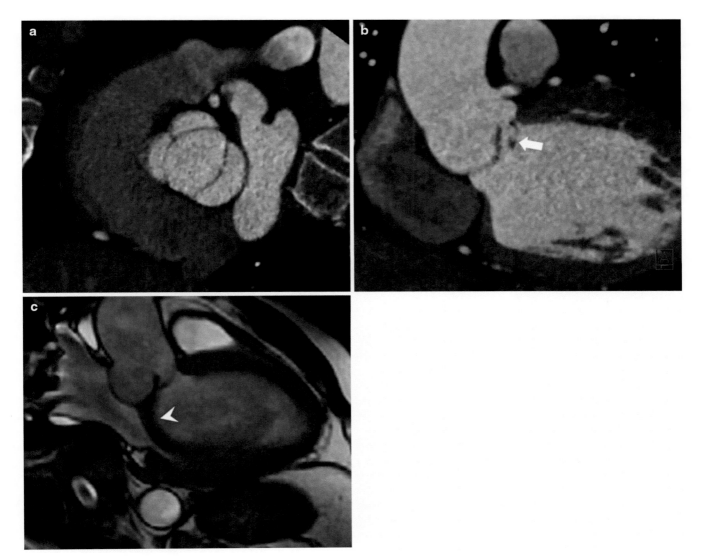

图 17.9　主动脉瓣二瓣化畸形伴主动脉瓣关闭不全。(a–c)收缩期(a)和舒张期(b)(★)斜轴位图像显示主动脉瓣二瓣化畸形伴瓣叶脱垂(箭头),(c)(★)心脏 MR b-SSFP 图像显示舒张期主动脉瓣下方向二尖瓣前叶的偏心反流(三角箭头)。

态学改变,且可准确评估伴发的先天畸形如主动脉瓣关闭不全。心脏 MRI 可同时显示主动脉瓣四瓣化畸形的形态、功能学信息(图 17.10)[11]。

17.8　主动脉窦瘤合并主动脉瓣关闭不全

- 罕见的先天性或获得性(感染性心内膜炎、退行性变和创伤)心脏病变。

- 常合并其他心脏畸形：室间隔缺损、主动脉瓣关闭不全、主动脉瓣二瓣化畸形和冠状动脉畸形。
- 右冠窦(72%)、无冠窦(22%)和左冠窦(6%)。
- 主动脉窦瘤未破裂时通常无症状,当压迫邻近心脏结构时可表现一定的临床症状。
- 主动脉瓣关闭不全是主动脉窦瘤及主动脉窦瘤破裂的常见(30%~50%)并发症。
- 心脏 CT 和 MRI 可准确评估主动脉窦瘤的起源、大小、并发症(主动脉瓣关闭不全、主动脉分流、右

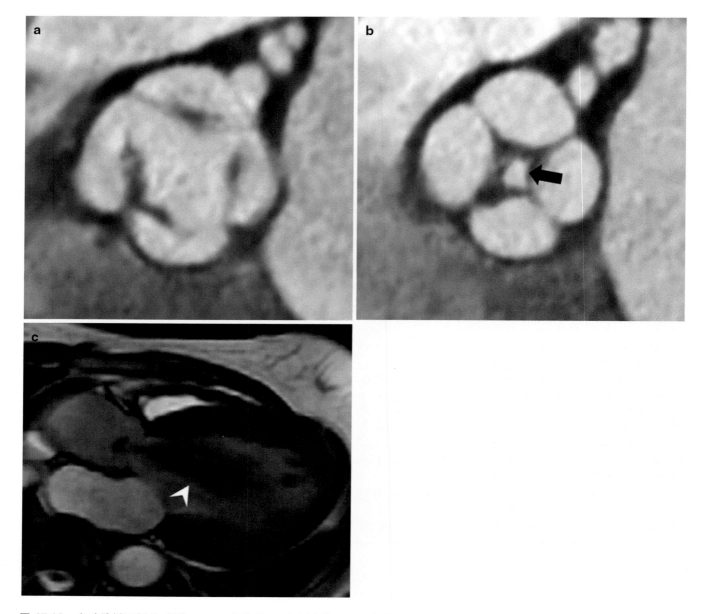

图 17.10 主动脉瓣四瓣化畸形。(a–c)收缩期(a)和舒张期(b)(★)斜轴位图像显示主动脉瓣四瓣化畸形瓣叶中心对合不严(箭头)。(c)(★)心脏 MR b-SSFP 图像显示舒张期主动脉瓣下的中央反流(三角箭头)。

心室流出道狭窄)和心脏邻近结构(图 17.11)[12]。

17.9 退行性主动脉瓣狭窄

- 主动脉瓣的退行性钙化和瓣叶的增生硬化导致瓣叶活动受限。
- 其瓣叶交界处无粘连和融合。
- 常伴发二尖瓣及冠状动脉的钙化。

- 主动脉瓣钙化与冠状动脉斑块(钙化斑块和混合斑块)相关性极高(图 17.12)[11]。

17.10 风湿性主动脉瓣疾病

- 风湿性炎症导致瓣叶交界处融合,瓣叶纤维化、钙化。
- 常伴发风湿性二尖瓣疾病。

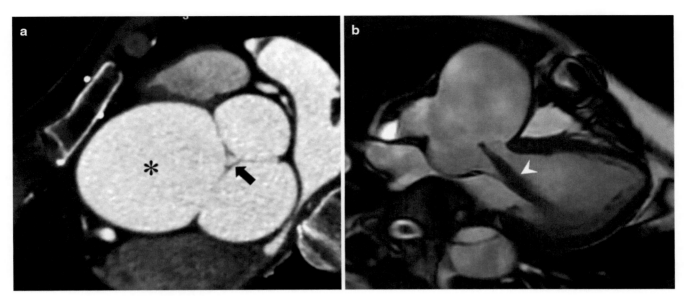

图 17.11　主动脉窦瘤合并主动脉瓣关闭不全。(a,b)收缩期(a)(★)斜轴位图像显示主动脉窦瘤起源于右冠窦(★)且中心对合不严(箭头)。(b)(★)心脏 MR b-SSFP 图像显示舒张期主动脉瓣下的中央反流(三角箭头)。

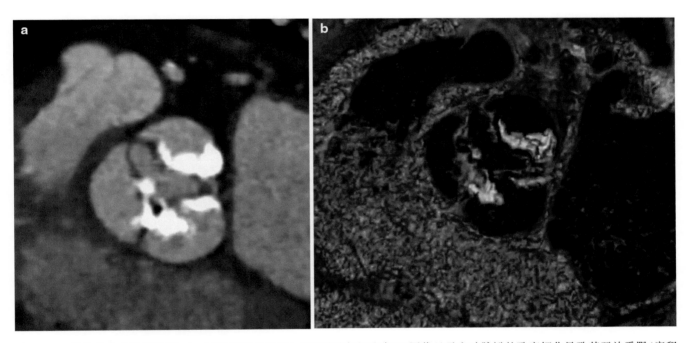

图 17.12　退化性主动脉瓣狭窄。(a,b)收缩期斜轴位(a)和厚层容积重建(b)图像显示主动脉瓣的致密钙化导致其开放受限(容积重建图像中的灰色)。

● 狭窄、关闭不全或两者同时发生(图 17.13)[1]。

17.11　主动脉瓣环扩张合并主动脉瓣关闭不全

● 主动脉中层囊性坏死。

● 引发主动脉根部进行性扩张、主动脉瓣关闭不全(血流动力学显著改变)。

● 主动脉根部夹层形成或破裂。

● 马方综合征(60%~80%)和特发性(30%)。

● 始于主动脉窦扩张,继而窦管交界,最终主动脉瓣环。

17.12　与室间隔缺损相关的主动脉瓣脱垂、主动脉瓣关闭不全

● 主动脉瓣脱垂(AVP)主要是右冠瓣脱垂,部分室间隔缺损(VSD)的患者可发生主动脉瓣关闭不全。

● 主动脉瓣脱垂最可能的机制是 Venturi 效应。

● 与膜周部室间隔缺损相比,干下型室间隔缺损更易并发主动脉瓣关闭不全[13]。

17.13　白塞病相关的主动脉瓣病变

● 一种非常罕见且危及生命的心血管并发症,易被误诊为感染性心内膜炎。

● 主动脉炎累及主动脉根部和主动脉瓣,引起主动脉瓣关闭不全(可能与瓣膜炎、主动脉窦瘤、主动脉瓣脱垂、穿孔相关)。

● 与 Takayasu 动脉炎相比,白塞病患者术后并发症(如人工瓣裂或瓣周漏)的发病率相对较高。

● 心脏 CT 有助于监测假性动脉瘤、赘生物样肿块和术后并发症(图 17.14)[14]。

17.14　感染性心内膜炎

● 1/2 的感染性心内膜炎患者累及主动脉瓣。

● 瓣膜形成的感染性赘生物或结节性赘生物最常位于主动脉瓣的瓣叶心室面,可能导致动脉栓塞。

● 局部并发症:赘生物形成、瓣膜穿孔、动脉瘤形成、瓣环脓肿、瘘、腱索断裂、瓣周脓肿和假性动脉瘤。

● 治愈性心内膜炎:尖端游离缘凹陷,尖端穿孔,动脉瘤,腱索断裂,瘘管愈合。

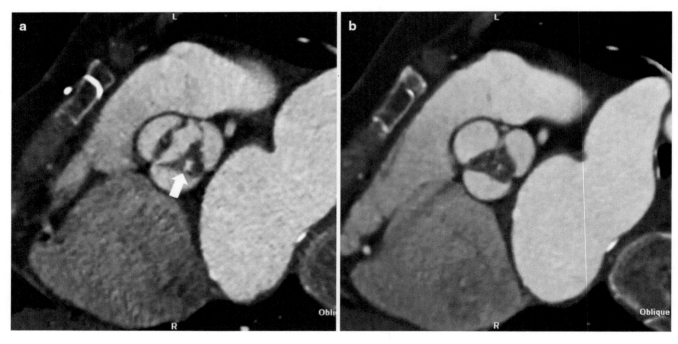

图 17.13　风湿性主动脉瓣狭窄。(a,b)收缩期(a)和舒张期(b)斜轴位图像显示无冠瓣和左冠瓣交界处融合(箭头)。所有瓣膜弥漫增厚伴轻微钙化。

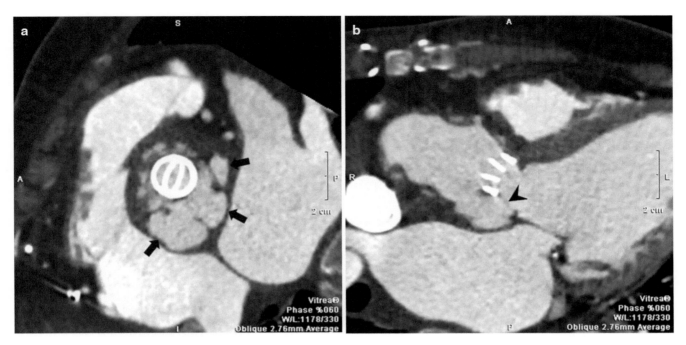

图 17.14 白塞病累及主动脉根部伴假性动脉瘤形成。(a,b)收缩期斜轴位图像(a)和斜矢状位图像(b)显示,白塞病患者人工主动脉瓣周围体积较大,呈分叶状的假性动脉瘤形成(箭头)。人工主动脉瓣与主动脉瓣环之间有较大的瓣裂形成(三角箭头)。

● 与经食管超声心动图相比,心脏 CT 对赘生物、瓣周脓肿和假性动脉瘤的诊断以及其他感染性并发症,如脓毒性肺栓塞和肾动脉栓塞、肾梗死的显示具有较高的准确性(图 17.15)[15]。

17.15 原发性主动脉瓣血栓形成

● 一种与主动脉瓣疾病、瓣膜置换、血液高凝、感染性心内膜炎或自身免疫性疾病相关的罕见疾病。

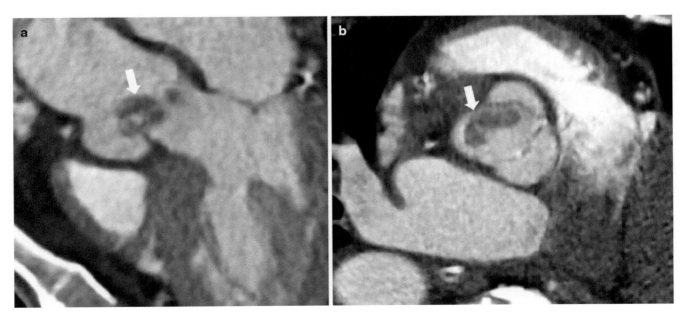

图 17.15 感染性心内膜炎累及主动脉瓣。(a,b)收缩期斜矢状位图像(a)和斜轴位图像(b)显示,感染性心内膜炎患者形成的较大赘生物附着于左冠瓣和右冠瓣(箭头)。

● 临床意义:栓塞的诊断和鉴别诊断[16]。

17.16 人工瓣膜评估

● 目前临床最常用的瓣膜是 St Jude 瓣膜和 Carpentier-Edwards 瓣膜。

● 较高的空间分辨率和较轻的金属伪影使心脏 CT 观察人工瓣膜有很大优势。

● 心脏 MRI 的亮血序列上人工瓣膜通常表现为信号的缺失。

17.17 人工瓣膜功能障碍

● 人工瓣膜本身结构破坏或瓣膜血管翳、血栓或赘生物形成的继发改变均可致人工瓣膜功能障碍。

● 电影心脏 CT 可清楚地显示由血栓、赘生物或血管翳形成引起的人工瓣叶活动受限(图 17.16)继发于感染性心内膜炎的瓣周脓肿、瘘、假性动脉瘤以及人工瓣裂。

● 但人工机械瓣膜功能障碍的评估有一定的局限性,人工瓣及瓣周的反流信号易被人工瓣膜的信号所掩盖[17]。

17.18 心脏 CT 评估经导管主动脉瓣置入术(TAVI)

● 人工瓣膜的置入通常由股动脉送入介入导管。

● 心脏 CT 可评估最佳进入路径,升主动脉、主动脉根部和主动脉瓣环内径, 主动脉瓣形态和钙化程度,冠状动脉开口处解剖和合适的投影角度。

17.19 心脏 MRI 在重度主动脉瓣疾病的最新进展

● 四维相位对比(PC)心脏 MRI 技术可显示主动脉瓣疾病患者胸主动脉血流的多向流速和血流模式,同时可评估主动脉瓣疾病的血流动力学改变。

● 心脏 MRI 延迟强化成像可实现无创检测重度主动脉瓣疾病患者的心肌纤维化病灶。对于重度 AS 患者心肌纤维化是独立的生存预测因子[18]。

● 心脏 MRI T1 测图技术可评估重度 AS 患者的弥漫性心肌纤维化。

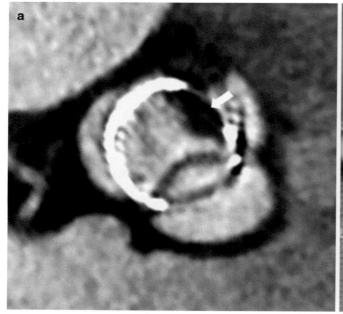
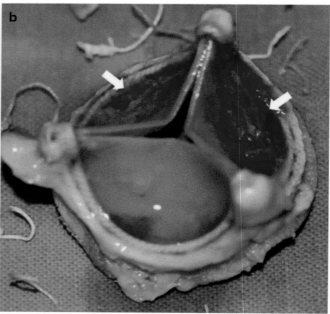

图 17.16　人工主动脉瓣血栓形成。(a,b)收缩期斜轴位 CT 图像(a)显示人工主动脉瓣内低密度血栓形成(箭头)。外科手术证实为血栓形成(箭头)(b)。

17.20　小结

1.主动脉瓣狭窄(AS)最常见的原因包括与年龄相关的退行性主动脉瓣钙化、主动脉瓣二瓣化畸形。

2.风湿性主动脉瓣病变的特点是主动脉瓣叶交界处融合,常伴发风湿性二尖瓣疾病。

3.主动脉瓣关闭不全由一系列累及瓣膜、联合区、主动脉窦、主动脉根部或升主动脉的疾病所致。

4.主动脉瓣二瓣化畸形是最常见的心血管畸形,常合并瓣膜、主动脉并发症等其他心血管畸形。

5.感染性心内膜炎是由原发(先天性或风湿性主动脉瓣疾病)或继发(人工瓣膜)瓣膜病变引起的一种危及生命的疾病。

6.主动脉瓣肿瘤(乳头状弹力纤维瘤、黏液瘤、纤维瘤、肉瘤和错构瘤)不常见,需与赘生物和血栓相鉴别。

7. 人工瓣膜功能障碍病因包括人工瓣膜本身结构破坏或瓣膜血管翳、血栓或赘生物形成等的继发改变。

8.心脏 CT 和 MRI 可提供主动脉瓣解剖结构和血流动力学改变的功能信息。

9.相比于心脏 MRI,超声心动图有一定的局限性,心脏 MRI 能精准定量主动脉瓣反流容积分数、心肌纤维化程度、左室功能和升主动脉内径。

10.心脏 CT 可用于评估主动脉瓣钙化、人工瓣膜功能障碍、感染性心内膜炎、冠状动脉和升主动脉的解剖结构。

参考文献

1. Bennett CJ, Maleszewski JJ, Araoz PA. CT and MR imaging of the aortic valve: radiologic-pathologic correlation. Radiographics. 2012;32:1399–420.
2. Cawley PJ, Maki JH, Otto CM. Cardiovascular magnetic resonance imaging for valvular heart disease. technique and validation. Circulation. 2009;119:468–78.
3. Bonow RO, Carabello BA, Chatterjee K, de Leon AC, Faxon DP, Freed MD, et al. Focused update incorporated into the ACC/AHA 2006 guidelines for the management of patients with valvular heart disease: a report of the American College of Cardiology/American Heart Association Task Force on Practice Guidelines (Writing Committee to Revise the 1998 Guidelines for the Management of Patients With Valvular Heart Disease): endorsed by the Society of Cardiovascular Anesthesiologists, Society for Cardiovascular Angiography and Interventions, and Society of Thoracic Surgeons. Circulation. 2008;118:e523–661.
4. Ferda J, Linhartova K, Kreuzberg B. Comparison of the aortic valve calcium content in the bicuspid and tricuspid stenotic aortic valve using non-enhanced 64-detector-row-computed tomography with prospective ECG-triggering. Eur J Radiol. 2008; 68:471–5.
5. Goffinet C, Kersten V, Pouleur AC, le Polain de Waroux JB, Vancraeynest D, Pasquet A, et al. Comprehensive assessment of the severity and mechanism of aortic regurgitation using multidetector CT and MR. Eur Radiol. 2010;20:326–36.
6. Alkadhi H, Desbiolles L, Husmann L, Leschka S, Scheffel H, Vachenauer R, et al. Aortic regurgitation: assessment with 64-section CT. Radiology. 2007;245:111–21.
7. Son JY, Ko SM, Choi JW, et al. Measurement of the ascending aorta diameter in patients with severe bicuspid and tricuspid aortic valve stenosis using dual-source computed tomography coronary angiography. Int J Cardiovasc Imaging. 2011;27 Suppl 1:61–71.
8. Kupfahl C, Honold M, Meinhardt G, Vogelsberg H, Wagner A, Mahrholdt H, et al. Evaluation of aortic stenosis by cardiovascular magnetic resonance imaging: comparison with established routine clinical techniques. Heart. 2004;90:893–901.
9. Alkadhi H, Leschka S, Trindade PT, Feuchtner G, Stolzmann P, Plass A, et al. Cardiac CT for the differentiation of bicuspid and tricuspid valves: comparison with echocardiography and surgery. AJR Am J Roentgenol. 2010;195:900–8.
10. Siu SC, Silversides CK. Bicuspid aortic valve disease. J Am Coll Cardiol. 2010;55:2789–800.
11. Timperley J, Milner R, Marshall AJ, Gilbert TJ. Quadricuspid aortic valves. Clin Cardiol. 2002;25:548–52.
12. Bricker AO, Avutu B, Mohammed TL, et al. Valsalva sinus aneurysms: findings at CT and MR imaging. Radiographics. 2010;30: 99–110.
13. Tweddell JS, Pelech AN, Frommelt PC. Ventricular septal defect and aortic valve regurgitation: pathophysiology and indications for surgery. Semin Thorac Cardiovasc Surg Pediatr Card Surg Annu. 2006;9:147–52.
14. Han JK, Kim HK, Kim YJ, et al. Behcet's diseases as a frequently unrecognized cause of aortic regurgitation: suggestive and misleading echocardiography findings. J Am Soc Echocardiogr. 2009;22: 1269–74.
15. Feuchtner GM, Stolzmann P, Dichtl W, Schertler T, Bonatti J, Scheffel H, et al. Multislice computed tomography in infective endocarditis: comparison with transesophageal echocardiography and intraoperative findings. J Am Coll Cardiol. 2009;53: 436–44.
16. Barandon L, Clerc P, Chauvel C, et al. Native aortic valve thrombosis: a rare cause of acute ischemia of the lower limb. Interact Cardiovasc Thorac Surg. 2004;3:675–7.
17. Tsai IC, Lin YK, Chang Y, Fu YC, Wang CC, Hsieh SR, et al. Correctness of multi-detector-row computed tomography for diagnosing mechanical prosthetic heart valve disorders using operative findings as a gold standard. Eur Radiol. 2009;19:857–67.
18. Weidemann F, Herrmann S, Störk S, Niemann M, Frantz S, Lange V, et al. Impact of myocardial fibrosis in patients with symptomatic severe aortic stenosis. Circulation. 2009;120:577–84.

非主动脉瓣性心脏病

Dong Hyun Yang，Tae-Hwan Lim

目录

摘要

  心脏计算机断层扫描(CT)提供了心脏瓣膜和瓣膜旁结构的精细解剖信息,并且成了评估心脏瓣膜病的一个新兴工具。心脏磁共振成像(MRI)可提供心腔的功能信息,特别是由病变或手术导致的心脏畸形或形态扭曲。通过 CT 和 MRI,平面测量二尖瓣瓣口面积是可行的,但与超声心动图结果对照往往估计过高。特别是对超声心动图图像质量较差的病例,心脏 CT 更有帮助。这些病例包括伴有严重瓣膜或瓣环钙化的二尖瓣疾病、肺动脉瓣膜病和瓣膜假体功能障碍。得益于三维成像的良好适用性,心脏 CT 为外科医生提供观察二尖瓣病变的视野,可帮助制订外科手术方案。然而,临床应用需要考虑辐射暴露及静脉注射造影剂引起肾衰竭等风险。本章中,将通过心脏 CT 和 MRI 展示各类非主动脉瓣膜性心脏病例,并重点介绍这些方法与超声心动图相比的优势。

18.1 概述

18.1.1 CT 和 MRI 的成像方法和作用

• 用心脏 CT 和 MRI 测量二尖瓣瓣口面积(MVA)是可行的。然而,超声心动图仍然是评估二尖瓣狭窄程度严重性的主要方法。

• 心脏 CT 在透声窗差的患者中,评估其自身瓣膜的特征及伴有严重瓣膜或瓣环钙化的患者具有特殊价值[1]。

Electronic supplementary material Supplementary material is available in the online version of this chapter at 10.1007/978-3-642-36397-9_18.

D.H. Yang • T.-H. Lim (✉)
Department of Radiology and Research Institute
of Radiology, Asan Medical Center, University of Ulsan
College of Medicine, Seoul, Republic of Korea
e-mail: donghyun.yang@gmail.com; d890079@naver.com

- 心脏 CT 通过容积重建、仿真内镜等三维立体空间技术有利于外科医生观察,对外科手术计划制订具有很大帮助。
- 心脏 CT 能够为感染性心内膜炎或人工心脏瓣膜的患者提供瓣膜旁病变的详细解剖信息。有时超声心动图很难评估瓣膜旁病变。
- 通过速率编码(VENC)MRI 和 MR 电影可定量心脏瓣膜病患者的反流量,对法洛四联症和二尖瓣反流患者具有临床意义。
- 心房和心室的功能评估皆可利用心脏 CT 和 MRI。
- 发现心腔内血栓,包括左心耳血栓。
- 对中度可疑冠心病(CAD)的患者术前行冠状动脉评估[1]。

18.2 二尖瓣疾病

18.2.1 二尖瓣狭窄 (MS)

18.2.1.1 病因学

- 风湿热:二尖瓣狭窄的主要原因。
- 其他原因:先天性、类癌综合征、结缔组织病和 Lutembacher 综合征(房间隔缺损伴风湿性二尖瓣狭窄)。
- 类似二尖瓣狭窄的生理学改变:左心房肿瘤(尤其是黏液瘤)、左心房的球形血栓和有大赘生物的感染性心内膜炎。

18.2.1.2 形态学

- 风湿热:瓣缘增厚,交界处融合,腱索缩短、融合,瓣膜钙化(图 18.1 和图 18.2)。
- 舒张期"凸起":由于瓣膜尖部活动受限,瓣膜柔软呈曲线状。
- "鱼嘴状"形态:交界处对称性融合使得舒张期短轴位像上中心呈一个卵圆形小口。
- 退行性二尖瓣狭窄的特点是显著的瓣环钙化,与风湿性疾病瓣膜尖端的增厚形成对比,二尖瓣环钙化可延伸至二尖瓣叶根部(图 18.3)。
- 其他原因:双孔二尖瓣(图 18.4)和巨大左心房黏液瘤(图 18.5)。

18.2.1.3 病理生理学

- 正常二尖瓣瓣口面积是 4~6cm^2。
- 当 MVA 减少到 2.0cm^2 以下时,左心室压力开始上升,且二尖瓣瓣口压力呈梯度上升。
- 血流动力学影响:左心房压力增高→肺血管压力增高→右心室扩大和衰竭。
- 左心室不受以上血流动力学的影响。若出现左心室功能障碍,应考虑合并缺血性心肌病或二尖瓣反流等病理学改变。
- 二尖瓣狭窄严重程度的分类[2]。

	轻度	中度	重度
特殊征象			
瓣口面积(cm^2)	>1.5	1.0~1.5	<1.0
支持征象			
平均压力阶差(mmHg)	<5	5~10	>10
收缩期肺动脉压(mmHg)	<30	30~50	>50

- 并发症:心房颤动(最常见的并发症)、左心房血栓形成引起的系统性栓塞和感染性心内膜炎。

18.2.1.4 CT 和 MRI 的作用

- 在小样本研究中,心脏 CT 和 MRI 为二尖瓣狭窄患者提供二尖瓣瓣口的平面测量,具有可靠性和可重复性[3-5]。虽然由 CT 得出的 MVA 比超声心动图测量值大,在中到重度二尖瓣狭窄的检测中,CT 与超声心动图有良好的相关性[6]。
- 但是对于二尖瓣狭窄的患者,很少有文献报道 CT 和 MRI 比超声心动图更有价值。

18.2.2 二尖瓣反流(MR)

18.2.2.1 病因学

- 任何二尖瓣系统结构的异常(二尖瓣瓣叶、腱索、乳头肌和二尖瓣环)均可导致二尖瓣反流(图 18.6)。
- 目前在发达国家,由于风湿热的发病率减少和寿命的延长,退行性二尖瓣反流最为常见。
- 在急性心肌梗死后患者出现急性肺水肿和休克,应考虑乳头肌断裂导致的急性二尖瓣反流。
- 急性和慢性二尖瓣反流的原因[7]。

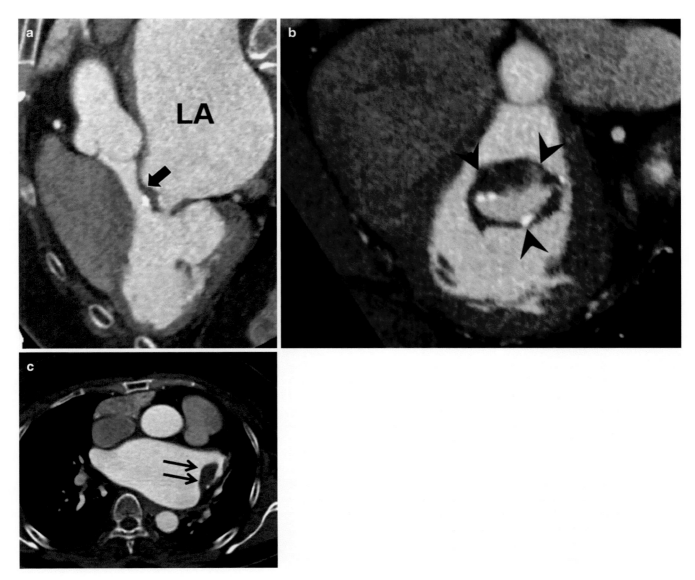

图 18.1 二尖瓣狭窄伴左心房血栓形成的典型征象(★)。(a)CT 三腔心图像显示,二尖瓣增厚,舒张期呈拱形凸起。注意二尖瓣前叶由于运动受限呈"曲棍球杆样"外观(箭头)。左心房(LA)严重扩张。(b)CT 短轴位图像显示,典型的"鱼嘴状"外观(三角箭头),由左心室(LV)瓣增厚和运动受限引起。(c)CT 轴位图像显示,左心房巨大血栓(双箭头)。

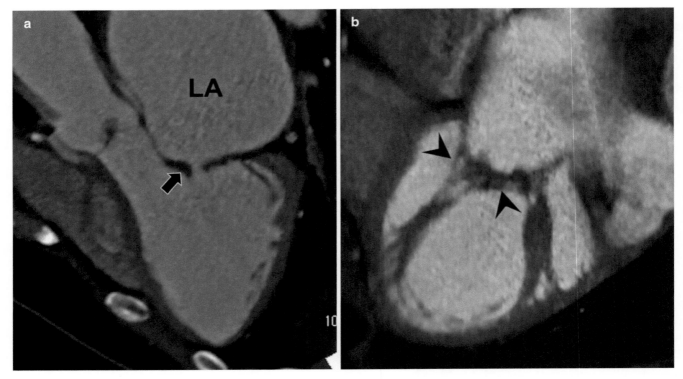

图 18.2 风湿性二尖瓣狭窄。(a)CT 三腔心图像显示二尖瓣(MV)增厚,呈拱形凸起。在后叶和前叶尖端瓣膜增厚更明显(箭头)。(b)CT 斜冠状位图像显示,腱索(三角箭头)弥漫增厚、缩短,这是风湿性瓣膜病的一个典型表现。

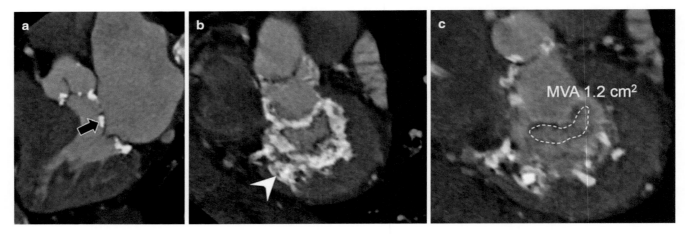

图 18.3 退行性二尖瓣狭窄伴有严重的瓣环钙化。(a)CT 三腔心图像显示,二尖瓣前叶轻微增厚和微小钙化。注意致密钙化沿二尖瓣环(箭头)分布。(b)CT 短轴位图像显示沿着二尖瓣环的广泛钙化。当外科医生行置换手术切除瓣膜时,沿 MV 环的粗大钙化可能会带来一些问题。(c)二尖瓣瓣口面积在 CT 上为 1.2cm²。在超声心动图上,由于严重的瓣膜和瓣环钙化,二尖瓣瓣口面积的解剖测量是不可行的。二尖瓣瓣口压力阶差升高(最大 29mmHg,平均 18mmHg),提示严重的二尖瓣狭窄。

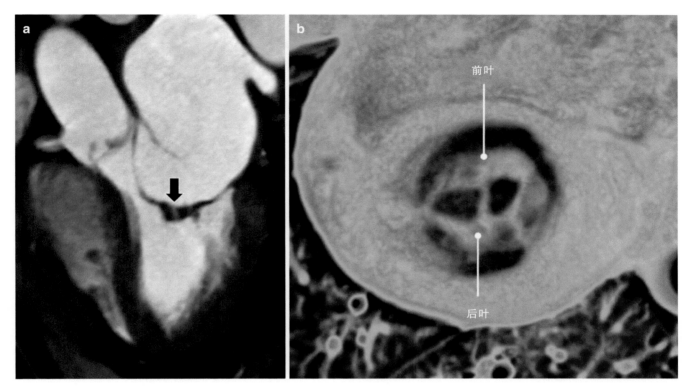

图 18.4 风湿性瓣膜病的双孔二尖瓣。**(a)** CT 三腔心图像显示,在二尖瓣前叶和后叶之间的桥接形成 (箭头)。由于风湿性瓣膜病的累及,二尖瓣瓣叶尖端增厚。**(b)** 短轴位容积重建 CT 图像显示二尖瓣的双孔样改变。注意在前叶和后叶之间的线状桥接(★)。

急性

　感染性心内膜炎(瓣环脓肿形成、瓣膜穿孔、由赘生物导致闭合障碍)

　冠状动脉性心脏病(由于左心室功能障碍而引起的乳头状肌功能紊乱,少见乳头状肌断裂)

　急性充血性左室心力衰竭

　浸润性病变(结节病、淀粉样变性)

　创伤(瓣膜手术后、经皮球囊瓣膜成形术、钝性胸部损伤导致的瓣膜撕裂或腱索断裂)

　急性风湿热(腱索断裂)

慢性

　炎性[风湿性心脏病(图 18.7)、系统性红斑狼疮、硬皮病]

　退行性病变性[二尖瓣叶黏液样退行性改变 (图 18.8)、马方综合征、埃勒斯-当洛综合征、二尖瓣环钙化]

　感染性心内膜炎(图 18.9)

　结构异常(腱索断裂、乳头肌断裂或功能障碍、二尖瓣环和左心室扩张、肥厚型心肌病)

　先天性[二尖瓣裂(图 18.10)或开窗、二尖瓣降落伞畸形]

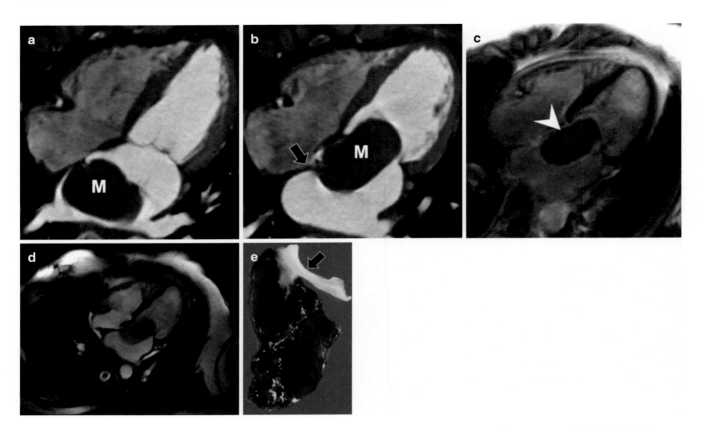

图 18.5 巨大黏液瘤导致二尖瓣狭窄。(a,b)CT 四腔心图像(a,收缩期;b,舒张期)显示,左心房可见一个巨大的低密度肿块(M),附着于房间隔上(箭头)。在舒张期,左心室流入道被巨大的肿块阻塞。(c)延迟增强 MR 四腔图像显示肿块中心边界不清的对比增强(箭头)(★)。(d)磁共振电影图像显示心动周期中肿块的动态运动。(e)大体标本显示附着于房间隔的巨大实性肿物(箭头)。经病理检查肿物被确诊为黏液瘤。

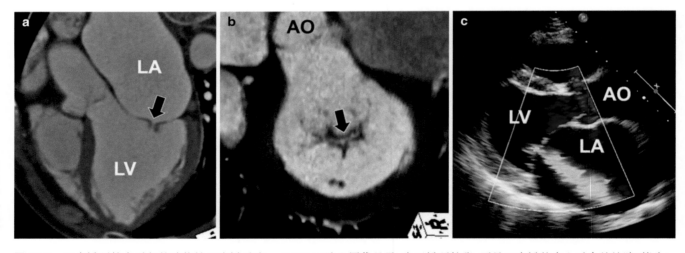

图 18.6 二尖瓣环扩大引起的功能性二尖瓣反流。(a)CT 三腔心图像显示,由于瓣环扩张,可见二尖瓣的中心对合处缝隙(箭头)。左心室(LV)扩大,并出现特发性收缩期功能障碍 (未显示)。左心房(LA)亦增大。(b)CT 短轴位图像显示对合处缝隙呈线状(箭头)。(c)经胸超声心动图显示中到重度的二尖瓣反流,不伴有瓣膜病变。

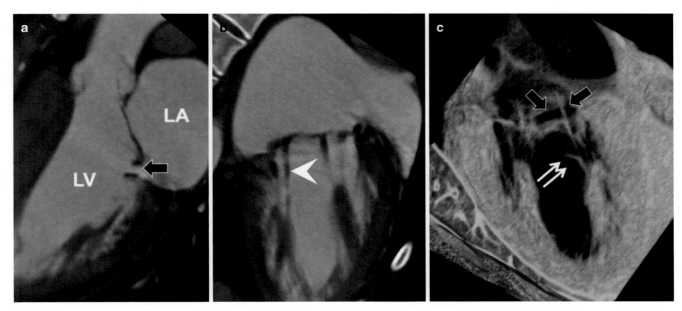

图 18.7 由于前叶脱垂所致的风湿性二尖瓣反流。(a)CT 三腔心图像显示前叶脱垂引起的对合处缝隙(箭头)。(b)CT 斜位图像显示由于风湿性瓣膜病累及所致的腱索增厚(三角箭头)。(c)容积重建图像显示由前叶脱垂引起的对合处缝隙的形态(粗箭头)。注意腱索撕裂(双箭头)。

18.2.2.2 病理生理学

- 由于每搏输出量中反向射血存在,左心房和左心室逐渐扩大。

- 当射血分数开始下降时,左心房和肺毛细血管压力开始上升,且症状可能进展迅速。

- 重度二尖瓣反流的超声心动图标准[8]。

定性指标
　瓣膜形态:连枷样改变/乳头状肌断裂/大的对合处裂隙
　彩色血流图瓣膜反流:非常大的中央射流和偏心射流黏附、
　　旋转并到达左心房后壁
半定量指标
　缩瘤颈的宽度(mm):≥7(一般在四腔和两腔图心尖)
　上游静脉血流(前负荷):收缩期肺静脉血流反流
　血流:主要 E 峰≥1.5m/s,没有左心房压力升高和二尖瓣狭窄
　　等其他原因参与
　其他:二尖瓣 TVI /主动脉 TVI >1.4
定量指标
　EROA(mm²):≥40(二级,≥20)
　R vol (mL/beat):≥60(二级,≥30)
　左心房和左心室扩大

18.2.2.3 CT 和 MRI 的作用

- CT 能够显示并测量二尖瓣反流患者的反流孔面积(ROA)[9]。在 CT 上 ROA 测量结果与经食管心脏超声和心室造影术的结果显著相关。

- CT 也能提供二尖瓣系统结构的解剖和几何信息,在确定功能性二尖瓣反流中具有重要作用[10]。

18.3 三尖瓣疾病

18.3.1 三尖瓣

- 三尖瓣狭窄是最少见的狭窄性瓣膜疾病,大多数病例都与风湿性疾病有关。

- 三尖瓣反流(TR)是一种常见的疾病,轻微程度的三尖瓣反流无临床意义。

- 三尖瓣反流的病因可能是功能性的(继发于右心室扩张或无瓣膜病变的三尖瓣环扩大)或器质性的(主要是瓣膜病变)(图 18.11)。

- 功能性三尖瓣反流的原因包括右心室梗死、心肌病变、左心力衰竭、二尖瓣疾病、左到右分流疾病、肺动脉或肺动脉瓣狭窄、甲状腺功能亢进及心房颤动。

- 器质性三尖瓣反流的原因包括 Ebstein 畸形(图 18.12)、感染性心内膜炎、风湿热、创伤、结缔组织病、黏液性退行性病变及医源性(比如起搏器置入术)。

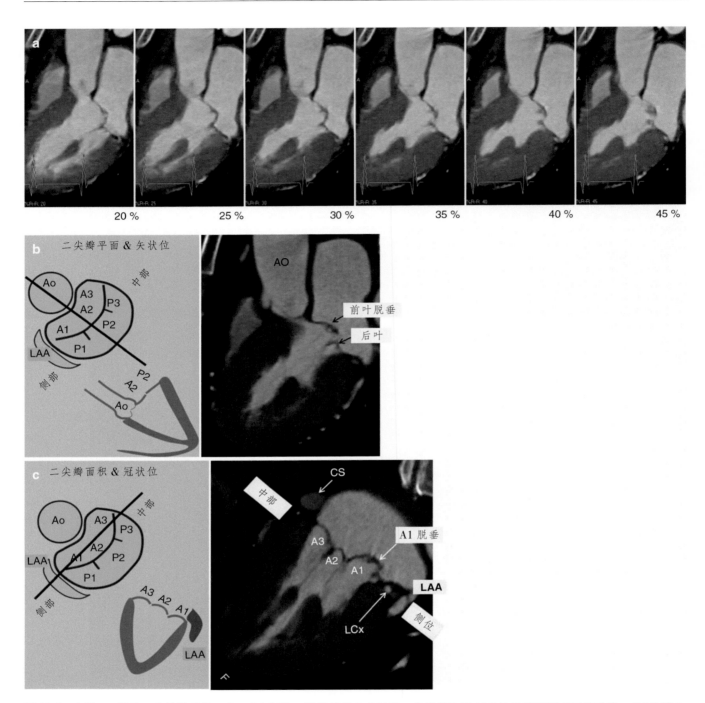

图 18.8 心脏 CT 显示二尖瓣脱垂分 4 步。(a)步骤 1：选择最佳心动时相。此病例选择 25% R-R 间期用于三维重建。(b)步骤 2：沿二尖瓣环平面重建矢状图像，在这个图像层面确定二尖瓣前叶相对于后叶的脱垂。AO，升主动脉；LAA，左心耳。(c)步骤 3：沿二尖瓣环重建冠状图像。在这个图像层面确定内侧、中部或外侧的脱垂。AO，升主动脉；LAA，左心耳；LCx，左冠状动脉回旋支；CS，冠状窦。(d)步骤 4：用薄层图像生成容积重建图像(★)。在三维容积重建图像上明确二尖瓣脱垂的位置，模拟术中所见(方框)。(待续)

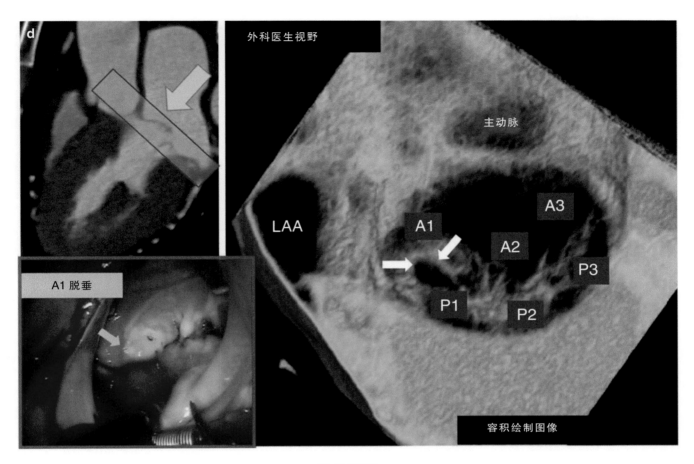

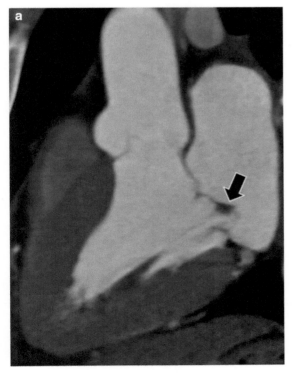

图 18.8(续)

图 18.9 累及二尖瓣的感染性心内膜炎。患者男性，38 岁，肌痛并发热，一般情况虚弱。(a)CT 三腔心图像显示，二尖瓣前叶结节状增厚，提示有赘生物(箭头)。(b) 经食管超声心动图显示广泛的赘生物(箭头)累及二尖瓣的前、后叶。(c)CT 薄层容积重建图像显示，瓣膜下结构的增厚(三角箭头)和瓣膜赘生物细节。(d)CT 容积重建的外科医生视野(从左心房的角度)显示赘生物累及二尖瓣的程度(箭头)。(e)使用机器人手术系统术中证实了瓣膜赘生物累及二尖瓣前叶。注意：腱索广泛增厚(箭头)。(待续)

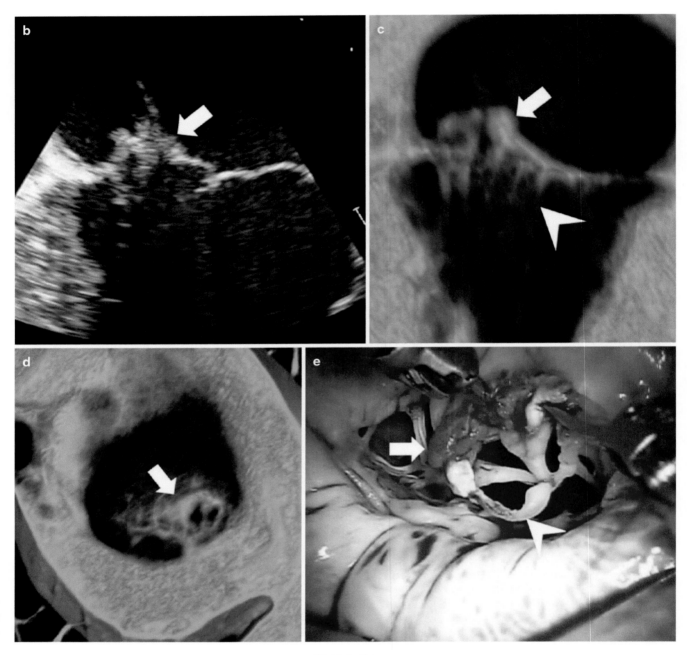

图 18.9(续)

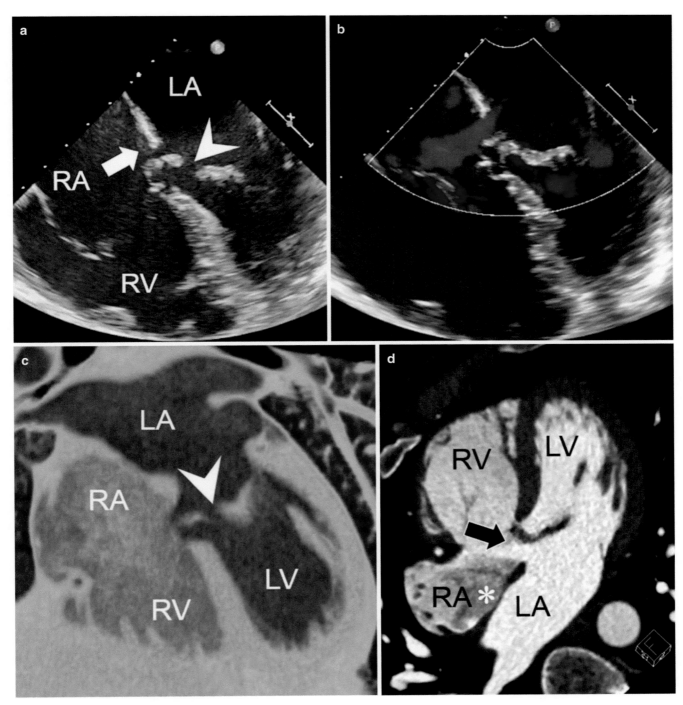

图 18.10　二尖瓣裂伴原发孔型房间隔缺损。(a,b)经食管超声心动图(b,彩色多普勒电影片段)显示,原发孔型房间隔缺损(ASD)(短箭头)和二尖瓣裂(三角箭头)。(c)CT 容积重建斜轴位图像显示二尖瓣裂(三角箭头)。(d)CT 四腔心图像显示房间隔缺损。ASD的位置低于卵圆孔(星号)。(e)CT 短轴位图像显示,在二尖瓣的前叶中部扇形区域有一个裂隙形成(三角箭头)。(待续)

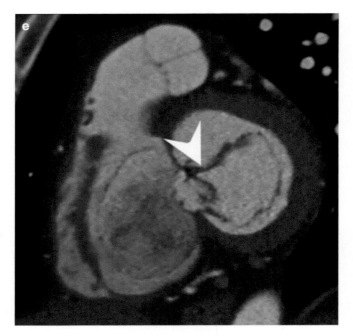

图 18.10(续)

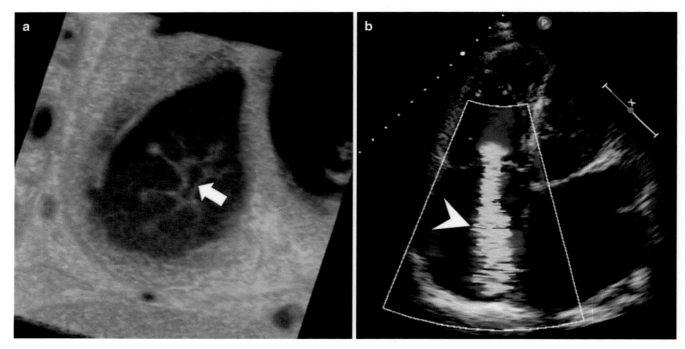

图 18.11 二尖瓣狭窄患者的三尖瓣反流合并瓣环扩大(★)。(a)CT 容积重建图像(从右心房视野)显示,由于瓣环扩大导致的三尖瓣闭合障碍(箭头)。(b)经胸超声心动图显示严重的三尖瓣反流(三角箭头)。(c)MRI 电影四腔心图像(电影片段)显示严重的三尖瓣反流。(待续)

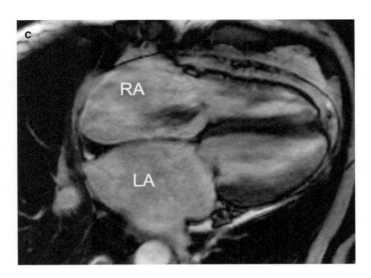

图 18.11（续）

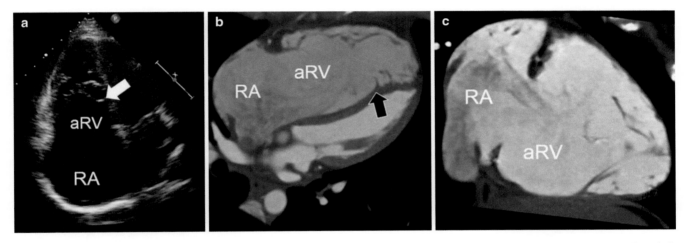

图 18.12　三尖瓣下移畸形。(a)经胸超声心动图显示隔瓣向心尖方向的移位(箭头)。(b,c)心脏 CT 显示,隔瓣(箭头)移位和房化右室(aRV)。RA,右心房。

参考文献

1. Taylor AJ, et al. ACCF/SCCT/ACR/AHA/ASE/ASNC/NASCI/SCAI/SCMR 2010 appropriate use criteria for cardiac computed tomography. A report of the American College of Cardiology Foundation Appropriate Use Criteria Task Force, the Society of Cardiovascular Computed Tomography, the American College of Radiology, the American Heart Association, the American Society of Echocardiography, the American Society of Nuclear Cardiology, the North American Society for Cardiovascular Imaging, the Society for Cardiovascular Angiography and Interventions, and the Society for Cardiovascular Magnetic Resonance. J Am Coll Cardiol. 2010;56(22):1864–94.

2. Zamorano JL, et al. The ESC textbook of cardiovascular imaging. New York/London: Springer; 2010.

3. Messika-Zeitoun D, et al. Assessment of the mitral valve area in patients with mitral stenosis by multislice computed tomography. J Am Coll Cardiol. 2006;48(2):411–3.

4. Djavidani B, et al. Planimetry of mitral valve stenosis by magnetic resonance imaging. J Am Coll Cardiol. 2005;45(12):2048–53.

5. Ucar O, et al. Assessment of planimetric mitral valve area using 16-row multidetector computed tomography in patients with rheumatic mitral stenosis. J Heart Valve Dis. 2011;20(1):13–7.

6. Lembcke A, et al. Assessment of mitral valve stenosis by helical MDCT: comparison with transthoracic doppler echocardiography and cardiac catheterization. AJR Am J Roentgenol. 2011;197(3):614–22.

7. Bonow RO. Braunwald's heart disease: a textbook of cardiovascular medicine. 9th ed. Philadelphia: Saunders; 2012.

8. Joint Task Force on the Management of Valvular Heart Disease of the European Society of Cardiology, et al. Guidelines on the management of valvular heart disease (version 2012). Eur Heart J. 2012;33(19):2451–96.

9. Alkadhi H, et al. Mitral regurgitation: quantification with 16-detector row CT–initial experience. Radiology. 2006;238(2):454–63.

10. Delgado V, et al. Assessment of mitral valve anatomy and geometry with multislice computed tomography. JACC Cardiovasc Imaging. 2009;2(5):556–65.

第 **5** 部分

心脏肿瘤和心包疾病

本书配有读者交流群

入群指南详见本书目录后页

心脏肿瘤

Joon-Won Kang, Tae-Hwan Lim

目录

Electronic supplementary material Supplementary material is available in the online version of this chapter at 10.1007/978-3-642-36397-9_19.

J.-W. Kang • T.-H. Lim (✉)
Department of Radiology and Research Institute
of Radiology, Asan Medical Center, University of Ulsan
College of Medicine, Seoul, Republic of Korea
e-mail: joonwkang@naver.com; d890079@naver.com

摘要

   心脏肿瘤的发病率非常低,多数是转移瘤。原发性心脏肿瘤大多数是良性的。经胸超声心动图被广泛用于初步评估或筛查,心血管磁共振(CMR)成像和计算机断层扫描(CT)可提供更多心脏肿瘤的形状、位置及范围等信息。CMR空间分辨率高、对肿瘤组织的良好显示以及在使用钆剂后对肿瘤强化模式,对心脏肿瘤的诊断更具优势。本章将介绍心脏肿瘤的临床特征,图像采集中推荐的成像方法,介绍各种类型肿瘤的影像特征及相应的图像。还将介绍可能被误诊为肿瘤的"肿瘤样"病变。

19.1 概述

19.1.1 流行病学

- 转移性癌是原发性心脏肿瘤的 20~40 倍。
- 原发性心脏肿瘤患病率为 0.002%~0.3%[1]。
  - 良性肿瘤占心脏原发肿瘤的 75%。
    - 黏液瘤是最常见的原发性良性心脏肿瘤(约 50%)。
    - 横纹肌瘤是儿童最常见的原发性良性心脏肿瘤。
  - 恶性肿瘤占原发性心脏肿瘤的 25%。
    - 肉瘤是最主要的心脏恶性肿瘤(约 95%)。
    - 淋巴瘤约占原发性心脏恶性肿瘤的 5%。

19.1.2 临床体征与症状[2]

- 一般无症状或体征

- 影响因素
- 肿瘤的位置和大小影响血流动力学。
- 栓塞。
- 肿瘤位置和栓塞导致的体征及症状
- 左心房:二尖瓣狭窄或反流、全身动脉栓塞。
- 右心房:三尖瓣狭窄或反流、肺动脉高压、肺栓塞。
- 左心室:左心功能不全、心律失常、传导障碍。
- 右心室:右心力衰竭。
- 栓塞
- 最具代表性的临床症状。
- 机制:肿瘤的部分组织或肿瘤表面的血栓。
- 最常见:心脏黏液瘤。
- 右心肿瘤:肺栓塞;左心肿瘤:全身动脉栓塞。
- 卵圆孔未闭:右心肿瘤可导致全身动脉栓塞。

19.2 影像技术与表现

19.2.1 影像技术

- 胸部 X 线摄影
- 非特异性,低敏感性。
- 成像结果是基于血流动力学紊乱导致的形态学改变。
- 心包积液导致心脏扩大,纵隔淋巴结转移导致纵隔增宽。
- 超声心动图
- 可检测心脏瓣膜的小且活动度大的肿瘤。
- 多普勒超声心动图:血流动力学改变评估,瓣膜狭窄和(或)反流。
- CT
- 肿瘤与正常心脏组织的区分、对周围组织浸润的评估。
- 清晰显示心包、纵隔、大血管。
- 使用容积扫描数据行多平面重建。
- MRI[1]
- 优点
- 最佳组织对比度和空间分辨率。
- 观察者间主观因素影响小。
- 心外结构评估。
- 功能评估。
- 缺点[1]
- 在心律失常患者中,心电门控较难控制。

- 钙化难以显示。
- 血管造影
- 用于评估动静脉瘘、血管侵犯和分流。

19.2.2 推荐的扫描方案

- CT:推荐的对比和扫描方案[3]
- 心电门控。
- 管电流调制:通常使用回顾性心电门控。前瞻性门控或单心跳扫描是可行的。
- 动态运动或心脏功能分析要求一个完整的 R-R 间期显像。
- 解剖分析要求舒张中期或舒张末期的前瞻性门控或 ECG 脉冲。
- MRI 协议:推荐指南[3,4]
- 左心室结构和功能模块
- 定位图像:轴、冠状和矢状面。
- 轴向稳态自由进动(SSFP)或快速自旋回波图像,层厚 8~10mm。
- 定位图像用于短轴平面采集。
- SSFP 短轴位电影图像
  i.范围:二尖瓣平面至心尖。
  ii.层厚 6~8mm,层间距 2~4mm。
  iii.时间分辨率≤45ms。
  iv.可使用并行采集。
- SSFP 长轴位电影图像。
  i.四腔长轴位。
  ii.垂直长轴位。
  iii.左心室流出道(LVOT)长轴位电影图像。
- FSE T1WI 序列:覆盖整个肿瘤及周围结构(扫描层数根据肿瘤的大小变化)。
- FSE T2WI 脂肪抑制序列(可选 T2WI 无脂肪抑制序列):覆盖整个肿瘤及周围结构(扫描层数根据肿瘤的大小变化)。
- 推荐采用双反转恢复序列。
- 层厚 6~10mm。
- 舒张中期。
- 首次灌注要经过肿瘤层面。
- 重复扫描 FSE T1WI 脂肪抑制序列。
- (可选)注射造影剂后采用稳态自由进动电影成像重复扫描选定的层面。
- 钆剂延迟增强,注意肿瘤与心肌的 TI 可能不同。

19.2.3　良性心脏肿瘤

19.2.3.1　黏液瘤

- 概述
- 最常见,占原发性良性肿瘤的 50%[5]。
- 好发年龄 20~50 岁。
- 通常单发
  - 家族性黏液瘤少于 10%:常染色体显性,年龄小,术后复发(12%~25%)。
  - Carney 综合征:心脏及其他器官多发黏液瘤、皮肤色素沉着和内分泌肿瘤。
- 间充质细胞来源。
- 鉴别诊断:血栓、黏液样变性的恶性肿瘤。
- 影像学表现
- 好发部位

- 典型位置为房间隔卵圆窝附近。
- 二尖瓣、三尖瓣。
- 大小 4~8cm。
- CT
- 不均匀低密度:胶状物质。
- 钙化。
- MRI
- T2 高信号强度。
- T1 与心肌等信号强度。
- 有时低信号,由于含铁血黄素。
- 不均匀强化。
- 不强化更有可能是血栓(图 19.1)[6]。

19.2.3.2　乳头状弹力纤维瘤

- 概述
- 第二常见的良性肿瘤和最常见的瓣膜肿瘤[7]。

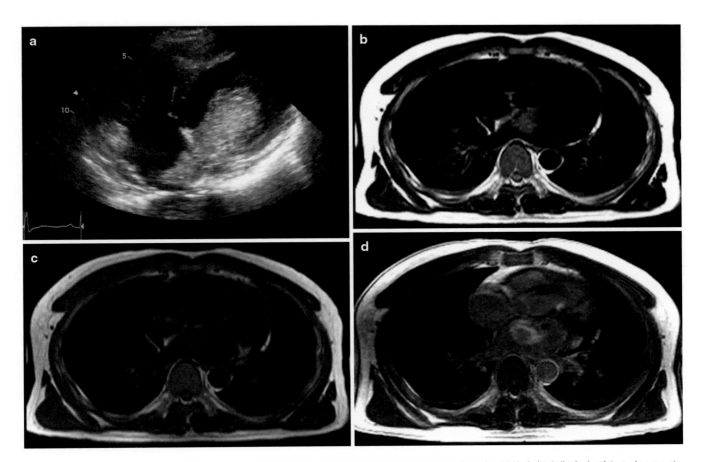

图 19.1　黏液瘤的 CT 和 CMR 影像表现。(a)经胸超声心动图显示附着于房间隔的团块回声。肿块在舒张期突出到左心室(*)。(b, c)T2WI 和 T1WI 显示左心房内边缘不规则的分叶状肿块。T1WI 呈等信号,T2WI 呈高信号。(d)在延迟增强图像中,肿块中央低信号部分显著强化。肿块经切除证实为黏液瘤(图 19.2 和图 19.3)。

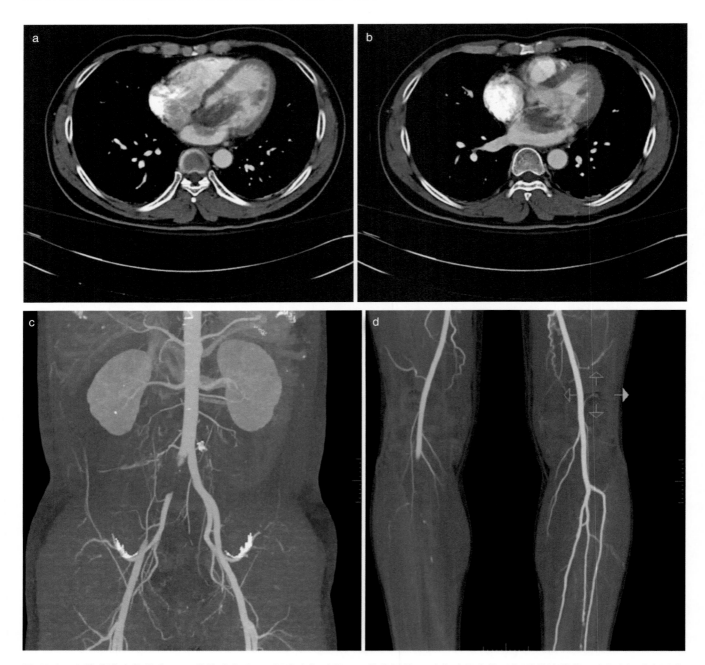

图 19.2 心脏黏液瘤伴栓塞。(a)收缩末期和(b)舒张中期阶段,CT 轴位图像显示分叶状边缘不规则肿块附着于房间隔。在舒张期时,肿块向左心室突出。(c)主髂动脉区、(d)双侧腘窝区和(e)双侧脚踝区,最大强度投影显示由于心脏黏液瘤栓塞引起的右髂总动脉和右腘动脉充盈缺损和突然截断而导致的右小腿和脚血流减少。(待续)

- ◆ 平均年龄为 60 岁。
- ◆ 男女患病率无差异。
- ◆ 左心多于右心
- ○ 最常见的部位是主动脉瓣和二尖瓣(儿童三尖瓣)。

- ○ 心脏瓣膜周围的乳头肌和心内膜是可能的发病部位。
- ○ 肿瘤位于半月瓣(主动脉瓣和肺动脉瓣)的心室侧和房室瓣的心房侧。
- ◆ 更多表现为单发肿瘤。

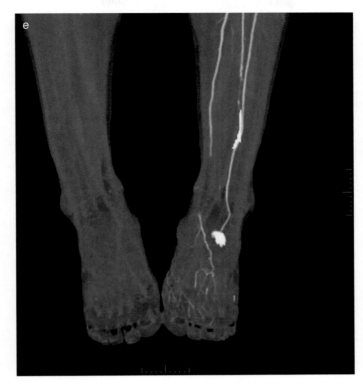

图 19.2（续）

◆ 有 1cm 以内的长径。

◆ 病理生理学认为是对创伤的反应或是一种错构瘤。

○ 不发生栓塞和瓣膜功能障碍时一般无症状。

◆ 影像学表现[7,8]

○ 由于肿瘤活动度大且体积较小,超声心动图被广泛用于检测乳头状弹力纤维瘤。

○ 当肿瘤很小且活动度大时,CT、MRI 可能漏诊病变。

○ CT:低密度病灶。

○ T2WI:均匀低信号病变。

○ 钙化较罕见(图 19.4)。

19.2.3.3　横纹肌瘤

● 概述

◆ 儿童最常见的肿瘤。

◆ 多发性(90%)病变常见。有心脏横纹肌瘤的患者 50% 有结节性硬化症,18 岁以下的结节性硬化症患者 60% 有心脏横纹肌瘤。

◆ 位置:在心肌或室间隔。

◆ 通常无症状。

◆ 有可能自然消退。但如果有梗阻或心律失常等症状,应考虑手术治疗。

● 影像学表现

◆ CT:增强后与正常心肌相比呈低密度灶。

◆ MR:在 T2WI 呈高信号,T1WI 呈等信号[7,8]。

19.2.3.4　纤维瘤

● 概述

◆ 儿童第二常见肿瘤。

◆ 男女患病率无差异。

◆ 临床表现为传导障碍、室性心律失常和心力衰竭。然而,1/3 的心脏纤维瘤患者在成年之前仍无症状。

◆ 建议手术切除,避免猝死。

◆ 心脏纤维瘤可能与 Gorlin 综合征相关(痣样基底细胞癌综合征)。

● 通常单发(不同于横纹肌瘤),出血罕见,且无囊变、坏死(不同于横纹肌肉瘤)。

● 好发于左室前壁及室间隔,在左心室下壁及右室较罕见。

● 肿瘤大小为 3~10cm。

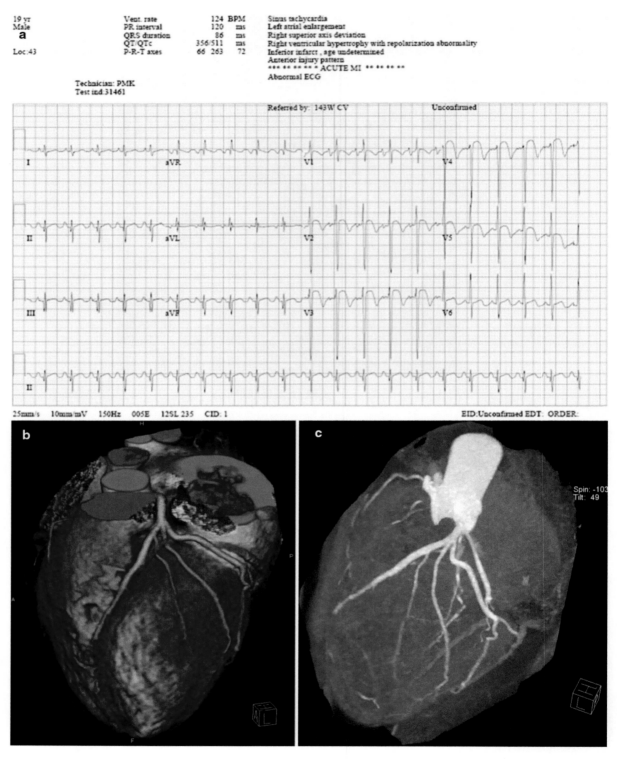

图 19.3　黏液瘤心肌缺血。(a)心电图显示Ⅲ、aVF 导联的 Q 波,提示下壁梗死。也可看到胸前导联的 ST 段抬高。(b)容积图像和 (c)最大强度投影图像显示左前降支(LAD)远端完全闭塞,但无冠状动脉斑块的证据。(d)CT 两腔心切面图像、(e)CT 四腔心切面 图像显示左心房内的分叶状低密度肿块,在舒张期向左心室腔脱垂。(f)收缩末期短轴位,(g)左心室心尖部舒张末期左室短轴切面 显示左心室前壁及室间隔运动减弱。左室前壁和室间隔的衰减减少,提示灌注缺损。(h)切除的肿块大体标本显示乳黄色的黏液,切 面广泛出血以及局灶性白色固体区域。(待续)

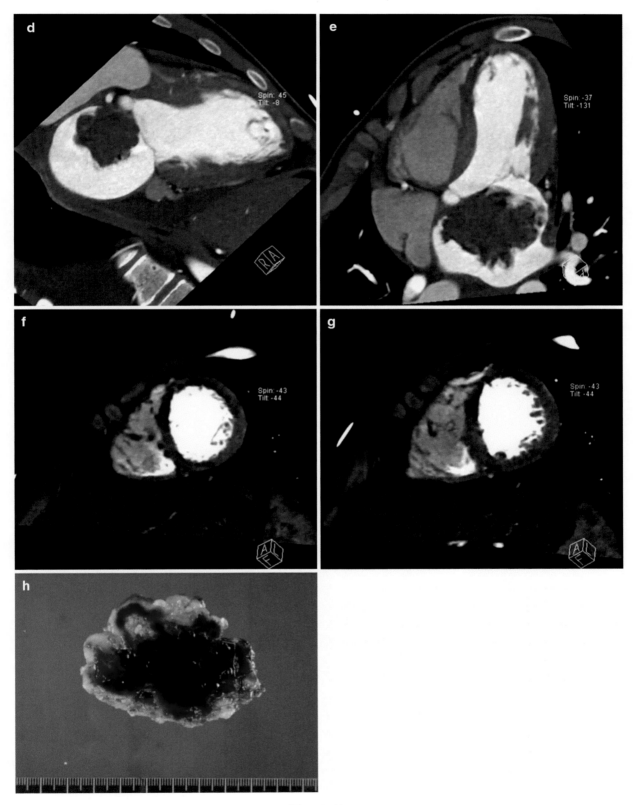

图 19.3（续）

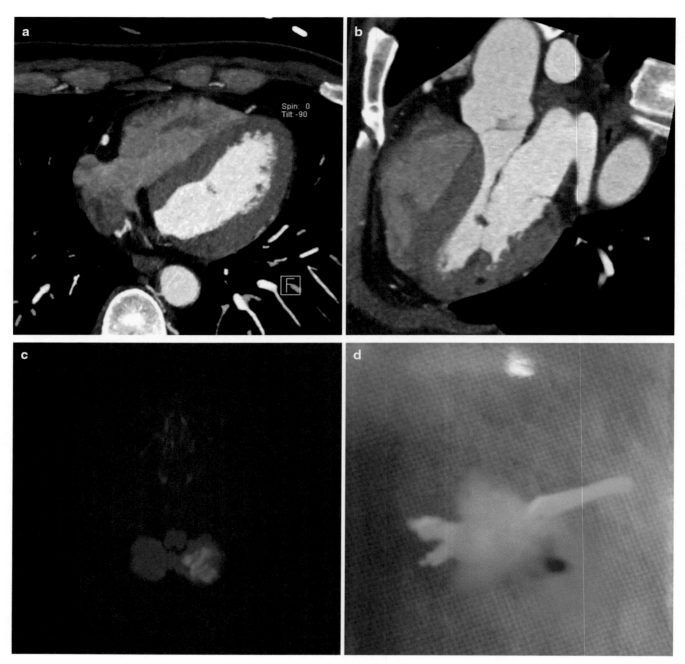

图 19.4 腱索的乳头状弹力纤维瘤。(a)轴位、(b)三腔心切面 CT 图像显示附着于前乳头肌腱索的细长、多毛刺的肿块。肿块在心动周期内活动度较大。(c)脑部磁共振扩散加权图像，左侧小脑的病变呈高信号，提示急性脑梗死。(d)肿瘤大体标本呈花样、多毛刺状。(e)显微图像显示中央的致密结缔组织和周围的内皮细胞层、疏松的结缔组织和网状的弹性纤维。(待续)

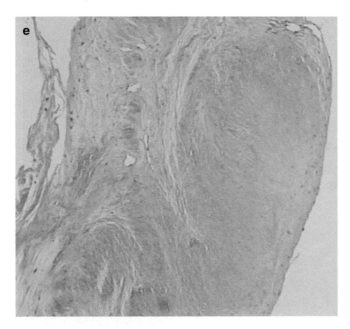

图 19.4(续)

● 影像学表现

◆ 心室内较大的、孤立的、含钙化的肿块。

◆ CT：低密度病灶，可有钙化。

◆ MRI：T2WI 呈低信号，延迟强化。T1WI 信号多变（图 19.5）[9,10]。

19.2.3.5　血管瘤

● 概述

◆ 占原发性良性心脏肿瘤的 5%~10%。

◆ 肿瘤可在任何年龄发生在心脏的任何部位。

◆ 通常无症状，有可能发生栓塞。

◆ 病理学表现为一个内衬内皮细胞并填充血液或血栓的囊。

◆ 形状可变，在心肌的位置，肿瘤因出血或瘀血表现为不清楚的海绵状，相比之下，在心外膜的位置显示为清楚的黏液状。

◆ 可能是 Kasabach-Merrit 综合征（血管瘤病、血小板减少和消耗性凝血病）的一个征象。

◆ 有可能自然消退，因此，无症状时可延缓手术[11]。

● 影像学表现

◆ CT：密度不均匀，伴钙化。

◆ MRI：T2WI 高信号，T1WI 等信号，不均匀显著强化（图 19.6）[7]。

19.2.3.6　脂肪瘤

● 概述

◆ 主要见于成人，但也见于儿童。男女患病率无差异。

◆ 肿瘤可发生于心腔、心肌及心外膜的任何位置。

◆ 临床表现多样。肿瘤为心外膜起源生长入心包时可表现为心包积液和心包填塞。起源于心内膜向心腔内生长可表现为梗阻症状。一般无症状。

◆ 肿瘤大小为 1~15cm。

● 影像学表现

◆ 超声心动图：回声多样。

◆ CT：极低密度，与脂质相同（CT 值低于 0）[12]。

◆ MRI：T2WI、T1WI 均为高信号，脂肪抑制序列信号衰减。延迟增强扫描无强化[1]（图 19.7）。

19.2.3.7　副神经节瘤

● 概述

◆ 好发于 40~50 岁。

◆ 最常见的部位是后纵隔。在左心房或左心室的心外膜和房间隔也是好发部位（沿副交感神经节）。

◆ 与嗜铬细胞瘤分泌儿茶酚胺引起的症状相似。

◆ 通常血供丰富且侵犯冠状动脉，因此，手术切除较为困难。

◆ 坏死和钙化较罕见。

● 影像学表现

◆ MIBG 扫描有助于肿瘤的定位。

◆ CT：不均匀低密度肿块。

◆ MRI：T2WI 高信号，T1WI 等信号，无坏死的组织在延迟增强扫描为高强化[13]。

19.2.4　恶性心脏肿瘤

● 概述

◆ 转移瘤在恶性心脏肿瘤中常见。

◆ 在原发性恶性心脏肿瘤中，肉瘤占原发恶性肿瘤的 95%，其次为恶性淋巴瘤。

◆ 右半心比左半心更常见。

◆ 常伴有出血、坏死、浸润和心包积液。

● 影像学表现

◆ T2WI 通常呈高信号。

◆ 延迟增强扫描呈不同程度的明显强化。

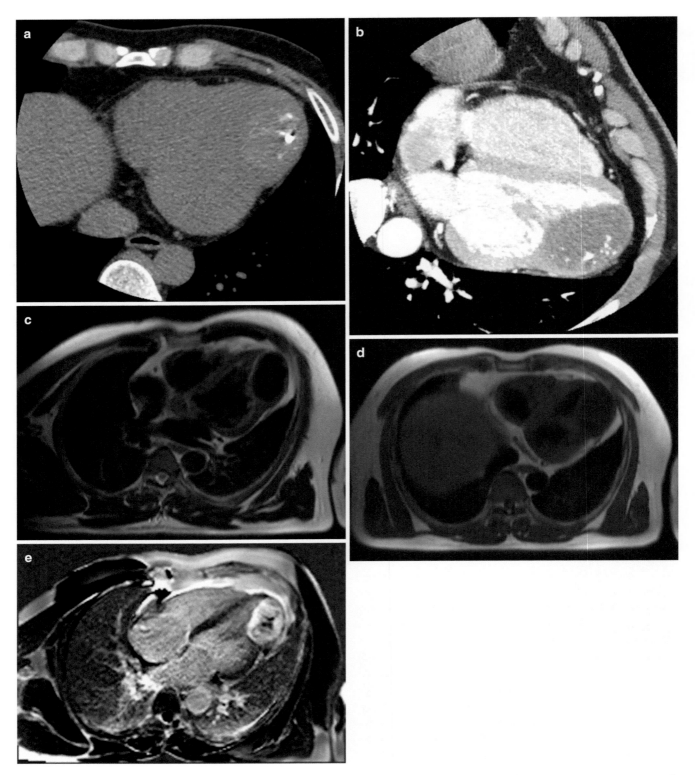

图 19.5　纤维瘤的影像学表现。(a)平扫 CT 图像显示位于心尖的肿块。表现为伴有中央钙化的稍高密度影。(b)在增强的 CT 图像中,肿块没有强化。(c)在 MR T2WI 肿块显示"典型"的非常低的信号强度。(d)在 T1WI,肿块显示低信号强度。(e)延迟增强的图像,病变显著强化,中央低信号区对应于 CT 图像上的钙化区域。

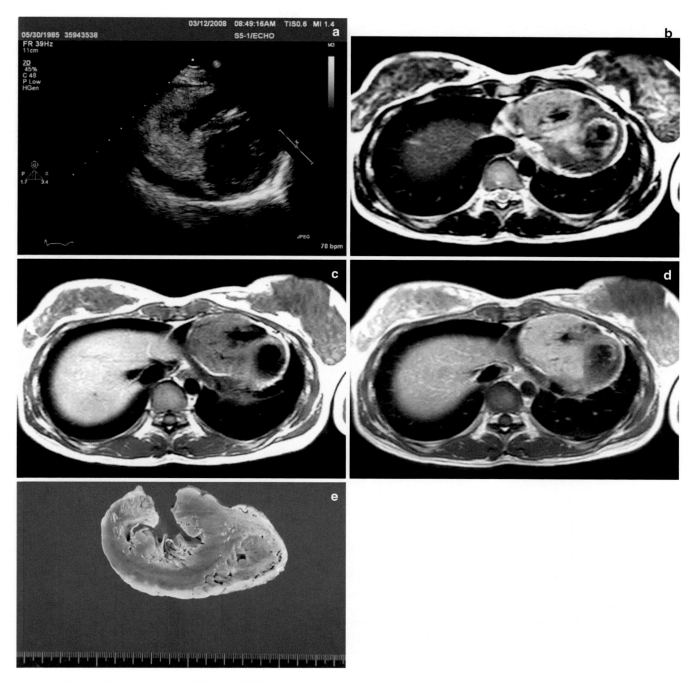

图 19.6 位于心肌 F24 的毛细血管瘤的影像结果。(a)经胸超声心动图的短轴图像显示右心室高回声,为浸润性肿瘤(★)。(b) T2WI MR 轴位图像显示右心室内均匀高信号肿块。(c)T1WI MR 轴位图像显示肿块与左室心肌相比呈稍高信号。(d)对比增强 T1WI MR 轴位图像呈均匀明显强化。(e)右心室大体标本切面显示微囊变,测量厚度达 1.5cm。(f)肿块的微观病理显示毛细血管弥漫性增生,没有肿块形成。(待续)

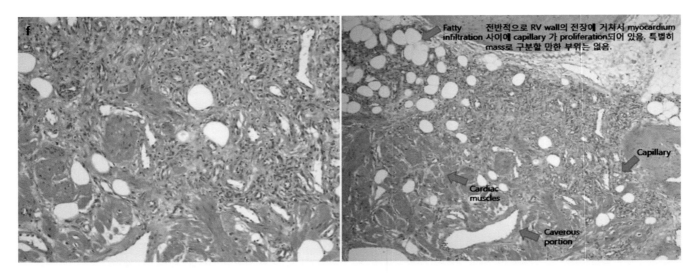

图 19.6(续)

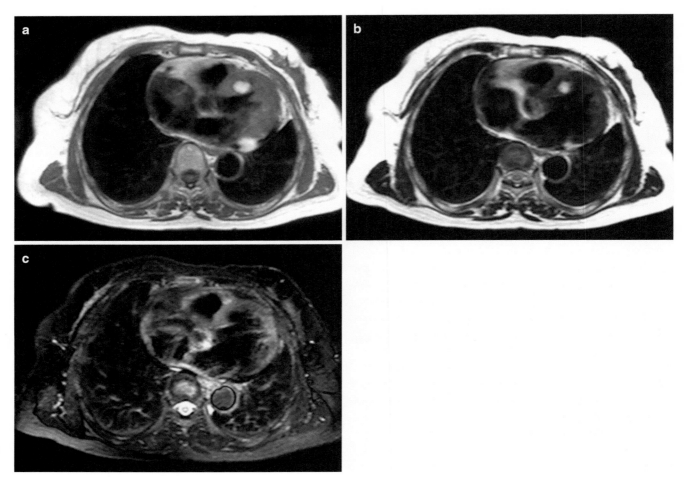

图 19.7　心脏脂肪瘤的 CMR 表现。(a)T2WI 和(b)T1WI 显示位于室间隔的圆形高信号肿块。(c)T2WI 脂肪抑制序列中,肿块信号被完全抑制。

19.2.4.1 肉瘤

- 血管肉瘤
- ◆ 概述
- ○ 最常见的恶性心脏原发肿瘤。
- ○ 男性多于女性，儿童罕见。
- ○ 好发部位为右心房，常侵犯心包。
- ○ 体征和症状
- i.右心力衰竭和心脏压塞。
- ii.发热、体重减轻。
- iii.常伴有心包积液，心包积液可能是唯一的早期征象。
- ○ 无有效治疗方法。
- ◆ 影像学表现
- ○ 右心房边界清晰的肿块。
- ○ 心包弥漫性浸润。
- ○ CT：低密度肿块，不规则结节状，不均匀强化。
- ○ MRI
- i.在 T2WI 和 T1WI 均表现为等信号结节（菜花样）[14]。
- ii.心包弥漫性浸润呈线样强化（"sunray"外观）（图 19.8 和图 19.9）。

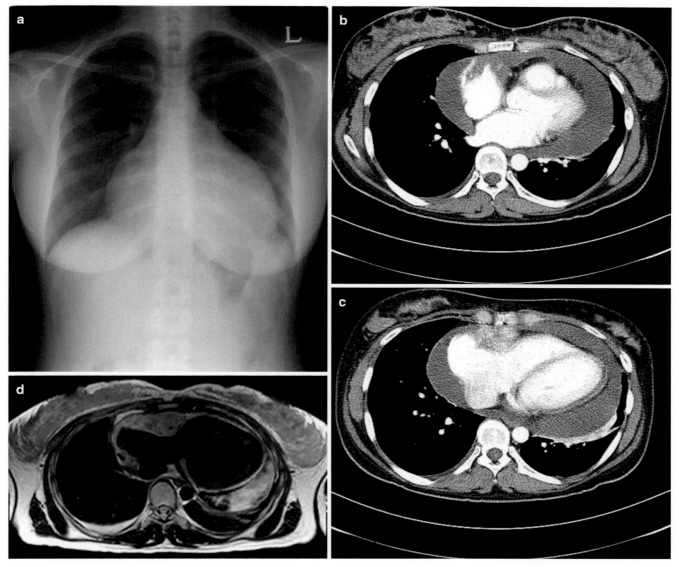

图 19.8　血管肉瘤的 X 线与 CMR 表现。(a)X 线显示心脏扩大，无胸腔积液或肺血流增加。(b,c)CT 轴位图像显示右房室沟分叶状高强化肿块，侵入了右心室流出道。(d)轴位 T2WI MR 图像显示肿块与心肌相比呈高信号，呈浸润性生长。肿块包绕右冠状动脉。(e)轴位 T1WI MR 图像显示肿块与心肌相比呈等信号。(f)对比增强轴位 T1WI MR 图像显示肿块呈不均匀明显强化。(g)肿块的微观病理显示体积较大的异型细胞核及恶性肿瘤血管。（待续）

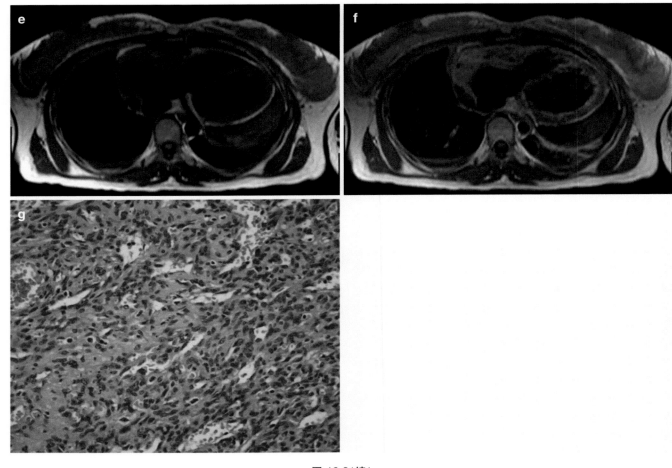

图 19.8(续)

窄症状。

◆ 影像学表现

○ CT:低密度肿块[16]。

○ MRI:与心肌相比呈不均匀等信号。

● 骨肉瘤

◆ 概述

○ 心脏肉瘤的 3%~9%。

○ 常见于左心房,导致心力衰竭。

◆ 影像学表现

○ CT

i.伴致密钙化的低密度肿块。

ii.在早期钙化可误诊为营养不良性钙化[17]。

○ MRI

i.在 T2WI、T1WI 信号不均匀。

ii.宽基底和侵袭性是与黏液瘤的鉴别要点。

● 平滑肌肉瘤

◆ 概述

○ 心脏肉瘤的 8%~9%。

学习要点

　　血管肉瘤典型的 MRI 信号强度和增强扫描表现。

● 横纹肌肉瘤

◆ 概述

○ 儿童最常见的原发性恶性肿瘤。

○ 常见的位置为心腔和心脏瓣膜。

○ 多发肿块,结节样生长(对比血管肉瘤为弥漫性生长)。

◆ 影像学表现

○ CT:低密度肿块,边缘平滑或不规则。

○ MRI:通常与心肌相比呈等信号[15]。

○ 鉴别诊断:黏液瘤。

● 纤维肉瘤

◆ 占原发性恶性肿瘤的 5%。

◆ 常累及左心房,瓣膜受累 50% 以上时有瓣膜狭

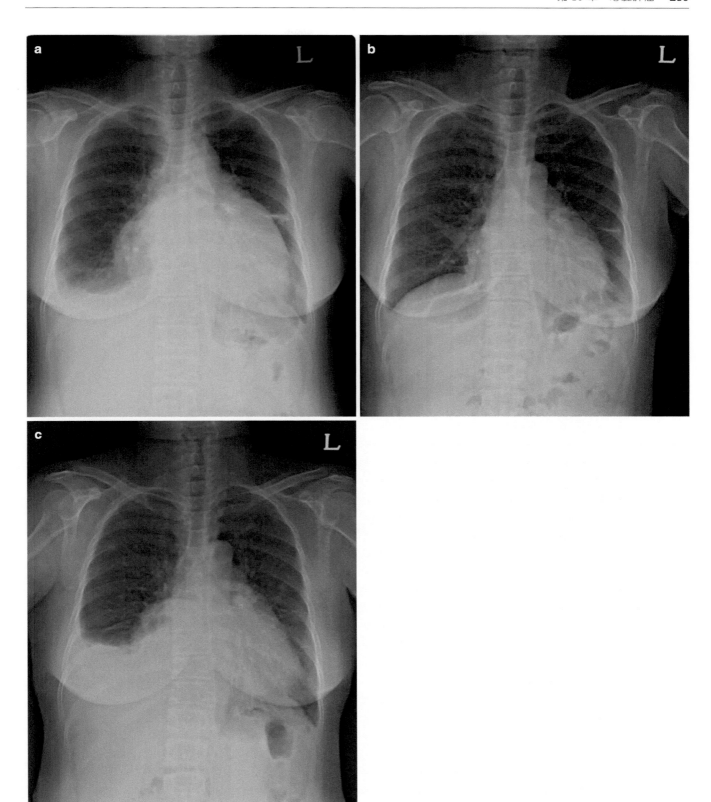

图 19.9　血管肉瘤最初表现为心包积液。(a)2007 年 6 月,心影重度扩大,伴有双侧胸腔积液及左肺中野线样肺不张。(b)1 个月后,心脏缩小,双侧胸腔积液减少。(c)7 个月后,心脏扩大和双侧胸腔积液加重。(d)CT 轴位图像同时显示心包大量积液及双侧胸腔积液。(e)CT 轴位图像显示沿右心房壁的弥漫性软组织肿块及右侧胸腔积液。(f)肿块大体标本。(g)肿块的微观病理显示体积较大的异型细胞核及恶性肿瘤血管。(待续)

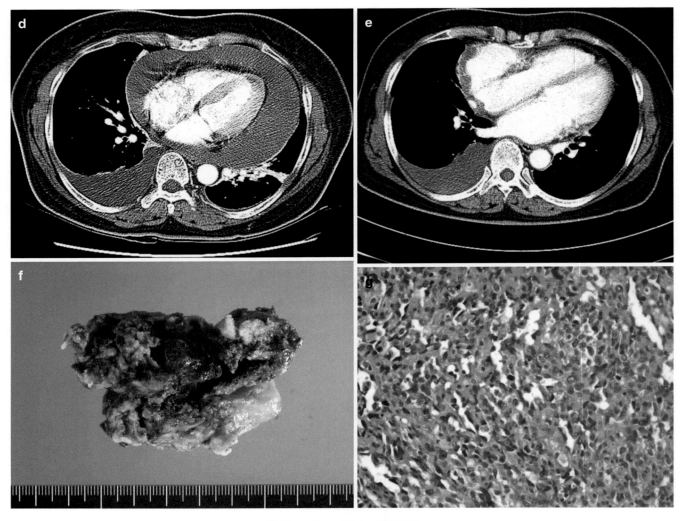

图 19.9(续) （图 f,g 见彩图）

○源于肺静脉或肺动脉的平滑肌。也可能为心内膜起源。

  ○好发部位为左心房。

  ◆影像学表现

  ○CT:分叶状不均匀低信号肿块。

  ○MRI:T2WI 高信号, T1WI 等信号[18]。

  ●脂肪肉瘤

  ◆影像学表现

  ○没有明显的脂肪成分。

  ○坏死和(或)出血。

  ●未分化肉瘤(图 19.10)。

19.2.4.2　淋巴瘤

  ●概述

  ◆结外非霍奇金淋巴瘤,位于心脏或心包。

  ◆几乎所有原发性淋巴瘤都是 B 细胞淋巴瘤。

  ◆免疫功能低下的患者常见,在这类人群中呈高侵袭性。

  ◆早期化疗可能有效。虽然原发性心脏淋巴瘤较罕见,但在鉴别诊断中应该考虑其可能性。

  ●影像学表现

  ◆部位:好发于右心,特别是右心房,也见于其他腔室。

  ◆常伴发大量心包积液,可能是淋巴瘤的唯一症状。

  ◆形态多样,可以是局限性的息肉样,也可以是边界不清的浸润样。

  ◆CT:与心肌相比呈低密度或等密度,不均匀强化[19]。

  ◆MRI:T2WI 高信号,T1WI 低信号, 增强表现多

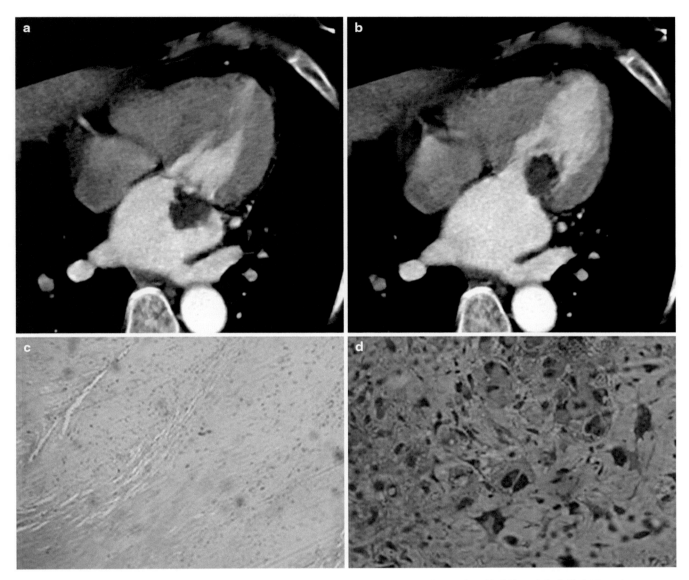

图 19.10　黏液肉瘤。(a)收缩末期和(b)舒张中期 CT 轴位图像显示附着于二尖瓣环的分叶状肿块。肿块的蒂未见显示。(c,d)显微图像显示肿块具有蓝色或黏液样背景(c)及非典型细胞(d),符合黏液肉瘤。(图 c,d 见彩图)

样[20](图 19.11)。

19.2.4.3　转移

● 最常见的主要病因是肺癌和乳腺癌。其他有黑色素瘤、淋巴瘤和白血病[1]。

● 途径:通常由淋巴道转移。也有可能是血行转移和直接浸润。

● 临床表现

◆ 积液可能是唯一的特征。因此,当发现不明原因心包积液时,在鉴别诊断中必须考虑恶性可能。

◆ 当累及心脏瓣膜时,可在早期表现为瓣膜性心脏病的症状。

19.3　鉴别诊断

突出的房室沟(参见正常解剖)。

冠状窦瓣(参见正常解剖)。

伪影。

脂肪瘤样肥厚(图 19.13)[21]。

Chiari 网(图 19.14)。

炎性假瘤(图 19.15),巨细胞病毒性心肌炎。

感染性心内膜炎(参见主动脉瓣疾病)。

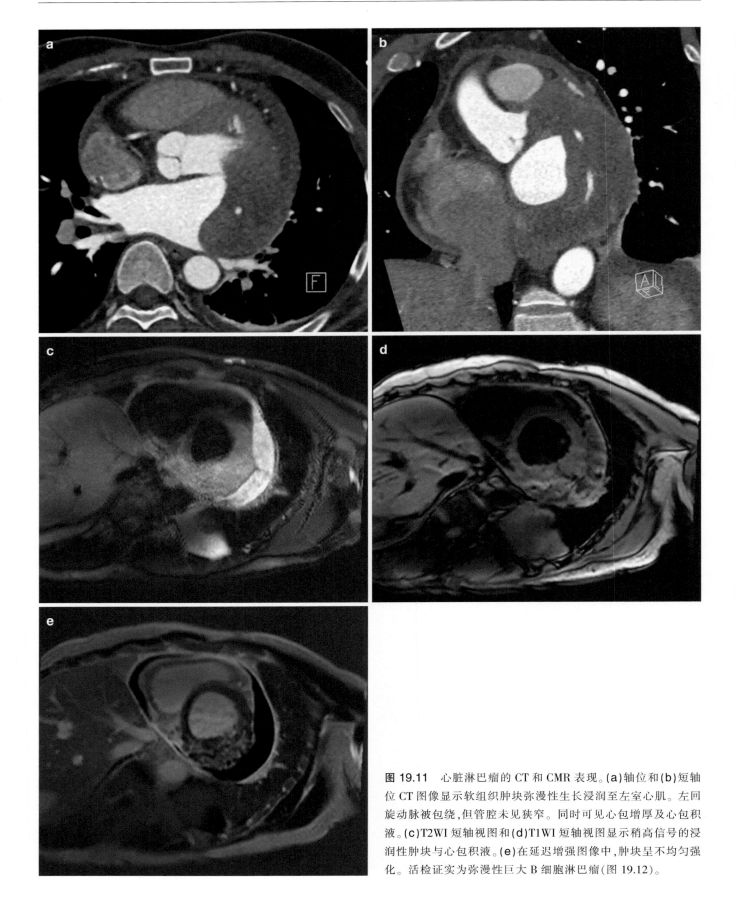

图 19.11 心脏淋巴瘤的 CT 和 CMR 表现。(a)轴位和(b)短轴位 CT 图像显示软组织肿块弥漫性生长浸润至左室心肌。左回旋动脉被包绕,但管腔未见狭窄。同时可见心包增厚及心包积液。(c)T2WI 短轴视图和(d)T1WI 短轴视图显示稍高信号的浸润性肿块与心包积液。(e)在延迟增强图像中,肿块呈不均匀强化。活检证实为弥漫性巨大 B 细胞淋巴瘤(图 19.12)。

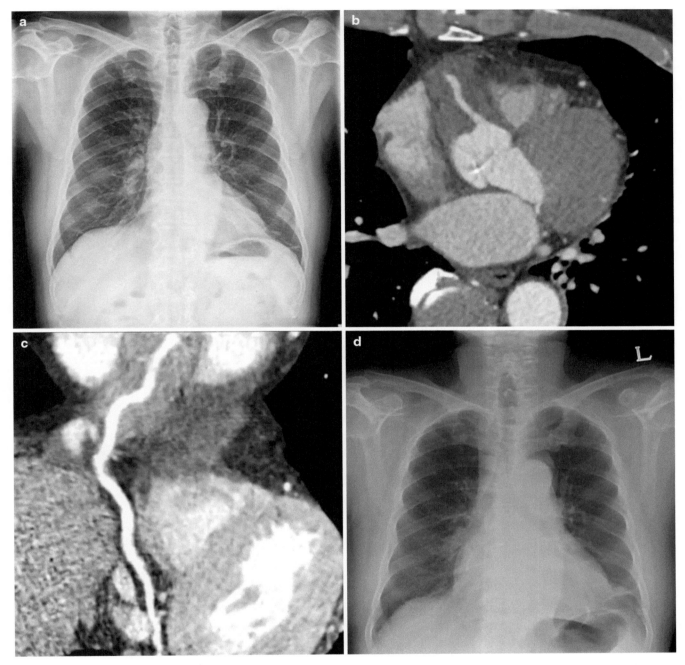

图 19.12 心脏淋巴瘤不同时期的 CT 和 CMR 表现。(a)1 个月前胸片显示高血压心脏结构,未见心脏肥大或增加的肺血管。(b,c)1 个月前 CT 冠状动脉造影显示右冠状动脉周围的软组织病变均匀增强。但右冠状动脉在多平面重建(MPR)图像(b)和曲面重建图像(c)上均未显示受侵。(d)胸片显示中度心脏肥大和左胸腔积液。(e)CT 冠状动脉造影显示肿块明显增大压迫右心房,MPR 图像显示其并延伸到房间隔和室间隔。然而,右冠状动脉的通畅性仍然很好。活检证实弥漫性巨大 B 细胞淋巴瘤。(待续)

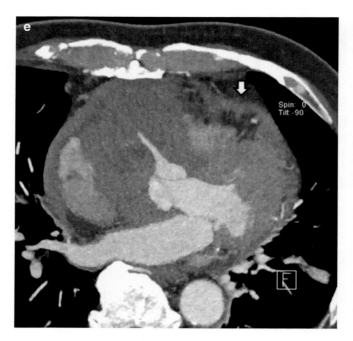

图 19.12(续)

血栓(也见慢性心肌梗死)[22,23]。

● 临床方面

◆ 最常见心内肿块。

◆ 部位:最常见的是左心室和左心房。

○ 左心室:心肌梗死后扩张型心肌病。

○ 左心房:心房颤动。

○ 其他引起血液瘀滞的因素。

◆ 栓塞是血栓的主要特征。

● 成像技术和表现

◆ MRI 在检测血栓方面有优势。

○ T2* 梯度回波成像显示血栓呈低信号强度。

○ 长 TI 的 LGE 序列,血栓无信号[22]。

○ 增强后图像:肿瘤通常会强化,血栓不强化(图 19.16)。

19.4 小结

根据病变位置鉴别心脏肿瘤与肿瘤样病变(修改使用[1])。

位置	可能的诊断
右心房	转移
	血管肉瘤
	血栓
	Chiari 网
	腔静脉瓣和冠状窦瓣
左心房	黏液瘤
	血栓
	间隔脂肪瘤
	脂肪性肥大
	副神经节瘤
右心室	血栓
	横纹肌瘤
	血管肉瘤
左心室	血栓
	乳头肌
	横纹肌瘤
	转移
	纤维瘤
心脏瓣膜	瓣叶变性
	感染性心内膜炎
	血栓
	乳头状纤维母细胞瘤

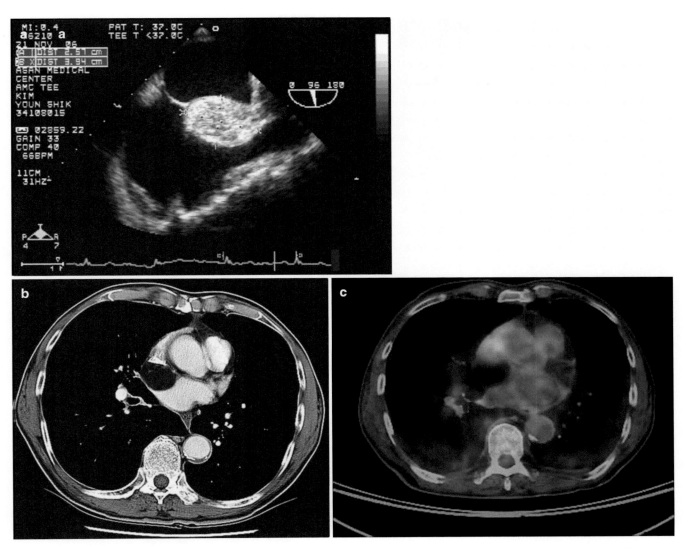

图 19.13 房间隔的脂肪瘤样肥厚。(a)经食管超声心动图显示位于房间隔的高回声卵圆形肿块。(b)轴位 CT 图像显示低密度的卵圆形肿块。CT 值为−100HU,提示为脂肪组织。肿块延伸到心外膜脂肪。(c)PET-CT 图像显示肿块无 FDG 摄取。(图 c 见彩图)

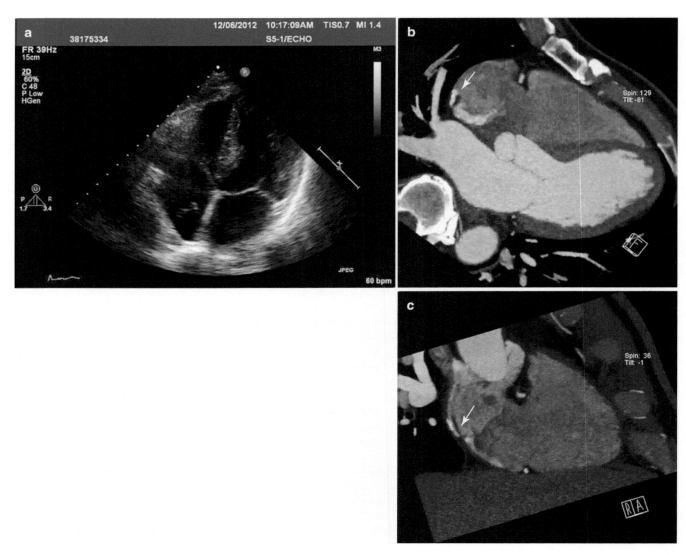

图 19.14 Chiari 网。(a)使用经胸超声心动图的四腔心显示附着在右心房的曲线结构。该结构在心动周期中有较大的活动度(★)。需要与黏液瘤、血栓或其他心脏肿瘤鉴别诊断。 CT 的 (b)四腔心及 (c)两腔心图像显示附着于右心房壁(箭头)的低密度曲线结构。

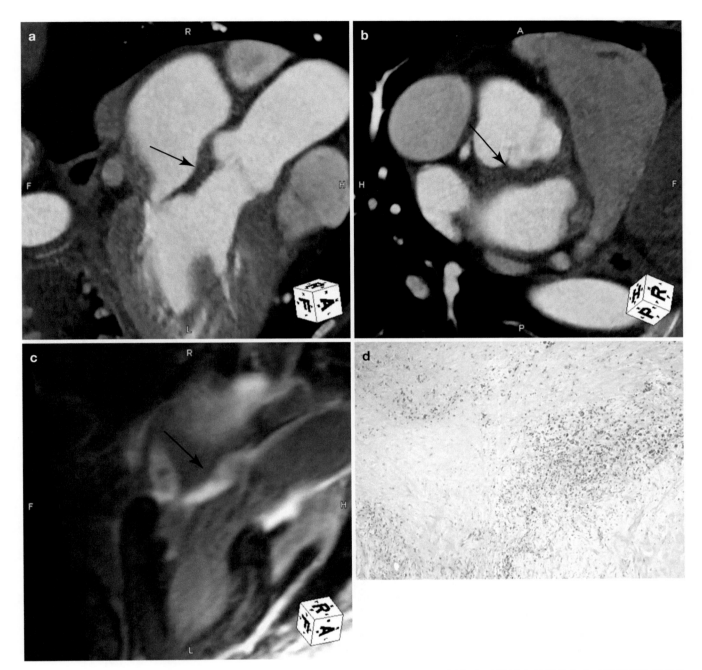

图 19.15　炎性假瘤。CT(a)三腔心视图和(b)短轴 CT 视图显示沿着左心房壁、二尖瓣–主动脉瓣室间纤维和主动脉根部弥漫性生长的软组织肿块。(c)MR 延迟增强图像显示病变弥漫性明显强化(a、b 和 c 中的箭头)。(d)显微图像显示梭形细胞、成纤维细胞和慢性炎症细胞增生取代正常心肌。(图 d 见彩图)

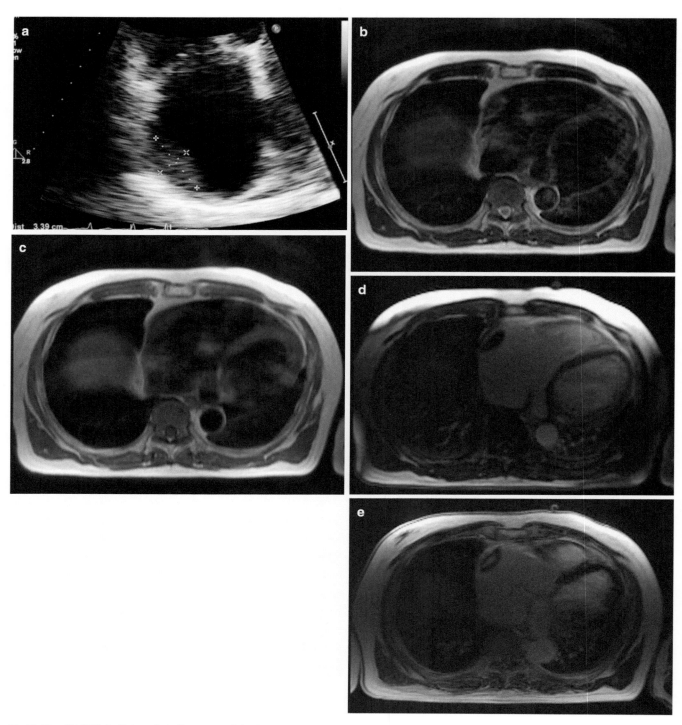

图 19.16 胆管癌患者右心房血栓。(a)经胸超声心动图显示右心房的卵圆形团块。该肿块在电影影像中无活动性(★)。(b)T2WI 和(c)T1WI 显示该病变与正常心肌相比呈等信号。(d)具有较长反转时间(TI=600ms)的梯度回波图像显示肿块呈低信号。(e)延迟增强图像显示该病变具有低信号环。 抗凝治疗后,病变消失。

参考文献

1. Sparrow PJ, Kurian JB, Jones TR, Sivananthan MU. MR imaging of cardiac tumors. Radiographics. 2005;25:1255–76.
2. Choi BW. Cardiovascular tumors. In: Park JH, editor. Cardiovascular imaging. Seoul: Ilchokak; 2008. p. 312–32.
3. Buckley O, Madan R, Kwong R, Rybicki FJ, Hunsaker A. Cardiac masses, part 1: imaging strategies and technical considerations. AJR Am J Roentgenol. 2011;197:W837–41.
4. Kramer CM, Barkhausen J, Flamm SD, Kim RJ, Nagel E. Standardized cardiovascular magnetic resonance imaging (CMR) protocols, society for cardiovascular magnetic resonance: board of trustees task force on standardized protocols. J Cardiovasc Magn Reson. 2008;10:35.
5. Reynen K. Cardiac myxomas. N Engl J Med. 1995;333:1610–7.
6. Grebenc ML, Rosado-de-Christenson ML, Green CE, Burke AP, Galvin JR. Cardiac myxoma: imaging features in 83 patients. Radiographics. 2002;22:673–89.
7. Grebenc ML, de Christenson Rosado ML, Burke AP, Green CE, Galvin JR. Primary cardiac and pericardial neoplasms: radiologic-pathologic correlation. Radiographics. 2000;20:1073–103; quiz 1110–71, 1112.
8. Alkadhi H, Leschka S, Hurlimann D, Jenni R, Genoni M, Wildermuth S. Fibroelastoma of the aortic valve. Evaluation with echocardiography and 64-slice CT. Herz. 2005;30:438.
9. Fujita N, Caputo GR, Higgins CB. Diagnosis and characterization of intracardiac masses by magnetic resonance imaging. Am J Card Imaging. 1994;8:69–80.
10. Yan AT, Coffey DM, Li Y, et al. Images in cardiovascular medicine. Myocardial fibroma in gorlin syndrome by cardiac magnetic resonance imaging. Circulation. 2006;114:e376–9.
11. Lo LJ, Nucho RC, Allen JW, Rohde RL, Lau FY. Left atrial cardiac hemangioma associated with shortness of breath and palpitations. Ann Thorac Surg. 2002;73:979–81.
12. Kamiya H, Ohno M, Iwata H, et al. Cardiac lipoma in the interventricular septum: evaluation by computed tomography and magnetic resonance imaging. Am Heart J. 1990;119:1215–7.
13. Fisher MR, Higgins CB, Andereck W. MR imaging of an intrapericardial pheochromocytoma. J Comput Assist Tomogr. 1985;9:1103–5.
14. Kim EE, Wallace S, Abello R, et al. Malignant cardiac fibrous histiocytomas and angiosarcomas: MR features. J Comput Assist Tomogr. 1989;13:627–32.
15. Siripornpitak S, Higgins CB. MRI of primary malignant cardiovascular tumors. J Comput Assist Tomogr. 1997;21:462–6.
16. Shih WJ, McCullough S, Smith M. Diagnostic imagings for primary cardiac fibrosarcoma. Int J Cardiol. 1993;39:157–61.
17. Chaloupka JC, Fishman EK, Siegelman SS. Use of CT in the evaluation of primary cardiac tumors. Cardiovasc Intervent Radiol. 1986;9:132–5.
18. Durand E, Vanel D, Mousseaux E, Meingan P, Fornes P, Bittoun J. A recurrent left atrium leiomyosarcoma. Eur Radiol. 1998;8:97–9.
19. Dorsay TA, Ho VB, Rovira MJ, Armstrong MA, Brissette MD. Primary cardiac lymphoma: CT and MR findings. J Comput Assist Tomogr. 1993;17:978–81.
20. Tada H, Asazuma K, Ohya E, et al. Images in cardiovascular medicine. Primary cardiac B-cell lymphoma. Circulation. 1998;97:220–1.
21. Heyer CM, Kagel T, Lemburg SP, Bauer TT, Nicolas V. Lipomatous hypertrophy of the interatrial septum: a prospective study of incidence, imaging findings, and clinical symptoms. Chest. 2003;124:2068–73.
22. Weinsaft JW, Kim HW, Shah DJ, et al. Detection of left ventricular thrombus by delayed-enhancement cardiovascular magnetic resonance prevalence and markers in patients with systolic dysfunction. J Am Coll Cardiol. 2008;52:148–57.
23. Hong YJ, Hur J, Kim YJ, et al. The usefulness of delayed contrast-enhanced cardiovascular magnetic resonance imaging in differentiating cardiac tumors from thrombi in stroke patients. Int J Cardiovasc Imaging. 2011;27 Suppl 1:89–95.

心包疾病

Hwan Seok Yong，Heon Lee

目录

摘要

　　心包膜由两层包绕心包腔的纤维囊组成，即内部脏层及外部壁层。心包疾病是影响心血管疾病患者发病率及死亡率的一个重要因素。临床可表现为心包的炎性病变，从急性心包炎到慢性缩窄性心包炎、心包积液、心包填塞。其他重要实体病变包括心包良性和恶性肿瘤、心包囊肿、憩室及先天性心包缺如。对患者做出合理治疗的关键是准确而可靠地诊断心包疾病，但目前仍有一些困难。经胸超声心动图是诊断部分心包疾病的首选检查。但是随着技术的不断发展，心脏 CT 和 MRI 可对病变心包的解剖和功能特点提供更新颖和全面的信息，从而发现病因，因此得到了更广泛的应用。在本章中，我们将简述各种心包疾病及其相关的影像学表现，尤其是CT 的表现。

20.1　正常解剖与生理学

- 心包膜不仅包绕心腔，还包绕附近的升主动脉和肺动脉干。
- 心包膜由两层包绕心包腔的纤维囊组成，即内部的脏层及外部的壁层。
- 内部脏层（脏层心包）紧密地贴在心脏的外表面。
- 外部壁层（壁层心包）由外层的软骨纤维膜及内层的间皮浆膜组成。
- 正常的心包厚度不超过 2mm。
- 心包的功能：心脏的润滑和机械屏障作用。
- 相对容易轻度扩大。

H.S. Yong
Department of Radiology, Korea University Guro Hospital,
Korea University College of Medicine, Seoul, Republic of Korea
e-mail: yongtoki@korea.ac.kr

H. Lee (✉)
Department of Radiology, Soonchunhyang University Hospital,
Bucheon, Republic of Korea
e-mail: acarad@naver.com

● 防止心脏进一步的急性扩大(如急性大出血),但因此也容易引起心包填塞。

20.2　心包疾病的影像学表现

20.2.1　先天性心包缺如

● 一种罕见疾病,据报道,在外科手术的病变检查中只有 0.002%~0.004% 的发病率。

● 通常无症状,分为部分缺损和完全缺损,多数是部分缺损或左侧缺损。

● 完全缺损通常没有临床症状,但是当心腔通过心包上的部分缺损形成罕见的疝时却是致命的,这可能是因为压迫冠状动脉而导致心肌缺血。

● 可合并一些先天性畸形:房间隔缺损、动脉导管未闭、二尖瓣狭窄或法洛四联症。

● 心包通常在 CT 和 CMR 上可以辨认,并且对大多数位置的缺损都可很好地显示,但是在一些缺乏脂肪的位置上,CT 和 CMR 均无法辨认, 如左心室的侧壁、后壁及左下壁。

● 在左侧心包部分或完全缺损时,可见到在主动脉和肺动脉干之间,以及膈肌与心脏的基部之间嵌入

肺组织,偶尔也可见到左心耳从缺损处突出。

● 左侧异位心和过度左旋通常伴有左侧心包完全缺损,可作为诊断心包完全缺损的特征性体征。但是异位心也可伴有左侧心包部分缺损,而对于患有心包完全缺损的儿童,也可不伴有异位心(图 20.1)。

20.2.2　心包积液/出血/心包填塞

● 源于静脉或淋巴回流受阻。

● 心包积液的主要原因包括心力衰竭、肾功能不全、感染(细菌、病毒或结核)、肿瘤(肺癌、乳腺癌、淋巴瘤)和损伤(创伤、心肌梗死)。

● 超声心动图

◆ 因其高敏感性和特异性、价格便宜和没有电离辐射,是心包积液的首选检查。

◆ 难以发现位置较前的少量积液。

● 心包积液性质的 CT 表现

◆ 与水密度相似的液体可能表示仅是单纯的积液。

◆ 比水密度更高的心包积液可能表示是恶性肿瘤、心包积血、脓性分泌物或因甲状腺功能减退导致的渗出物。

◆ 低于水密度的心包积液可能表示是乳糜性心

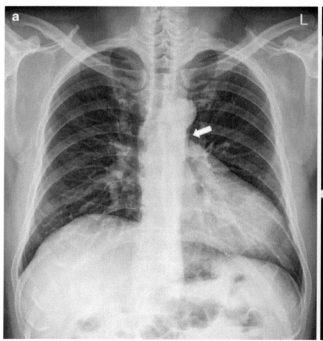
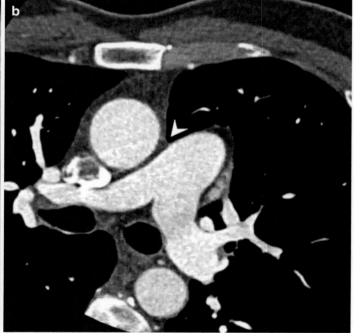

图 20.1　部分心包缺损患者的胸片和 CT。(a)胸部正位片。心脏向左侧胸腔移位,心脏的右侧缘超出脊柱,主肺动脉窗可见异常凹陷(箭头)。(b)心电门控心脏 CT 显示,在升主动脉和肺动脉干之间可见嵌入的肺组织(三角箭头)。

包积液。

- 心包填塞

◆ 由于液体、脓液、血液、气体或者其他组织在心包腔内积存，导致心脏受压，从而危及生命的病变。

◆ 发病诱因：外伤、炎症、瘢痕、心包腔内肿物。

◆ 影像学表现

○ 上腔静脉扩张，其直径可达到甚至超过相邻的

胸主动脉。

○ 下腔静脉扩张，其直径可超过腹主动脉的 2 倍。

○ 门静脉淋巴水肿。

○ 下腔静脉或奇静脉可见造影剂反流。

○ 肝肾静脉扩张（图 20.2 至图 20.4）。

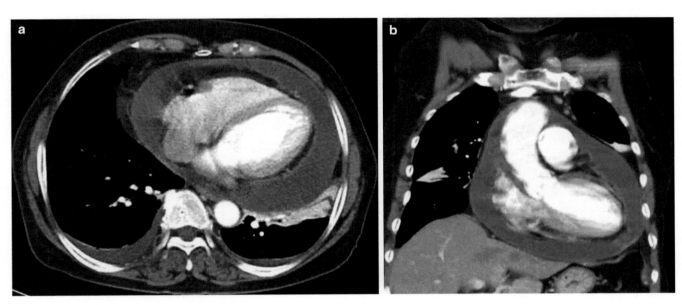

图 20.2　心包积液。轴位(a)和冠状位(b)CT 图像显示大量心包积液伴有心包广泛增厚。心包积液的密度与胸腔积液密度相似。

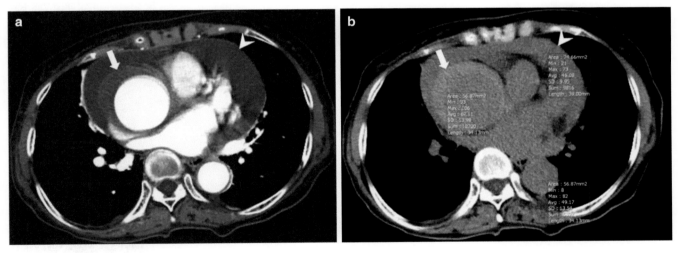

图 20.3　心包出血。(a)心电门控心脏 CT 显示 A 型主动脉夹层(箭头)和少量心包积液。(b)增强前的 CT 显示高密度心包积液，有心包出血(三角箭头)可能。注意心包积液的密度(46HU)与降主动脉腔内密度(49HU)及主动脉夹层的密度(67HU)接近。

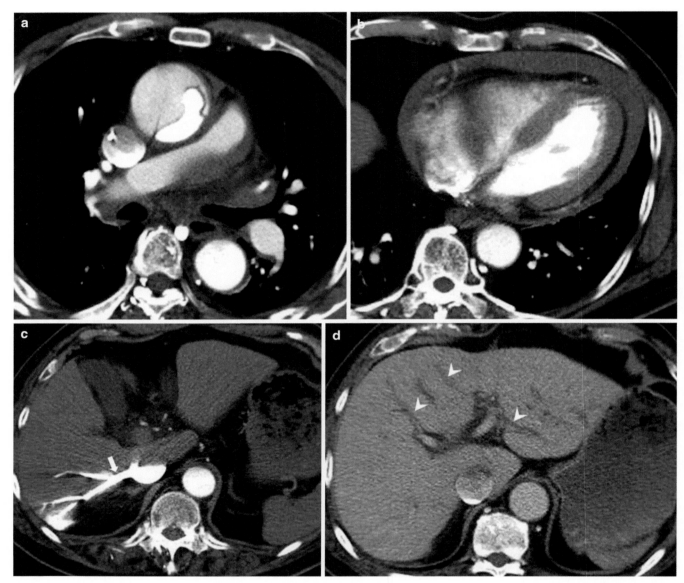

图 20.4　心包填塞。(a)心脏 CT 血管造影显示急性 A 型主动脉夹层。(b)左心室中部轴位 CT 图像显示中量心包积液及右心室前游离壁扁平化。在肝平面的动脉相(c)和延迟相(d)CT 图像显示扩张的下腔静脉、肝静脉造影剂回流(箭头)和门静脉周围水肿(三角箭头),其可能是由右心房压力增高导致的。

20.2.3　心包炎

20.2.3.1　急性心包炎

- 急性心包炎可伴有或不伴有心包积液。
- 可作为单独的疾病发生,也可是全身性疾病的一种表现。
  - 超声心动图
  - 可快速而精确地评估心包及心脏的功能,在临床上广泛应用。
  - 可发现积液,从而帮助诊断急性心包炎。

- 在确认心包积液后,可诊断或排除心包填塞。
  - CT 表现
  - 心包增厚提示急性心包炎。
  - 随着炎症持续时间的增加,心包形态会更不规则。
  - 在有心包积液的情况下,通过密度初步判断液体性质。
  - 测量:单纯浆液性积液的 CT 值通常与水相同(0~25HU)。
  - CT 值超过 25HU 时提示含有非浆液性成分,如恶性肿瘤、心包积血、脓性渗出物或者因甲状腺功能减退导致的渗出物(图 20.5)。

20.2.3.2　缩窄性心包炎

- 属于心包炎症的终末期,病程往往持续多年。
- 导致心包增厚、致密纤维化、钙化、脏层心包与壁层心包粘连。
- 最常见的原因是心脏手术及放疗。
- 其他原因包括感染(病毒性或结核性)、结缔组织病、尿毒症、肿瘤或先天性疾病。
- 症状和体征:心力衰竭表现,如呼吸困难、端坐呼吸、易疲劳、肝大和腹腔积液。
- 缩窄性心包炎与限制型心肌病鉴别
- 临床表现相似,在超声心动图和心导管检查中的表现也相似。
- 在两种疾病中,心室舒张期的充盈都受限,从而导致舒张性心力衰竭。在缩窄性心包炎,心室舒张期的充盈在最初心肌舒张后即被缺乏弹性的心包限制。但是在限制型心肌病,硬化的心肌无法舒张,从而导致心肌自身的顺应性大大降低。
- 缩窄性心包炎患者可通过剥离心包缓解病情,而限制型心肌病患者则不可以。
- CT 和 MRI 诊断
- 对心包的显示良好,可帮助诊断。
- 可发现微小钙化灶,当存在钙化灶时,可高度怀疑缩窄性心包炎。
- 可发现心脏任何位置的不规则钙化灶,以心包

富含脂肪组织的位置较为多见,如房室沟。

- 其他表现包括心包弥漫性或局限性增厚超过 4mm,右室内径缩小或管状变形,心室正常或变小,室间隔变直或成角。
- 继发表现包括 RV 舒张功能受损,RV 容量减少,RV 狭窄呈管状变形,RA、IVC、肝静脉扩张及肝大、腹腔积液、胸腔积液等(图 20.6)。

20.2.3.3　渗出性缩窄性心包炎

- 临床上较少见。既有心包积液或者心包填塞的特征,也有缩窄性心包炎的一些临床表现。
- 在积液消除后,缩窄性心包炎的血流动力学改变仍持续存在。
- 心包穿刺可缓解心包填塞的症状,但是也可能导致缩窄性心包炎的症状进一步加重。
- 超声心动图、心脏 MR 及心脏 CT 的联合应用可发现心包积液、心包增厚以及缩窄性心包炎的血流动力学改变。
- 是由急性心包炎/心包填塞向缩窄性心包炎发展的过渡阶段(图 20.7)。

20.2.4　心包肿块

20.2.4.1　心包囊肿

- 附着于心包壁的异常含有液体的囊肿。
- 原始腔隙在发育过程中的先天性缺如或心包

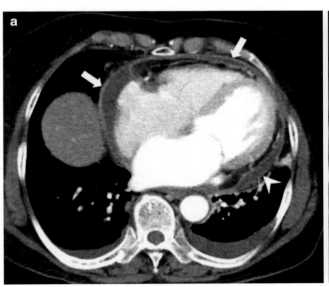
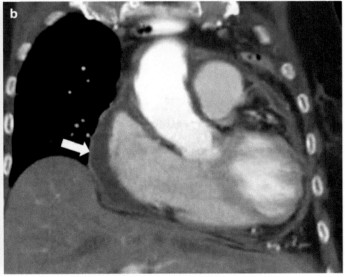

图 20.5　传染性(结核性)心包炎。轴位(a)和冠状位(b)胸部 CT 显示心包增厚且增强(箭头),脏层心包与壁层心包分离,中等量心包积液,心室周围可见少量积液(三角箭头)。

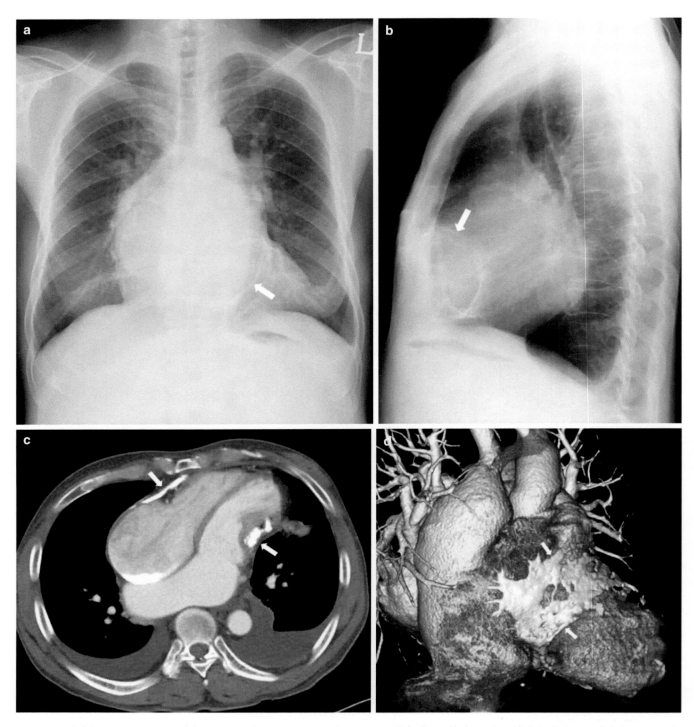

图 20.6　缩窄性心包炎。(a,b)胸部正位片和侧位片显示心室周围可见环状钙化灶(箭头)。右心缘隆起变宽和双房征提示左心房肥大。(c)轴位 CT 图像显示广泛环状钙化灶(箭头)包绕右房室间沟和左心室。两侧心房增大。(d)VR 图像显示了心包钙化的三维立体形态(箭头)。(图 d 见彩图)

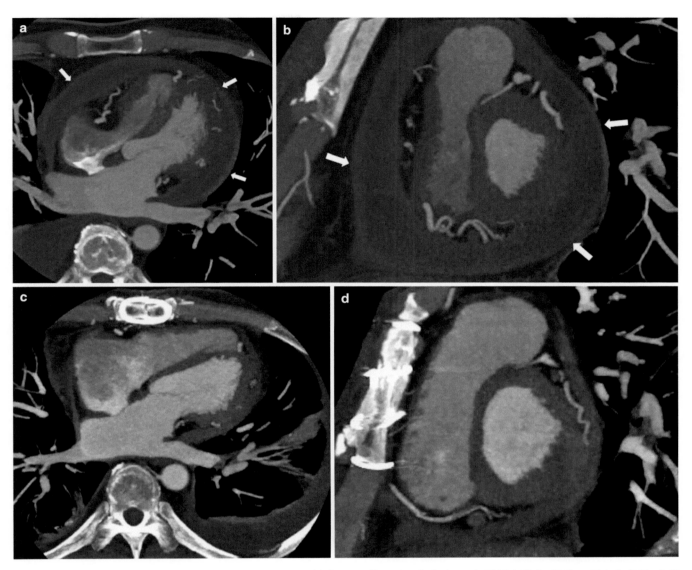

图 20.7 渗出性缩窄性心包炎。 心脏 CT 的轴位(a)和短轴位(b)图像显示心包积液、心包增厚和强化(箭头),两心室变窄、室间隔倒置。心包切除术后,在轴位(c)和短轴位(d)图像都可看到心包积液明显减少。但心室的狭窄和室间隔倒置仍存在。

炎的后遗症。

- ● 影像学表现
- ◆ 多位于心膈角:右侧占 70%,左侧占 10%~40%。
- ◆ 边缘光滑完整,密度均匀。
- ◆ 水样密度/信号强度,无内部强化。
- ◆ 囊壁基本不强化,不伴钙化。
- ◆ 80%~90% 为单房囊肿。
- ● 鉴别诊断
- ◆ 有憩室的胸腔积液或心包积液:囊壁强化且有分隔。
- ◆ 支气管/食管重复囊肿:除发病位置外,与心包囊肿有相同的成像特点。

- ◆ 胸腺囊肿:通常与心包是分开的。
- ◆ 包虫囊肿:子囊形成内部的小梁。
- ◆ 胰腺假性囊肿:通常可穿过食管裂孔。

20.2.4.2 心包肿瘤

- ● 原发性心包肿瘤比较罕见,包括脂肪瘤、畸胎瘤、纤维瘤、肉瘤和间皮瘤。
- ● 多数为心外的肿瘤直接侵袭心包,少数是通过淋巴血源性播散。
- ● 表现为心包积液、心包增厚及强化的结节或肿块(图 20.8 和图 20.9)。

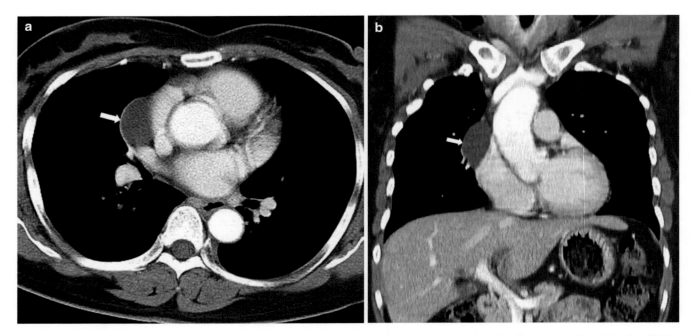

图 20.8 心包囊肿。(a,b)轴位和冠状位胸部 CT 显示,心脏的右上侧边缘可见透镜样囊性肿块(箭头),且不伴囊壁的明显增厚。

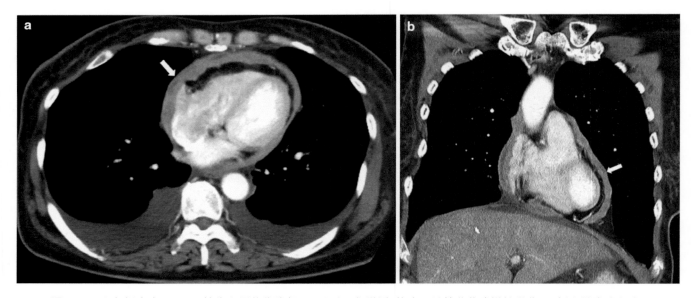

图 20.9 心包间皮瘤。(a,b)轴位和冠状位胸部 CT 显示心包增厚(箭头),呈结节状弥漫性强化,双侧少量胸腔积液。

推荐阅读

1. Alter P, Figiel JH, Rupp TP, Bachmann GF, Maisch B, Rominger MB. MR, CT, and PET imaging in pericardial disease. Heart Fail Rev. 2013;18:289–306.

2. Rajiah P. Cardiac MRI: part 2, pericardial diseases. AJR Am J Roentgenol. 2011;197(4):W621–34.

3. Restrepo CS, Lemos DF, Lemos JA, et al. Imaging findings in cardiac tamponade with emphasis on CT. Radiographics. 2007;27(6):1595–610.

4. Verhaert D, Gabriel RS, Johnston D, Lytle BW, Desai MY, Klein AL. The role of multimodality imaging in the management of pericardial disease. Circ Cardiovasc Imaging. 2010;3(3):333–43.

5. Wang ZJ, Reddy GP, Gotway MB, Yeh BM, Hetts SW, Higgins CB. CT and MR imaging of pericardial disease. Radiographics. 2003;23 Spec No:S167–80.

6. Yared K, Baggish AL, Picard MH, Hoffmann U, Hung J. Multimodality imaging of pericardial diseases. JACC Cardiovasc Imaging. 2010;3(6):650–60.

第 6 部分

技术概述

第 21 章

CT 技术概述

Doo Kyoung Kang

目录

D.K. Kang
Department of Radiology, Ajou University School of Medicine, Suwon, Republic of Korea
e-mail: kdklsm@ajou.ac.kr

摘要

　　本章讲解如何进行心脏 CT 检查。根据实际工作中心脏 CT 的检查流程，本章简要介绍了关于患者准备、CT 图像采集、对比增强、重建参数和图像显示技术的注意事项。因为要完成一个成功的心脏 CT 检查，医生从患者准备到图像优化的每一步都要选择最佳的方法，所以本章采取了逐步讲解的方法。

技术方面涵盖了大部分最新的机型,例如 64 排 CT、双源 CT 和宽探测器阵列 CT 扫描仪。CT 技术的进步有助于不断提高时间和空间分辨率。然而,仍然要不断努力地提高图像质量。本章还回顾了各种因素如何影响时间和空间分辨率以及图像噪声。另一个重点是患者的辐射暴露和剂量减少的对策。目前,一系列的方法已被应用于减少辐射剂量。本章最后讨论技术的发展和辐射剂量减少的策略。

21.1 患者准备

21.1.1 患者须知

● 检查是否存在造影剂过敏、肾功能不全[eGFR<60mL/(min·m²)]、妊娠、严重的心力衰竭以及硝酸甘油和 β- 受体阻滞剂的禁忌证。

● 在检查前 1h 饮用洁净水。

● CT 检查前 4h 内禁食用固体食物和检查前 12h 内禁食咖啡因。

● 可服用全部的常规心血管药物包括控制血压药物。

● 造影剂注射前后的 48h 内绝对停用二甲双胍。

● 如果患者计划使用硝酸甘油,要提前停用万艾可(西地那非)和艾力达(伐地那非)24h,西力士(他达拉非)48h。

21.1.2 静脉通路、患者体位和心电图导联连接

● 在肘前静脉使用 18G 或更大导管建立静脉(IV)通路[2]。

● 双臂抬起位于肩上方;仰卧位、足先进扫描架。

● 心电图导联装置放置于扫描范围之外(图 21.1)。

● 患者培训,例如呼吸指令和呼吸训练。

21.1.3 心率控制

● 在心脏 CT 扫描时为了降低心率和稳定心跳节律,β- 受体阻滞剂可作为一线的治疗药物(图 21.2)。

● 美托洛尔及阿替洛尔是最常用的心脏选择性β- 受体阻滞剂。

● β- 受体阻滞剂的作用[6]

◆ 降低心率。

◆ 对心率不规则的患者有帮助,如房性期前收缩或室性期前收缩、阵发性室上性心动过速、心房颤动。

◆ 预防造影剂注射后或硝酸甘油使用后心律的变化。

◆ 由于负性肌力作用,降低了左心室功能分析的

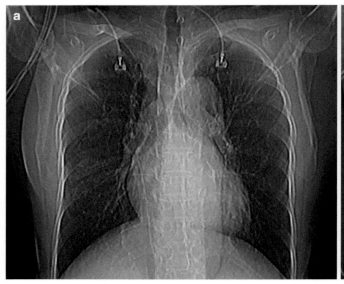
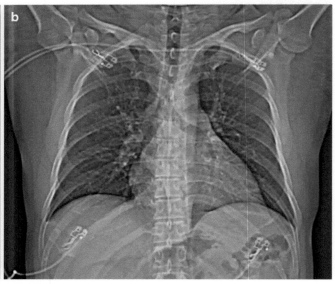

图 21.1 心电图导联连接。导联的数量和优选位置取决于扫描仪的类型和设计。心电图导联应附在扫描范围之外,避免心电电极和电线的伪影。(a)使用 Brilliance CT(飞利浦),两个最上面心电图导联放置在锁骨中线、第 2 至第 4 肋间隙之间。第 3 个下部导联放置在左中腹部,近似约脐上 10cm(未显示)。(b)使用 Somatom definition flash(西门子),心电图导联数是 4 个。上部的两个导联放置在锁骨中线稍下方。下部的两个导联放置在锁骨中线、第 6 或第 7 肋间隙。

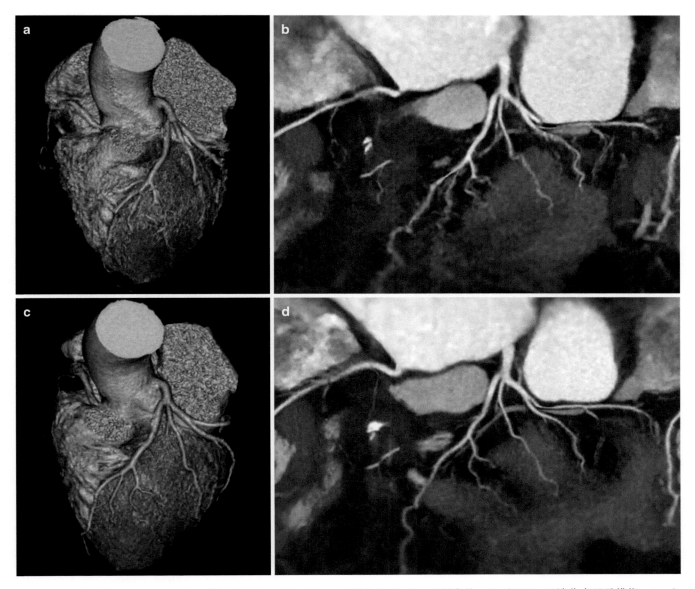

图 21.2　心率控制。(a,b)VRT 和二维图像对于心率约 90bpm 患者的近端 RCA 和所有的 LAD 和 LCX 远端分支显示模糊。(c,d) 同一患者在使用 β- 受体阻滞剂后，VRT 和二维图像可减少图像运动伪影且清晰显示血管分支轮廓。VRT，容积再现技术；RCA，右冠状动脉；LAD，左冠状动脉前降支；LCX，左冠状动脉回旋支。(图 a,c 见彩图)

诊断价值。

- β- 受体阻滞剂的禁忌证
  - 对 β- 受体阻滞剂过敏。
  - 窦性心动过缓(心率低于 60bpm)。
  - 低血压(收缩压小于 100mmHg)。
  - 失代偿性心力衰竭。
  - 近期哮喘或严重阻塞性肺疾病依赖 β2- 受体激动剂吸入。
  - 活动性支气管痉挛。
  - Ⅱ度或Ⅲ度房室传导阻滞。

- β- 受体阻滞剂的用法
  - 口服用法：CT 扫描前 1h 口服美托洛尔 50~100mg→1h 后，如果心率不在所期望的范围内，则应考虑追加静脉给 β- 受体阻滞剂。
  - 静脉注射 β- 受体阻滞剂方法：最初，静脉注射 2.5mg 美托洛尔要大于 1min→如果 5min 后心率仍大于 65bpm，给予第二次 2.5mg 美托洛尔→如果心率持续保持高速；可以额外追加 5mg 美托洛尔剂量 2 次，每次注射时间大于 1min，2 次时间间隔为 5min[3]。

● 钙通道阻滞剂是另一种可供选择的替代药物。然而,钙通道阻滞剂对心率降低的有效性远远低于 β-受体阻滞剂。

● 依伐布雷定是一个纯粹的心率降低剂,但不抑制心肌收缩力。

21.1.4 硝酸甘油

● 硝酸甘油(NTG)是一种有效的血管扩张剂,它可放松血管平滑肌,同时扩张正常和异常的冠状动脉血管。

● 硝酸甘油的使用实际上提高了冠状动脉 CTA 对冠状动脉近端节段病变诊断的准确性,以及可清晰显示更多的间隔支(图 21.3)[4]。

● 硝酸甘油的禁忌证
◆ 对硝酸甘油过敏。
◆ 收缩期血压过低(<100mmHg)。
◆ 严重贫血。
◆ 严重主动脉瓣狭窄。
◆ 梗阻性肥厚型心肌病。
◆ 缩窄性心包炎。
◆ 急性右心室梗死。
◆ 颅内压增高。

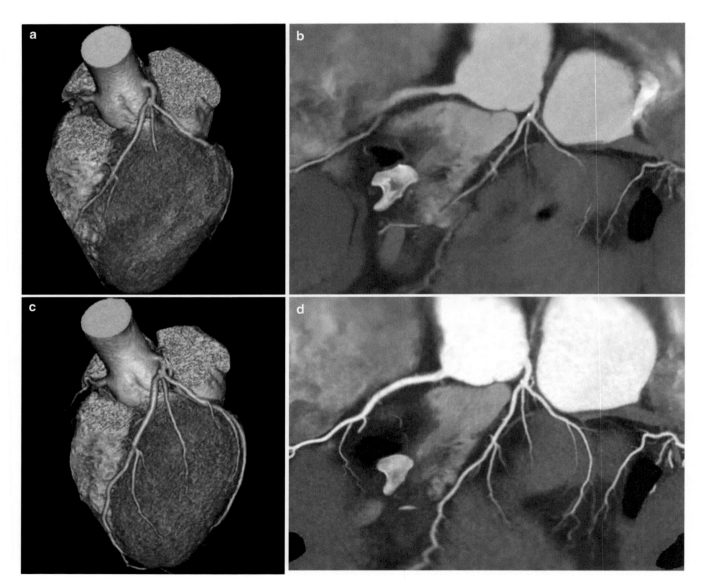

图 21.3 硝酸甘油(NTG)的效果。(a,b)患者女性,54 岁,在没有使用 NTG 的情况下进行了首次冠状动脉 CTA。VRT 和二维图像不能充分显示冠状动脉的分支。(c,d)同一患者,在使用 NTG 后接受了第二次冠状动脉 CTA,冠状动脉明显扩张;VRT 和二维图像清晰显示了正常冠状动脉的分支。(图 a,c 见彩图)

◆ 青光眼

● 使用 5 型磷酸二酯酶 (PDE5) 抑制剂,如在万艾可 (西地那非) 或艾力达 (伐地那非) 最近一次超过 24h,西力士 (他达拉非) 最近一次超过 48h。

● 硝酸甘油的使用[5]

◆ CT 扫描前 1~2min 单片硝酸甘油 (0.4~0.6mg),舌下给药。

◆ CT 扫描前 5min 两喷 (400~800mg),舌下喷雾。

21.2 采集参数

21.2.1 管电压

● 120kVp 管电压值通常适用于绝大多数患者;而对于儿童患者和苗条的年轻人[体重指数 (BMI) <25kg/m²],80~100kVp 低管电压是一个可行的减少辐射剂量的方法。

● 低管电压设置增加了图像噪声,导致冠状动脉图像质量的降低。因此,管电压的设定应当通过考虑图像质量与辐射剂量之间的平衡来决定。

● 根据 SCCT 指南[7],100kVp 管电压可考虑适用于患者体重 ≤90kg 或 BMI≤30kg/m²;120kVp 管电压通常适用于患者体重 >90kg 和 BMI>30kg/m²。

21.2.2 管电流

● 管电流 (mA) 可手动选择或根据患者的体重指数和胸围设定 (表 21.1)。管电流变化范围通常在 300~800mA 之间。

◆ mAs=mA×旋转时间。

◆ 有效 mAs=mAS/螺距值。

● 高管电流可提高图像质量并适用于有严重钙

表 21.1　依据 BMI 优化的管电压及管电流值

体重指数 (kg/m²)	管电压 (kVp)	管电流 (mA)
<22.5	100	450
22.5~24.9	100	500
25~27.4	120	550
27.5~29.9	120	600
30~40	120	650
>40	120	700

Tatsugami 等[6]的身体质量指数匹配扫描方案 (Ligntspead VCT Scanner GE Healthcare)。

化的冠状动脉、冠状动脉内支架和肥胖患者。

21.2.3 机架旋转时间 (速度)

● X 线管/探测器系统围绕患者旋转 360° 需要的时间。

● 对于心脏 CT 检查,通常选择最快的机架旋转时间。

◆ 更快的机架旋转意味着更快的数据采集和提高时间分辨率。

◆ 最新型的 CT 扫描仪机架旋转时间范围在 270~350ms 之间[8]。

21.2.4 准直

● 探测器准直[9]

◆ 描述单个探测元件怎样被用于形成通道数据。

◆ 取决于探测元件的数目和宽度。

◆ 决定最小层面厚度 (体素长度)。

◆ 新型螺旋 CT 最小通道宽度的范围为 0.5~0.625mm。

● 射线准直 (总 X 线束宽度)

◆ 指的是沿纵轴线的波束宽度,它可通过被激活的探测器排数乘以探测器宽度来计算。

◆ 具有 64 排和 0.625mm 探测器宽度的检测器需要 40mm 波束宽度。

21.2.5 进床 (速度) 和螺距

● 螺距定义为扫描架旋转一周 (360°) 时间内,沿着纵轴 (Z 轴) 进床距离与总的 X 线束宽度之比[9]。

● 在回顾性心电门控 CT 中,心脏 MDCT 的螺距因子范围为 0.2~0.4。

● 对于一个给定的心跳速率,如果选择的螺距太大会产生数据间隙,导致容积间隙 (或三维间隙) 伪影,即在图像之间存在丢失的心脏解剖信息 (图 21.4)。

● 自动选择螺距 (自动化螺距适应或自适应螺距技术) 可在双源 CT 扫描仪中使用,它可自动依据患者的心率调整螺距值。

21.2.6 视野 (FOV) 和扫描范围

● 视野 (FOV)[10]

◆ 代表要重建图像的大小。

◆ 200~250mm 或更小的 FOV 适合心脏 CT。

● 扫描范围

◆ 冠状动脉 CTA:从气管隆嵴到心脏底部 (长 10~

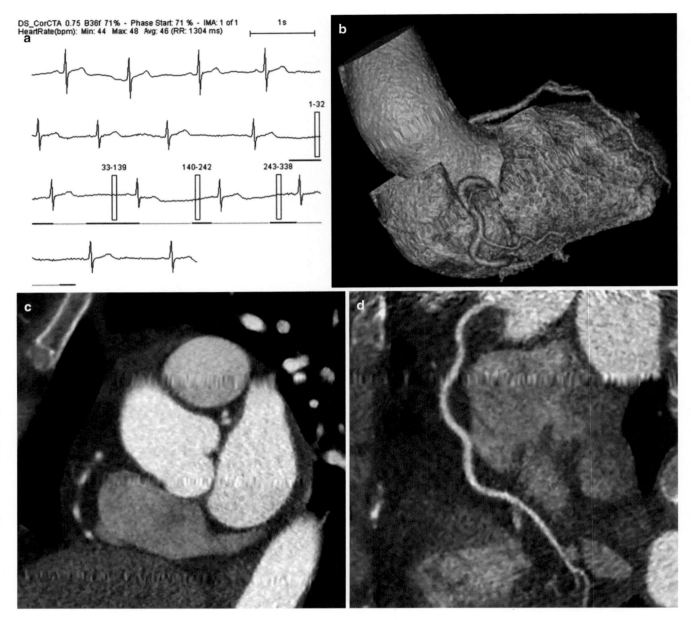

图 21.4 大螺距可产生容积间隙。(a)该患者心电图提示心动过缓(平均心率约为 46bpm)和心率变异采用回顾性心电门控伴心电图依赖的管电流调节。(b–d)VRT、短轴和弧形曲面重建显示由于扫描未覆盖导致心脏解剖图像的缺失。(图 b 见彩图)

12cm)。

◆ 若患者行冠状动脉旁路移植术:向上扩展范围至锁骨中央(18~25cm)。

21.3 采集模式(扫描技术)

21.3.1 前瞻式心电图触发 (步进–触发或序列模式)

● 图像采集技术[11]

◆ X 线管仅在预先设定的 R-R 间期的某一设定的相位才打开，但在其余的 R-R 间期射线不会发射(图 21.5)。

◆ 对于心率较低且稳定的患者,70%的 R-R 间期是最佳时相选择。

◆ 这种技术主要用于冠状动脉钙化的定量分析,但最近越来越多地用于冠状动脉 CTA 检查。

● 前瞻式心电图触发技术的优势和不足

◆ 辐射剂量 3~5mSv,相对较低。

◆ 图像质量取决于心率及心率的变化。

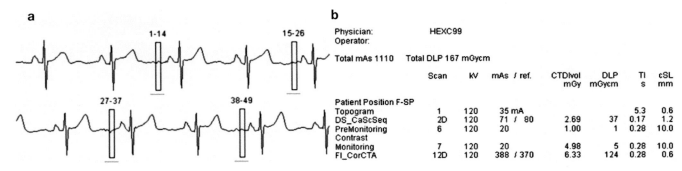

图 21.5　前瞻式心电图触发扫描技术。(a)患者的心率为 63bpm,前瞻式心电图触发扫描是最佳选择。心电图信息提示射线照射仅在 R-R 间期的 70%。(b)CT 检查全部的有效辐射剂量(包括钙化积分)是 2.34mSv。

◆ 前瞻式心电图触发扫描,单源 CT 的最大心率阈值为 60~65bpm,双源 CT 最大心率阈值<75bpm。

◆ 不能获得关于心脏瓣膜运动或室壁运动的功能信息。

● 最近的前瞻式心电图触发技术的改进

◆ 使用 256 或 320 层 CT 扫描仪可覆盖更长的 Z 轴,机架旋转一圈范围为 12.8~16cm,即应用前瞻式心电图扫描,机架旋转一次即可覆盖整个心脏。

◆ 运用自适应扫描延迟(多相自适应前瞻式门控轴位 CT),扫描可被多个设定的 R-R 间期触发,因此更有可能获得最佳时相的数据。

◆ 如果某在一个时相运动伪影无法消除,延长的 X 线曝光时间允许在其他时相重建图像。

21.3.2　回顾性心电图门控

● 图像采集技术[11]

◆ 在同步心电图记录期间,采集整个心动周期的图像(图 21.6)。

◆ 参照心电图信号,图像重建只在回顾性心动周期的特定范围中进行。

◆ 需要低螺距(0.2~0.4),避免解剖覆盖范围的间隙。

● 回顾性心电图门控技术的优势和不足

◆ 较小的依赖心率,心电信号可回顾性分析。

◆ 评估心功能,如潜在的区域功能及室壁运动异常。

◆ 12~20mSv 的高辐射剂量。

● 心电图依赖的管电流调节(心电脉冲)技术

◆ 因为采集的有用信息大部分是在心脏舒张期,所以可在心脏收缩期采用低管电流。

◆ 低心率<65bpm,65%~75%R-R 间期的脉冲窗口(图 21.7)。

◆ 高心率>65bpm,30%~70%R-R 间期的脉冲窗口可覆盖心脏收缩及舒张期。

21.3.3　使用 256 或 320 层宽探测器的容积 CT 技术

● 最新大型探测器阵列能够在一次的心跳获得整个心脏图像[12]。

◆ 256 层 MDCT:256mm×0.5mm 探测器,机架旋

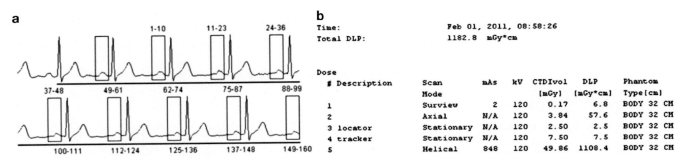

图 21.6　回顾性心电图门控技术。(a)患者的心率 71bpm,回顾性心电图门控技术通过整个心动周期获取图像。图像重建完成仅回顾性使用了 65%的 R-R 间期数据。(b)CT 检查全部的有效辐射剂量(包括钙化积分)是 16.5mSv,明显高于前瞻式心电图触发扫描的辐射剂量。

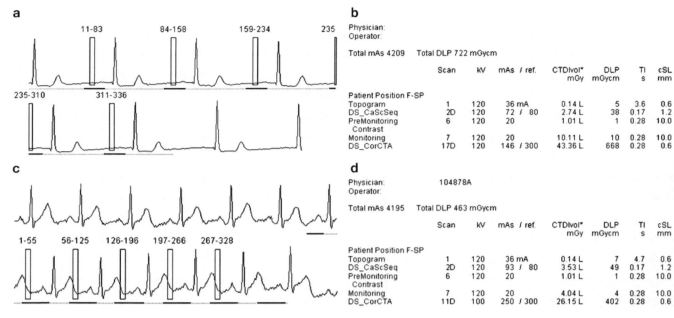

图 21.7 基于心电电流调节的回顾性心电图门控技术。(a,b)120kVp 和管电流调节的回顾性心电图门控 CT。脉冲窗范围从 65% ~75%。总的有效辐射剂量是 10.1mSv,转换因子为 0.014 和总的 DLP 为 722mGycm。(c,d)100kVp 和管电流调节的回顾性心电图门控 CT 在心率为 90bpm 的患者,脉冲窗口包括了心脏收缩末期扩展到 30%~90%。虽然脉冲窗较宽,但由于采用低电压,总有效辐射剂量为 6.48mSv。

转一周在 Z 轴覆盖 12.8cm,旋转时间为 270ms。

◆ 320 层 MDCT:320mm×0.5mm 探测器,机架旋转一周在 Z 轴覆盖 16cm,旋转时间为 350ms。

● 数据采集过程中扫描床不移动可消除阶梯状伪影。

● 没有层重叠可减少射线辐射。

21.3.4 双源 CT(DSCT)

● 作为提高时间分辨率的一种技术,双源 CT 系统采用两个 X 线源和两个相对应的可偏置 90°~95°的探测器阵列。

● 280~330ms 的旋转时间,75~83ms 的时间分辨率。

● 不易受到高速心率的干扰。

● 前瞻式心电图触发螺旋扫描(闪电模式或高螺距技术)(图 21.8)。

◆ 3.4 的高螺距无间隔 Z 轴采样能够在一次心跳(约 300ms)内完全覆盖整个心脏(约 120mm)。

◆ 辐射剂量可减少到 1mSv 或以下水平。

◆ 要求心率低于 60~65bpm。

21.3.5 最佳心脏 CT 扫描模式的选择

● 前瞻式心电图触发技术应该用在那些有稳定的窦性心律和心率较低的患者。

● 回顾性心电图门控技术可用于不符合前瞻式心电图触发扫描条件的患者,因为心律失常或心率较高,或两者都有。

● 如果心脏解剖或冠状动脉疾病是最主要的关注点,推荐前瞻式心电图触发技术。

● 如果心脏功能信息是最主要的关注点,推荐回顾性心电图门控技术附加剂量节省(dose-saving)技术。

● 如果可使用 256 或 320 层 CT,优先考虑使用前瞻式心电图触发技术。

21.4 注射造影剂

21.4.1 冠状动脉增强的最佳水平

● 较大冠状动脉内衰减会使冠状动脉 MDCT 诊断冠状动脉狭窄的诊断准确性较高。

◆ 高衰减>500HU→明显低估小血管狭窄。

◆ 低衰减<200HU→较差的冠状动脉三维图像。

● 冠状动脉 CTA 检测冠状动脉狭窄的最佳血管衰减范围是 250~350HU。

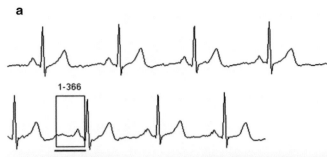

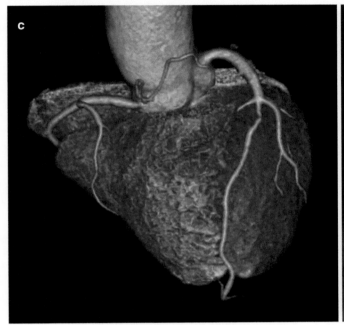

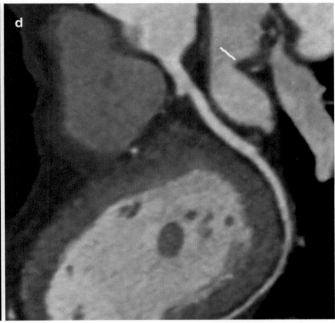

图 21.8 高螺距技术(闪电模式,西门子)。(a)患者心率 58bpm。一个心跳周期内获得该患者的心脏 CT 图像。(b)包括钙化积分研究在内,该患者心脏 CT 检查的总有效辐射剂量是 1.86mSv。(c,d)VRT 和曲面重建显示在一次心脏跳动的 CT 扫描图像质量良好。(图 c 见彩图)

21.4.2 冠状动脉增强的影响因素

- 患者的体形和心输出量
  - 使用无脂体重、体表面积或体重指数的精确计算方法[13]。
  - 根据每个患者的心输出量[14],扫描延迟要个体化。
- 造影剂浓度
  - 较高的碘造影剂浓度会导致较高的冠状动脉衰减
  - 推荐使用高碘浓度(例如 350、370 或 400mgI/mL)。
- 造影剂剂量
  - 随着 CT 数据采集速度的提高,造影剂剂量可随之减少。因此,注射方案必须进行调整,以减少不必要的造影剂(表 21.2)。

表 21.2 依据 BMI 值的冠状动脉造影方案

体重指数 (kg/m²)	造影剂剂量 (mL)	流速 (mL/s)
<17.5	50	4.0
17.5~22.4	55	4.0
22.5~24.9	65	4.0
25~27.4	80	4.5
27.5~29.9	80	5.0
30~34.9	85	5.0
35~40	95	5.0
>40	105	5.0

Husmann 等提出的使用前瞻式心电触发技术的 BMI 对照的造影方案。

  - 使用 64 层 CT 扫描仪,造影剂注射量可减少到 50~70mL。
- 注射速率

◆ 在造影剂体积和浓度不变的情况下,提高造影剂注射速率可提高强化峰值及缩短达峰时间[14]。

◆ 冠状动脉 CTA 造影经肘前静脉通常注射速率为 4~6mL/s。

21.4.3 盐水冲洗技术和注射方案

● 单相注射方案

◆ 单相注射方案仅使用造影剂。

◆ 条纹和射线硬化伪影(图 21.9)。

● 双相注射方案

◆ 纯的(或未稀释)造影剂+15~20mL 生理盐水团注。

◆ 用 4~5mL/s 注射速率是盐水冲洗的最佳选择。

◆ 通过清除上腔静脉和右心造影剂可减少条纹及射线硬化伪影。

◆ 右心室射线衰减减少→显示室间隔(图 21.9)或病理异常(如血栓栓塞或肿瘤)的能力有限。

◆ 双相浓度方案:初始未稀释造影剂团注+稀释造影剂团注→提高右心室的强化和减少条纹状伪影。

● 三相注射方案

◆ 初始纯造影团注+30%:70%造影剂盐水混合+纯生理盐水冲洗。

◆ 第二次团注造影剂-盐水混合物可冲洗第一步的高密度造影剂及减少在上腔静脉产生条纹伪影(图 21.9)。

21.4.4 对比时间设置方法

● 确定造影剂的到达时间(或通过时间)对冠状动脉的强化至关重要,它通常采用团注测试法或自动团注示踪法确定。

● 团注测试(团注测时)法[14]

◆ 基于静脉团注测试 10~20mL 的造影剂和随后 30~50mL 的生理盐水冲刷过程中,在此过程中采集一系列低剂量(例如 120kVp,20mAs)感兴趣血管的实时扫描,例如心脏 CTA 中的胸主动脉(图 21.10)。

◆ 扫描启动延迟:峰值时间+附加 3~4s 延迟。

◆ 优势:在诊断性扫描前可练习屏气和体验造影剂注入,并且测试静脉通路开放和心率控制情况。

◆ 不足:需要额外的 15~20mL 造影剂和更长的扫描时间。

● 自动团注示踪(团注触发)技术

◆ 基于实时监控团注全程。

◆ 使用动态低剂量扫描 (例如 120kVp、20mAs),检测感兴趣血管的信号变化达到设定的 CT 值 (或触发阈值)(图 21.10)。

◆ 在超过的触发阈值(100~200HU)之后,诊断扫描将手动或自动启动。

◆ 延迟时间:在触发阈值后 4~8s。

◆ 优势:更简单、方便,而且更快且需要更少的造影剂。

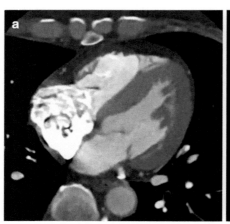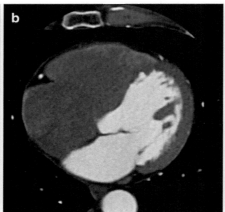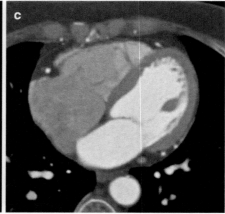

图 21.9 造影剂注入方案。(a)在单相方案,横断面 CT 图像显示使用非稀释造影剂时,会在右心房产生射线硬化伪影。(b)在双相方案,显示出优良的左心强化;但由于右心造影剂消退,评价右心的能力较差。(c)在三相方案,右心房和右心室都均匀强化,右室间隔膜轮廓可清晰地显示。

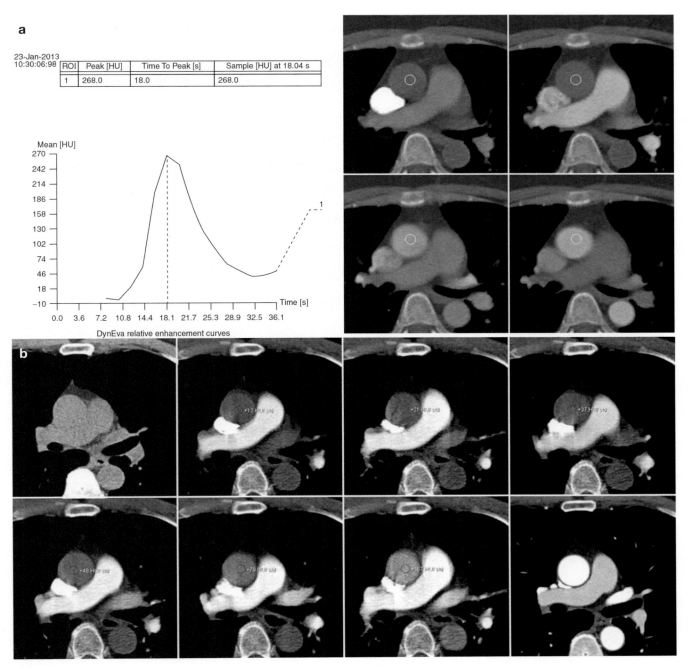

图 21.10 对比时间选择方法。(a)团注试验法是在静脉团注造影剂时监测扫描感兴趣血管。在这位患者中,对比增强曲线显示在 18s 时升主动脉达到对比度增强的峰值。最佳扫描延迟时间为达峰时间+3~4s。(b)团注示踪法是实时监测的感兴趣区靶血管的对比团注。在这位患者,升主动脉的触发阈值是 100HU。最佳扫描延迟是到达触发阈值后的 4~8s。

21.5 图像重建方法

21.5.1 层厚和重建间距(间隔)

- 层厚

- 最薄的层厚提供最高的空间分辨率。
- 层厚通常为 0.5~1.0mm[15]。
- 层厚设置要略宽于准直截面宽度,以避免伪影,例如 0.6mm 的准直宽度应选择 0.75mm 的层厚。
- 重建间距(间隔)
- 是连续重建层面中心之间的距离。

◆ 定义为重建轴位图像间重叠的程度。

◆ 对于心脏 CT,40%~60%的重叠是可取的(例如 0.75mm 的层厚与 0.4mm 层间距)[15]。

21.5.2 重建算法(核心算法)

● 卷积滤波将原始数据从螺旋扫描原始数据转化为可观察的图像。

● 生产厂商提供不同的核心算法程序。

◆ 西门子提供 B20f 对光滑、B30f 对中度平滑、B40f 对中等、B60f 对锐利的重建核心程序。

◆ 飞利浦提供的重建算法包括心脏锐利(CC)、心脏细节支架(CD)、Y 形锐利(YA)、Y 细节(YB)、Xres 平滑(XCA)、Xres 标准(XCB)、Xres 锐利(XCC)和 Xres 支细节架(XCD)。

● 中度核心算法最常用于冠状动脉 CTA。

● 软核心算法可减少图像噪声。

● 锐利核心算法适用于重度钙化和有心脏支架的患者(图 21.11)。

21.5.3 最佳重建窗的选择

● 时间延迟可以是相对的,也可以是绝对的,可以是向前的,也可以是反向的。

● 相对延迟方法:来自前面波形确定的时间延迟来决定 R-R 间期的百分比(例如 50%、60%、70%)。

◆ 预览技术:在右冠状动脉中段水平通过 1%或 10ms 间隔重建进行详细的冠状动脉运动分析。

◆ 非预览技术:经验性地选择在较低的规律心率(<60bpm)的心舒张期中段(60%~75%的 R-R 间期)或较快心率>80bpm 的心收缩末期(30%~35%的 R-R 间期)(图 21.12)。

● 绝对延迟方法:一个固定的时间延迟(例如 400 或约 400ms)在一个 R 波之后或在下一个 R 波之前。

◆ 最佳成像质量可在 350~400ms 的重建间隔时间内获得。

● 每个冠状动脉最易受运动伪影影响是在心动周期的不同时相。因此,每个冠状动脉分支的最佳成像应该在心动周期的不同时相。

◆ 合适的重建窗:RAC 使用 40%的 R-R 间期,LAD 使用 60%~70%,LCX 使用 50%~60%。

● 心脏图像重建最佳相位的自动选择(图 21.12)。

◆ PhaseXact(东芝)或 BestPhase(西门子)基于四维运动图像→自动检测心脏在收缩期和舒张期的最小运动时相。

21.5.4 单段重建(部分扫描或半扫描重建)

● 一个心动周期产生一幅横断面图像。

● 用于一个横断面图像重建的最小数据量要求在任何轴平面至少 180°投影数据。

● 患者要求心率<65bpm。

21.5.5 多段重建

● 对于心率高的患者,多次心动周期的数据用来重建图像。

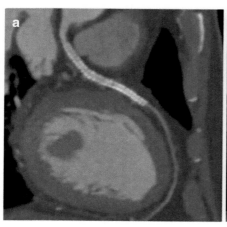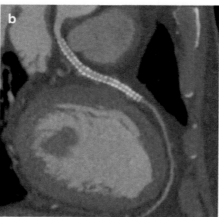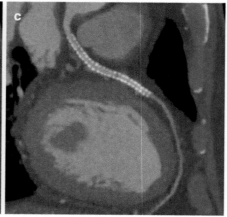

图 21.11 重建算法(核心算法)。在同一患者,不同的注射方案下的 CT 轴位图像。(a)曲面重建采用软核心(B26f);由于部分容积效应,扩张的支架显示晕状伪影。(b)在同样的支架内血管增强,使用锐利的内核(B46f)曲面重建图像清晰地显示支架的轮廓。(c)曲面图像使用锐利的内核(B46f)和迭代重建(SAFIRE,西门子)在明显的低噪声图像背景下显示锐利的支架轮廓。

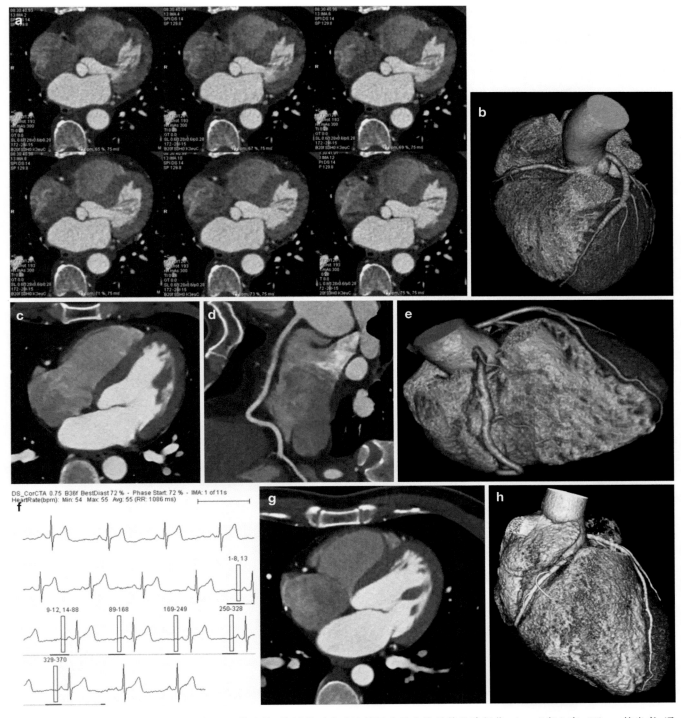

图 21.12 最佳重建窗的选择。(a,b)使用预览功能,使用者可手动选择运动最小的最佳重建相位。(c–e)在心率<65bpm 的患者,通常重建相位选择在 65%的 R-R 间期。然而,曲面平面重建及三维容积再现显示对 RCA 中段显示模糊。(f–h)高级软件(BestPhase,西门子)可自动选择运动的重建阶段。在这个患者中,72%的 R-R 间期是运动最少的最佳舒张期时相。横轴和 VRT 图像清晰显示 RCA 轮廓。(图 b,e,h 见彩图)

- 依靠 CT 厂商设计,可进行 2~4 段重建。
- 对心率变化敏感。
- 由于低螺距增加了相关的辐射暴露。

21.5.6 迭代重建

- 显著地提高心脏 CT 的空间分辨率[16]。

- 在肥胖患者中可引起显著的抑制图像噪声(图21.13)。
- 在严重冠状动脉钙化的患者中可见明显减少钙化导致的晕状伪影。

21.6 图像处理技术

- 独立工作站可完成图像进一步的处理和原始轴位图像的评估。

- 多种观察方法的组合已应用在大多数的研究中。

21.6.1 轴位回顾(滚动)

- 最初步骤是依据对比增强和运动伪影检查图像质量。
- 确认能显示每支冠状动脉的最佳相位[17]。
- 提供钙化与非钙化斑块位置和范围的轴位回顾,确定最佳的后处理工具。

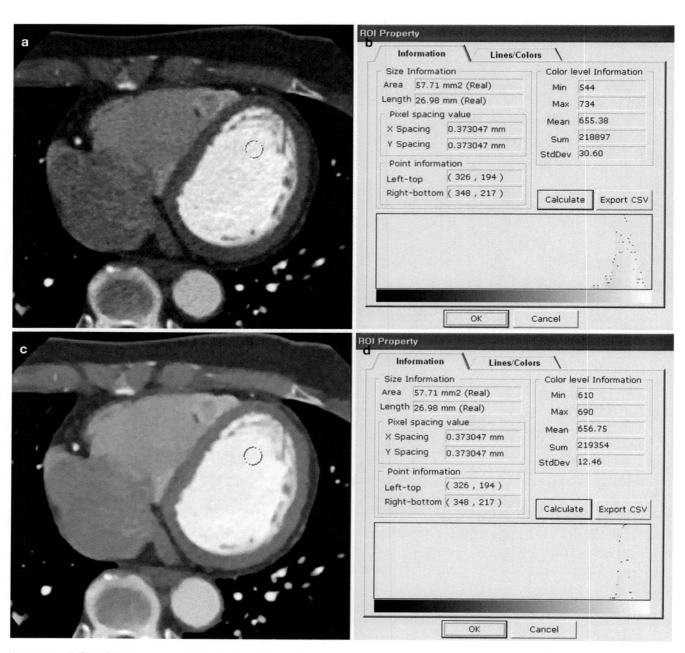

图21.13 迭代重建技术。(a,b)通过滤波反投影技术重建图像显示图像噪声是30.6HU 的标准差。(c,d)iDose4(飞利浦)迭代重建显示同一患者明显降低的图像噪声为12.46HU 标准差。

21.6.2 多平面重建(MPR)和平均密度投影(AIP)

- ● 评估冠状动脉的主要平面
- ◆ 平面平行于房室沟平面。
- ◆ 平面平行于室间沟。
- ● 适合了解病变与周围结构的毗邻关系。
- ● 局限性[17]

- ◆ 不利于显示整个冠状动脉的全长。
- ◆ 由于部分容积效应可能导致狭窄分级的错误。
- ● 平均密度投影(AIP)是通过增厚的平面重建来显示每个组成部分的平均衰减值(图 21.14)。

21.6.3 曲面多平面重建(曲面 MPR)

- ● 可重建包含一个完整的结构在一副图像中(图 21.14)。

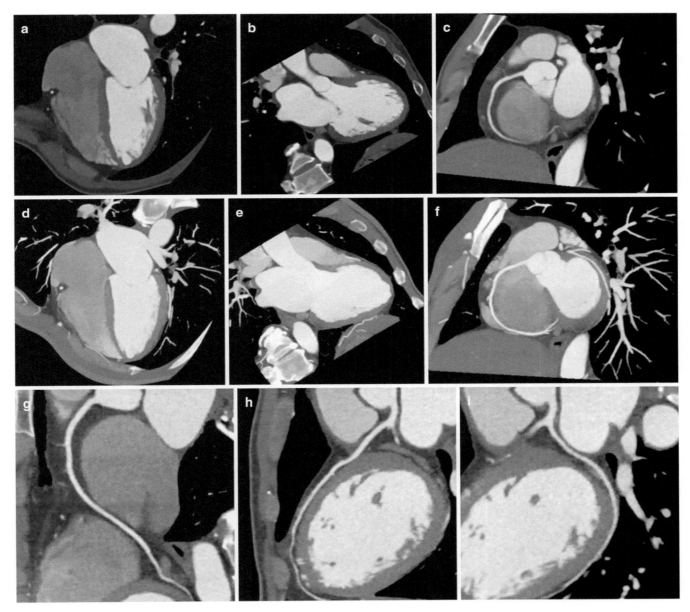

图 21.14 各种图像后处理技术。**(a–c)**四腔心位、长轴和短轴图像采用 3mm 层厚的平均密度投影(AIP)技术重建,这是多平面重建(MPR)技术的一种类型。**(d–f)**采用 8mm 层厚的薄层最大密度投影(MIP)技术,四腔心位、长轴和短轴切面与 MPR 技术相比,显示冠状动脉节段更长及更好且显示出细小的血管。**(g–i)** 曲面重建技术可以在一张图像上展示整个冠状动脉长度。RCA、LAD 和 LCX 分别可清晰显示,不伴有明显狭窄。

- 可识别和量化的狭窄程度,并且通过部分体积平均消除潜在错误。
- 可在血管长轴显示截面轮廓。
- cMPR 的主要缺陷在于它是一个不准确的中心线定位。
  - 由于冠状动脉的直径小(2~5mm),偏中心线的位置可能会导致狭窄的假象[17]。
  - 存在严重的动脉钙化时,cMPR 难以区分强化的管腔和相对于管腔中心的钙化。
- 二维图像(Extended Brilliance Workspace,飞利浦)是对于由曲面 MPR 重建的三维冠状动脉树视图的透视图。二维图像对于血管成像及其过程上提供了一个快速的定向。

21.6.4 最大密度投影(MIP)

- 在一个给定的层面,只显示最高的衰减值(图21.14)。
- 可用于冠状动脉成像,尤其是有利于显示细小节段[18]。
- 局限性
  - 即使有少量钙化的存在,冠状动脉的钙化可导致血管狭窄的高估。
  - 非钙化斑块较低的衰减值可导致轻微管腔狭窄被忽略[17]。
  - 由于组织结构间缺乏丰富的信息,三维结构关系的感知有限。

21.6.5 最小密度投影(MinIP)

- MinIP 技术的目的是在一个给定的层面只显示最小衰减值。
- 可用于评估心肌梗死。

21.6.6 三维容积再现技术(VRT)

- 迅速提供了一个包括空间关系的初步视图[17]
- 准确地界定心脏和冠状动脉复杂的解剖(图21.15)。
  - 尤其有利于冠状动脉旁路移植的患者。
- 有操作者依赖性,定量测量能力差(图21.15)。

21.6.7 动态电影

- 要求多相位重建。
- 可用于心脏瓣膜和局部心功能的评估,并且可以精确定量评估心室容积和功能、射血分数、区域室壁运动和室壁的异常增厚[18]。

21.7 图像质量和伪影

- 理想的参数是通过快速的机架旋转,具有高时间分辨率、通过薄扫具有高空间分辨率和低辐射剂量。
  - 更快的扫描提高了时间分辨率,但降低了空间分辨率。
  - 最佳的空间分辨率的成像方案,降低图像采集的速度,会产生更多的运动伪影。
  - 延长扫描时间和缩小准直→增加辐射剂量和降低图像的对比度分辨率。
- 当确定成像方案时,需要考虑是否时间分辨率要优先于空间分辨率,反之亦然。

21.7.1 时间分辨率

- 时间分辨率是在指采集重建一个横断面 CT 图像的所需数据的时间。
  - 单源 CT 扫描仪机架旋转 1/2 的时间。
  - 双源 CT 扫描仪机架旋转 1/4 的时间。
- 影响时间分辨率的参数
  - 机架旋转速度。
  - 螺距。
  - 探测器数量。
  - 以分段方式获得数据的能力。
- 高时间分辨率对于减少或消除与心脏跳动相关的运动伪影非常重要(图 21.16)。
- 运用最新的技术,如减少机架旋转时间和双源 CT 扫描仪,时间分辨率达到 75ms(表 21.3)。

21.7.2 空间分辨率

- 空间分辨率是指区分两个相邻物体间的能力。
- 轴位(平面或 X-Y 轴)分辨率
  - 依赖扫描视野(FOV)和图像重建矩阵。
  - 常规矩阵为 512×512;25cm FOV 的一个像素大小是 0.49mm(250mm/512)。
- 纵向(从平面或交叉平面或通过平面或 Z 轴)分辨率
  - 取决于 X 线焦点尺寸、检测元件的大小、探测器准直、层厚、重建间隔、过滤(核心算法)和扫描视野。
  - 较厚的层厚和软组织算法降低空间分辨率。

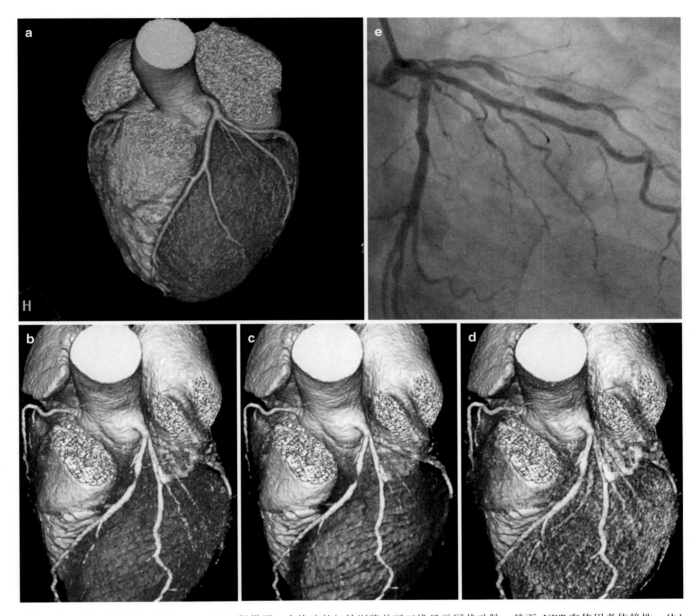

图 21.15　容积再现技术(VRT)。(a)VRT 提供了一个快速的初始浏览并可三维显示冠状动脉。然而,VRT 有使用者依赖性。(b)VRT 显示在 LAD 中段存在一个狭窄。(c,d)根据不同窗宽窗位设置,病变看起来像阻塞或无明显狭窄。(e)冠状动脉造影证实在 LAD 存在严重的狭窄,但不存在阻塞。(图 a–d 见彩图)

◆ 最新的多层螺旋 CT 扫描仪的纵向分辨率可达到 0.5~0.625mm 的宽度,所以可达到 0.5mm×0.5mm× 0.5mm 的各向同性空间分辨率。

● Z 轴飞焦点技术和双倍 Z 轴采集

◆ 沿着 Z 轴方向偏转焦点在 Z 轴获得 2 倍的采集数据。

◆ 采用这种技术,0.6mm 宽度的准直探测器的纵向分辨率可提高到 0.33mm。

21.7.3　对比分辨率(低对比分辨率)和噪声

● 对比区分具有不同衰减特性组织的能力,是决定图像质量最重要的因素。

◆ 受辐射强度(管电压和管电流)、层厚、重建算法和图像噪声的影响。

◆ 考虑足够的图像质量和低辐射剂量之间的平衡。

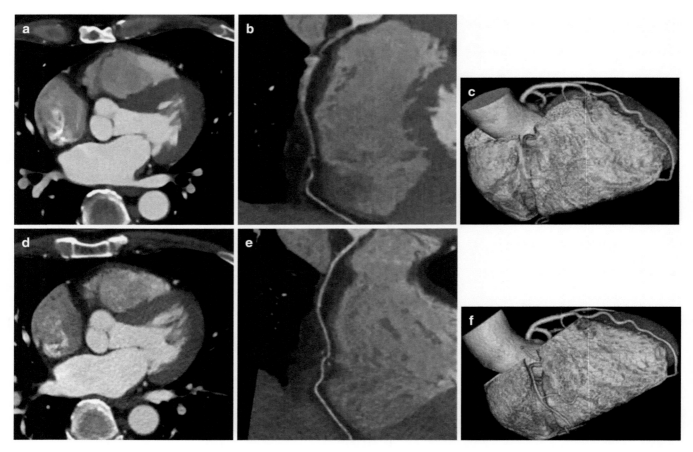

图 21.16　时间分辨率。(a-c) 该患者心率为 63bpm，64 层 400ms 机架旋转时间螺旋 CT 扫描仪的横轴位、曲面 MPR 和 VRT 图像对右冠状动脉显示模糊。(d-f) 同一患者在两年后复查，几乎相同心率的情况下 (62bpm)，使用 280ms 机架旋转时间的双源 CT 扫描仪的横轴位、曲面 MPR 和 VRT 图像清晰显示右冠状动脉。(图 c，f 见彩图)

表 21.3　CT 扫描仪技术的最新参数

供应商	东芝	GE	西门子	飞利浦
机型	Aquilion One	750HD	Somatom definition Flash	Brilliance iCT
源(X 线管)	单个	单个	两个	单个
旋转时间	350ms	350ms	280ms	270ms
时间分辨率	640 双切片技术	128，使用 2 能量	128，有飞焦点	256，有智能焦点
半扫描重建	175ms	175ms	75ms	135ms
多段重建	35ms			34ms
探测器行数层数	320	64	64×2	128
探测器厚度	0.5mm	0.625mm	0.6mm	0.625mm
覆盖	320×0.5mm=160mm	64×0.625mm=40mm	64×0.6mm=38.4mm	128×0.625mm=80mm
前瞻式心电图触发	1 个心动周期容积扫描	快速脉冲	自适应心脏序列	步进心脏炫速扫描
剂量调制	SUREExposure 3D	Auto mA	CARE Dose 4D	DoseRight ACS
迭代重建	AIDR	ASiR	SAFIRE	iDose4

AIDR，自适应迭代剂量重建；ASiR，自适应统计迭代重建；SAFIRE，正弦图迭代重建。

◆ 较厚的层厚和平滑的算法,增加对比度分辨率,但降低空间分辨率。

◆ 长扫描时间和增加管电流会提高对比度分辨率,但增加辐射剂量。

● CT 的图像噪声(或量子噪声)对比感兴趣区内的平均衰减值,两相邻体素的衰减值变化。

◆ 用像素 CT 值的标准偏差(HU)表示(图 21.17)。

◆ 受患者的体形(如肥胖)、管电流、准直器宽度、螺距和重建算法的影响。

◆ 提高管电流会降低噪声→因为增加辐射暴露。

● 要考虑图像质量和减少辐射剂量间的平衡。

21.7.4 伪影

● 各种伪影能降低 CTA 图像质量。

● 伪影是根据形成原因或表现形式分类,包括运动相关的伪影、射线硬化伪影、部分容积效应及结构相关伪影。

21.7.4.1 心脏运动伪影

● 模糊伪影(图 21.18)←感兴趣的冠状动脉节段

的运动速度超过 CT 的时间分辨率[16]。

● 阶梯伪影的发生是由于层面配准错误,与患者的心率变化或心律失常有关(图 21.19)。

● 对策

◆ 心率过快(>70~75bpm):使用 β- 受体阻滞剂、对每支冠状动脉选择合适的重建窗口和多段重建是合适的解决方法。

◆ 心律失常:使用心电图编辑来清除不合适节段或添加一个需要节段的重建数据集是有帮助的。

21.7.4.2 呼吸运动伪影

● 扫描过程中患者呼吸引起图像模糊、图像裂隙、图像重复(双冠状动脉)以及阶梯伪影。

● 表现为伪影横穿扫描图像(图 21.20)。

● 不能用图像数据重建方法纠正。

● 对策

◆ 无效呼吸指令。

◆ 氧气补充。

◆ 使用更多排的 CT 扫描仪或增加结构覆盖范围。

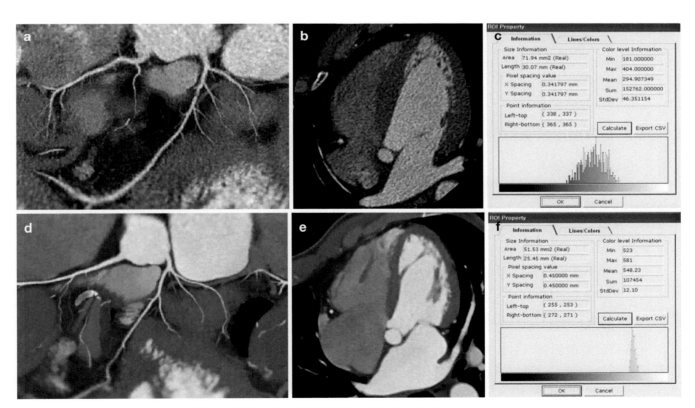

图 21.17 图像噪声。(a–c)肥胖导致在二维和四腔心的图像质量较差(BMI=39kg/m²)。图像噪声为 45.4HU 的标准差。(d–f)较瘦的患者在二维和四腔心的图像质量好(BMI=22kg/m²)。图像噪声为 21.4HU 的标准差。

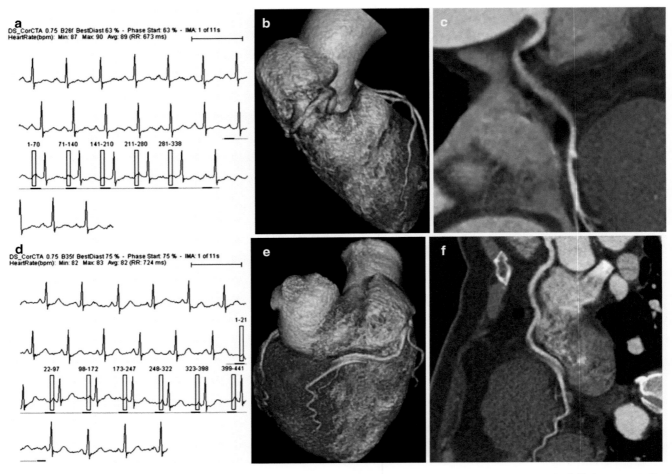

图 21.18 心率过快引起的伪影。(a-c)心电图表示心率过快的患者(89bpm)使用管电流调制的回顾性心电门控技术。VRT 和曲面 MPR 图显示右冠状动脉中段轮廓模糊。(d-f)心电图表示心率过快的患者(82bpm)使用管电流调制的回顾性心电门控技术,VRT 和曲面 MPR 显示 RCA 远端双血管影。(图 b,e 见彩图)

21.7.4.3　射线硬化形成的条状伪影

● 在高密度的物体(例如手术夹、起搏器线、标记物、冠状动脉支架、在上腔静脉或右心的造影剂),低能量的光子被吸收和射线强度增加(射线硬化)→条状伪影(图 21.21)。

● 对策

◆ 非金属手术材料的使用有助于评估搭桥术。

◆ 注射造影剂后使用生理盐水冲管。

21.7.4.4　部分容积效应引起的晕状伪影

● 高密度的物体会产生晕状伪影,如冠状动脉钙化和小支架(<3mm),会在 CTA 中产生虚假的狭窄或无法评估的血管节段。伪影会使 CT 图像上的钙化斑块变大,导致随后对管腔狭窄的高估(图 21.22)。

● 对策

◆ 运用薄层扫描和高分辨率算法。

◆ 使用迭代重建技术或双能 CT 特殊边缘增强图像过滤。

21.7.4.5　结构相关的伪影

● 重叠对比填充正常结构(例如左心耳、心脏静脉)使冠状动脉显示不清。

● 穿过冠状动脉的静脉结构可能导致感兴趣血管内衰减的丢失→可能类似软斑块。

● 对策

◆ 回顾各种重建相位可减少这种影响。

21.8　心脏 CT 的辐射剂量

● 辐射暴露随着 CT 扫描仪种类和心脏检查扫描方案不同而变化。

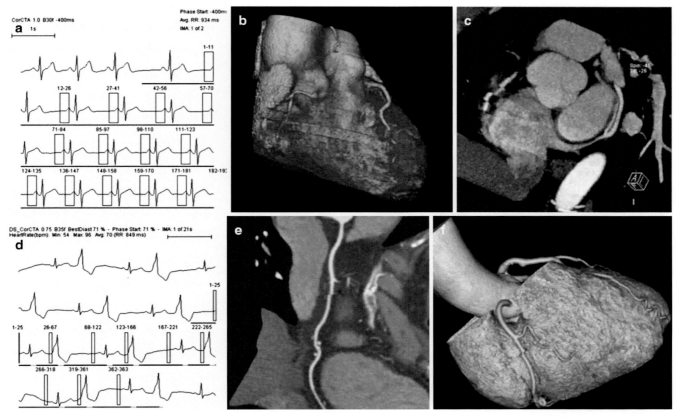

图 21.19　阶梯伪影。(a–c)心电图表示心率变化患者不使用管电流调制的回顾性心电门控技术。VRT 和曲面 MPR 图显示像阶梯样多个线条状伪影穿过心脏中部。(d–f)心电图表示有异位起搏导致心律不齐患者使用回顾性心电门控技术。VRT 和曲面 MPR 显示阶梯状伪影穿过心脏中部。(图 b,f 见彩图)

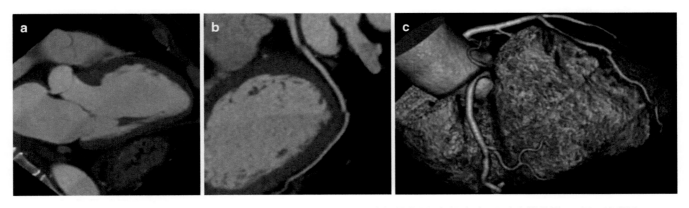

图 21.20　呼吸运动伪影。长轴位(a)、曲面 MPR(b)和 VRT(c)在扫描范围(包括胸壁)显示阶梯伪影。(图 c 见彩图)

● 回顾性心电图门控技术，64 层螺旋 CT 的辐射剂量为 8~25mSv，明显高于冠状动脉造影平均 7~10mSv 的辐射剂量。

● 在遵循 ALARA（最小剂量原则）的原则条件下，所有的参数应考虑减少辐射暴露最小的同时，要保持图像质量，并衡量预期效益和辐射风险。

21.8.1　辐射剂量术语

● 辐射暴露是 X 线束在空气中产生的离子量，单位用库仑每千克表示(C/kg)。

● 吸收辐射剂量是在空间的某一点的吸收能量的大小(表 21.4)。

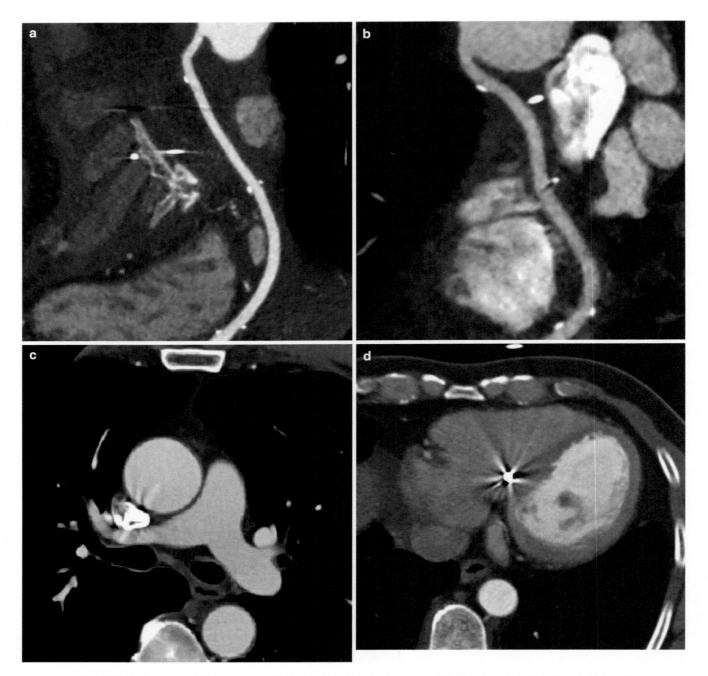

图 21.21 射线硬化伪影。(a)心脏搭桥患者手术线导致的射线硬化伪影。(b)心脏搭桥患者手术夹导致的射线硬化伪影。(c)右心房造影剂造成的条纹伪影。(d)带心脏起搏器患者的导线导致的条纹伪影。

● 剂量长度乘积(DLP,mGy·cm)代表整个 CT 检查所有层面的整体辐射剂量,其计算公式为 DLP=CT-DI$_{vol}$×扫描长度(cm)[9]。

● 有效辐射剂量(E,mSv)反映了辐射生物损伤的潜在风险。有效辐射剂量=DLP×转换系数(κ)。人体不同部位有特定的转换系数。

◆ 国际辐射防护委员会(ICRP)已公布适用于 DLP 的胸部转换因子范围为 0.014~0.017mSv/mGy·cm[19]。

◆ 欧洲工作组的 CT 质量指南确定的转换因子为 0.014mSv/(mGy·cm)已得到由美国医学物理协会的认同。

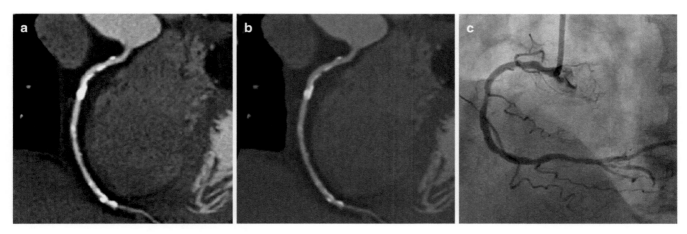

图 21.22 晕状伪影。(a)右冠状动脉严重钙化的患者;由于晕状伪影,普通窗口设置曲面 MPR 图显示 RCA 中段管腔闭塞。(b)骨窗设置的曲面 MPR 显示相同血管节段明显的管腔狭窄。(c)然而,相同血管节段在冠状动脉造影仅显示为轻微的血管狭窄。

表 21.4 辐射剂量参数

参数	平均值	计算值(U)
$CTDI_{100}$	在离子室用 CT 测量剂量分布,长 100mm	(mGy)
加权 CTDI($CTDI_w$)	非均匀衰减校正剂量	2/3 外周 $CTDI_{100}$+1/3 中心 $CTDI_{100}$(mGy)
容积 CTDI($CTDI_{vol}$)	一个扫描时的切片剂量	$CTDI_w$/螺距(mGy)
剂量长度乘积(DLP)	每次扫描的总剂量	$CTDI_{vol}$×扫描长度(mGy·cm)
有效辐射剂量(E)	辐射剂量的生物学效应	DLP×κ(mSv)

κ(转换系数)是胸廓面积的 0.014。

21.8.2 辐射剂量的影响因素

● 管电压和管电流:降低 kVp 或 mA 能减少辐射剂量,但增加图像噪声。

● 扫描时间:长扫描时间增加辐射剂量。

● 螺距:如果螺距增大,辐射剂量降低,因为身体暴露在辐射束上的时间更短。

● 机架旋转时间:如果机架旋转时间缩短,辐射剂量下降。

● 检测器结构:使用宽探测器阵列,机架每次旋转能增加 Z 轴的覆盖范围,所以更少的机架旋转次数能完成心脏扫描,因此扫描时间能减少和降低辐射剂量。

21.8.3 减少辐射暴露

21.8.3.1 扫描范围最小化

● 包括整个心脏的最小扫描范围要选择能获得最大空间分辨率,并且能降低辐射剂量[7]。

● 地形图像和先前的冠状动脉钙化积分检查可指导扫描范围。

21.8.3.2 降低管电压

● 降低辐射剂量的有效方法

◆ 100kVp 用于 BMI<25kg/m² 的患者。

◆ 80kVp 用于儿童和 BMI<20kg/m² 较瘦的年轻人。

● CARE kV(Siemens Healtheare, Forchheim, Germany)自动为个体患者的每项检查推荐最佳的管电压设置。

21.8.3.3 解剖依赖的管电流调制

● 根据患者预扫描图像确定最佳的管电流来实现预期的低噪声[8]。

● 自动暴露控制(AEC)

◆ 在 X-Y 平面(角度电流调节)。

◆ 沿着扫描方向(Z 轴电流调节)。

◆ 同时(联合电流调节)。

● 最近报道了一系列新的 AEC 系统（AutomA 3D General Electric，ACS+Z-DOM，飞利浦；CARE DOSE 4D，西门子；SUREExposure 3D，东芝）→减少 35%~60%的辐射剂量[20]。

21.8.3.4 心电图依赖的管电流调制（心电脉冲）

● 管电流只有在感兴趣的心相最大，其他时相大幅度减少→辐射剂量可降低 30%~50%。

● 操作者可选择在脉冲窗口外使用的最小管电流（图 21.23）。

◆ 通常的心电图脉冲剂量为全辐射剂量的 20%~40%，包括扫描范围以外。

◆ MinDose（Siemens Healthcare，Forchheim，Germany）技术在选定的 R-R 间期应用全剂量和在其余时间选择 4%的管电流→与前瞻式心电图触发技术的辐射剂量大致相同。

● 在扫描前，操作者调整最大管电流的持续时间：对于低心率和规律心率患者，最高电流时相可以限定在 R-R 间期的 70%；对于高心率患者，最高电流时相可限定在 R-R 间期的 35%~70%之间。

● 如果严重心律失常患者在数据采集过程中的心率变化超过了阈值，那么管电流调制要暂时或永久地停止。

21.8.3.5 前瞻式心电图触发（步进–触发/序列模式）

● X 线管电流仅在心跳周期特定时相启动，此模式意味着减少 X 线暴露（图 21.23）。

● 在 1~3mSv 低剂量辐射下，就可以获得清晰的冠状动脉图像。

21.8.3.6 高螺距（炫速扫描）技术

● 结合高螺距值（3.2~3.4）和 38.4mm 的宽探测器→可以在一次心跳扫描整个心脏。

● 据报道，平均辐射剂量在 100kVp 扫描为 0.9±0.1mSv，120kVp 扫描为 1.9±0.2mSv。

● 要求心率稳定且心率<60bpm。

21.8.3.7 患者检查前的 Z 准直

● 动态 Z 准直回顾性心电图门控 CT：对应准直器在数据采集时自动打开，而在数据采集结束时关闭；这样可阻止射线对图像的影响。

● 自适应 Z 准直前瞻式心电图触发 CT：通过限制沿 Z 轴的 X 线散射线和扫描范围之外的 X 线到达患者来减少 X 线的暴露。

21.8.3.8 迭代重建算法

● 自适应迭代剂量减少（AIDR，东芝）、Veo（GE）、迭代重建算法（SAFIRE，西门子）和 iDose⁴（飞利浦）。

● 使用 X 线信息更有效但计算更复杂。

● 与卷积反投影算法相比，在更低的辐射剂量下，产生图像空间分辨率并没有减低→在低辐射暴露下进行冠状动脉 CTA 检查。

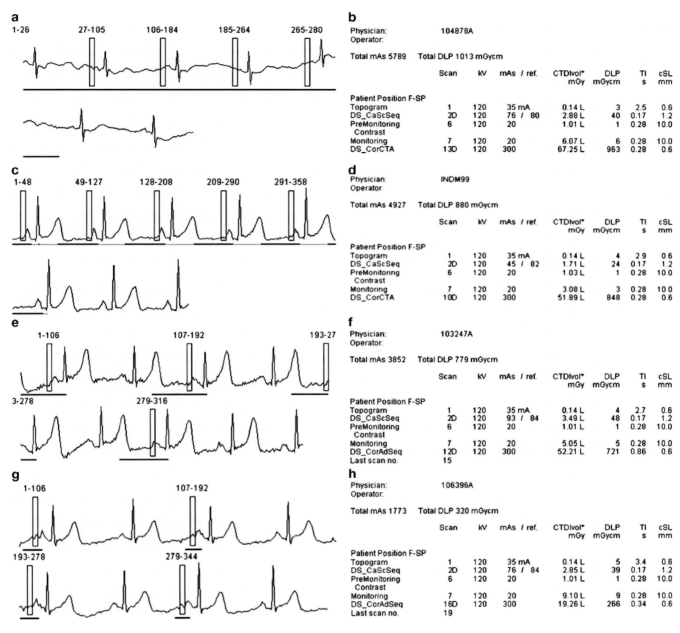

图 21.23 减少辐射剂量的扫描技术。(a,b)回顾性心电图门控:在整个心动周期中以高辐射剂量为代价(14.2mSv),整个 R-R 间期完全的辐射暴露以保证图像质量。(c,d)回顾性心电图门控和心电图依赖的管电流调制:在规定的 R-R 间期(例如 30%~90%)使用最大管电流;心动周期的其余时相管电流减少到 25%甚至更少。总有效辐射剂量为 12.3mSv。(e,f)前瞻式心电图触发:辐射暴露仅在预定的 R-R 间期窗口(例如 30%~90%)。总有效辐射剂量为 10.9mSv。(g,h)前瞻式心电图门控和窄时相窗:辐射暴露仅在非常短的 R-R 间期窗(例如 75%)。总有效辐射剂量是 4.5mSv。

参考文献

1. Taylor CM, Blum A, Abbara S. Patient preparation and scanning techniques. Radiol Clin North Am. 2010;48:675–86.
2. Schoepf UJ, Zwerner PL, Savino G, Herzog C, Kerl JM, Costello P. Coronary CT angiography. Radiology. 2007;244:48–63.
3. Pannu HK, Alvarez Jr W, Fishman EK. Beta-blockers for cardiac CT: a primer for the radiologist. AJR Am J Roentgenol. 2006;186:S341–5.
4. Chun EJ, Lee W, Choi YH, Koo BK, Choi SI, Jae HJ, Kim HC, So YH, Chung JW, Park JH. Effects of nitroglycerin on the diagnostic accuracy of electrocardiogram-gated coronary computed tomography angiography. J Comput Assist Tomogr. 2008;32:86–92.
5. Moscariello A, Takx RA, Schoepf UJ, Renker M, Zwerner PL, O'Brien TX, Allmendinger T, Vogt S, Schmidt B, Savino G, Fink C, Bonomo L, Henzler T. Coronary CT angiography: image quality, diagnostic accuracy, and potential for radiation dose reduction using a novel iterative image reconstruction technique comparison with traditional filtered back projection. Eur Radiol. 2011;21:2130–8.
6. Tatsugami F, Husmann L, Herzog BA, Burkhard N, Valenta I, Gaemperli O, Kaufmann PA. Evaluation of a body mass index-adapted protocol for low-dose 64-MDCT coronary angiography with prospective ECG triggering. AJR Am J Roentgenol. 2009; 192:635–8.
7. Halliburton SS, Abbara S, Chen MY, Gentry R, Mahesh M, Raff GL, Shaw LJ, Hausleiter J, Society of Cardiovascular Computed Tomography. SCCT guidelines on radiation dose and dose-optimization strategies in cardiovascular CT. J Cardiovasc Comput Tomogr. 2011;5:198–224.
8. Halliburton SS. Recent technologic advances in multi-detector row cardiac CT. Cardiol Clin. 2009;27:655–64.
9. Cody DD, Mahesh M. AAPM/RSNA physics tutorial for residents: technologic advances in multidetector CT with a focus on cardiac imaging. Radiographics. 2007;27:1829–37.
10. Abbara S, Arbab-Zadeh A, Callister TQ, Desai MY, Mamuya W, Thomson L, Weigold WG. SCCT guidelines for performance of coronary computed tomographic angiography: a report of the Society of Cardiovascular Computed Tomography Guidelines Committee. J Cardiovasc Comput Tomogr. 2009;3:190–204.
11. Halliburton S, Arbab-Zadeh A, Dey D, Einstein AJ, Gentry R, George RT, Gerber T, Mahesh M, Weigold WG. State-of-the-art in CT hardware and scan modes for cardiovascular CT. J Cardiovasc Comput Tomogr. 2012;6:154–63.
12. Achenbach S, Kondo T. Technical advances in cardiac CT. Cardiol Clin. 2012;30:1–8.
13. Husmann L, Herzog BA, Burkhard N, Valenta I, Burger IA, Gaemperli O, Kaufmann PA. Low-dose coronary CT angiography with prospective ECG triggering: validation of a contrast material protocol adapted to body mass index. AJR Am J Roentgenol. 2009;193:802–6.
14. Weininger M, Barraza JM, Kemper CA, Kalafut JF, Costello P, Schoepf UJ. Cardiothoracic CT angiography: current contrast medium delivery strategies. AJR Am J Roentgenol. 2011;196:W260–72.
15. Achenbach S, Boehmer K, Pflederer T, Ropers D, Seltmann M, Lell M, Anders K, Kuettner A, Uder M, Daniel WG, Marwan M. Influence of slice thickness and reconstruction kernel on the computed tomographic attenuation of coronary atherosclerotic plaque. J Cardiovasc Comput Tomogr. 2010;4:110–5.
16. Choi HS, et al. Pitfalls, artifacts, and remedies in multi-detector row CT coronary angiography. Radiographics. 2004;24:787–800.
17. Johnson PT, Fishman EK. Postprocessing techniques for cardiac computed tomographic angiography. Radiol Clin North Am. 2010;48:687–700.
18. Dalrymple NC, Prasad SR, Freckleton MW, Chintapalli KN. Informatics in radiology (infoRAD): introduction to the language of three-dimensional imaging with multidetector CT. Radiographics. 2005;25:1409–28.
19. Gosling O, Loader R, Venables P, Rowles N, Morgan-Hughes G, Roobottom C. Cardiac CT: are we underestimating the dose? A radiation dose study utilizing the 2007 ICRP tissue weighting factors and a cardiac specific scan volume. Clin Radiol. 2010;65:1013–7.
20. Soderberg M, Gunnarsson M. Automatic exposure control in computed tomography–an evaluation of systems from different manufacturers. Acta Radiol. 2010;51:625–34.

MR 技术概述

Eui-Young Choi，TaeHoon Kim

目录

E.-Y. Choi
Division of Cardiology, Heart Center, Gangnam Severance
Hospital, Yonsei University College of Medicine,
Seoul, Republic of Korea
e-mail: CHOI0928@yuhs.ac

T. Kim (✉)
Department of Radiology, Gangnam Severance Hospital, Yonsei
University College of Medicine, Seoul, Republic of Korea
e-mail: thkim1@yuhs.ac

摘要

目前心脏磁共振成像(MR)技术不断完善。然而，在临床应用中，建立全面的扫描方案及选择最佳的成像序列仍然面临挑战。目前有许多新技术用于提高信噪比和载噪比，减少伪影，制订个体化的扫描方案，考虑患者的血流动力学状态，提高患者的舒适度。本章通过介绍临床工作中扫描参数和成像序列，为 CMR 的广泛应用提供简要指导。

对象/设备	安全性
人工心脏瓣膜或瓣环成形术	严格禁忌证
植入式心脏起搏器	一般不安全(新型 MR 兼容 ICD 除外)心脏封堵器
MR 安全	
植入式心脏复律除颤器(ICD)	一般不安全(新型 MRI 兼容 ICD 除外)
心电记录器(事件监视器)	MR 特定条件下安全
下腔静脉滤器	MR 安全(大多数),MR 特定条件下安全(少数)
血流动力学支持装置(左心室辅助装置、主动脉内球囊反搏等)	MR 禁忌证
主动脉支架植入	MR 安全(除外腹主动脉瘤 Zenith 支架植入)
术后胸骨金属线缝合	MR 安全
冠状动脉支架及外周支架	MR 安全(大部分),MR 特定条件下安全(部分支架)

22.1 心脏磁共振成像

目前心脏磁共振成像(MR)技术不断完善。然而,在临床应用中,建立全面的扫描方案及选择最佳的成像序列仍然面临挑战。目前有许多新技术用于提高信噪比和载噪比,减少伪影,制订个体化的扫描方案,考虑患者的血流动力学状态,提高患者的舒适度。本章通过介绍临床工作中扫描参数和成像序列,为 CMR 的广泛应用提供简要指导。

22.1.1 临床适应证

● 缺血性心脏病:心肌灌注、整体及局部心肌运动、心肌活性和冠状动脉解剖评估。

● 心肌病:心肌组织学特征、全心功能和心室几何形态。

● 心脏瓣膜病变:心室几何形态、心肌组织学特征和严重的瓣膜狭窄或关闭不全。

● 心脏肿瘤:病灶特征及血流灌注。

● 心包疾病:心包增厚、心包缩窄、粘连邻近器官和累及心肌。

● 先天性心脏病:肺循环和右心室容积。

● 系统性疾病累及冠状动脉:心肌特征及与周围组织的关系。

22.1.2 心脏 MRI 的安全性

MRI 采用强磁场和射频脉冲,可产生磁力和潜在的组织热效应风险。因此,MRI 检查存在各种类型的禁忌证。有些装置会产生严重的伪影,干扰图像的正确解读。虽然目前大部分物质标明是非铁磁性的或弱铁磁性的,但在行 MRI 检查时,必须检查确认金属物品及装备的性质。同时要考虑患者的一般情况,使用造影剂要考虑患者的肾功能。

● 幽闭恐惧症。

● 钆造影剂对肾功能的损害,增加肾脏系统性纤维化的风险。

● 相对禁忌证:肾小球滤过率(GFR)>30mL/(min·1.73m^2),GFR<60mL/(min·1.73m^2)。

● 绝对禁忌证:肾小球滤过率<30mL/(min·1.73m^2),血清肌酐水平>3mg/dL,或是肾透析的患者。

● 植入假体或其他装置[1]。

22.1.3 心电门控

心电门控的最佳方法是心电图门控,需要高振幅的 QRS 波群,如果没有足够的 QRS 波群,也可采用外周指尖脉冲监测获得的外周脉冲。心律失常会导致不适当的触发及图像模糊或伪影。可采用心律失常抑制技术,但会延长采集时间。

● 前瞻式心电图门控(图 22.1a)

◆ 提供较好的时间分辨率图像,但扫描时间长。

◆ 不在心动周期结束时进行采集。

◆ 能很好地显示心脏解剖及肿瘤。

● 回顾性心电图门控(图 22.1b)

◆ 由于综合了不同心动周期的信息,故图像模糊。

◆ 可在整个心动周期采集图像。

◆ 对心律失常不敏感。

◆ 很好地显示心肌电影,用于评估局部及整体心肌的运动。

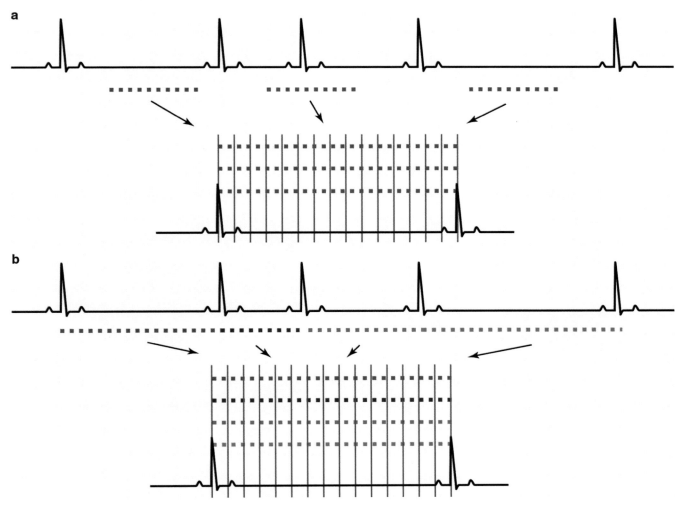

图 22.1　心电图门控方法。(a)前瞻式心电图门控:以 ECG 信号中的 R 波为扫描参考点采集数据。采集时间固定,与 R-R 间期无关。采集将会自动忽略记录心脏期前收缩的数据,从而避免由不正常脉搏数据导致的图像模糊。(b)回顾性心电图门控:通过采集整个 R-R 间期的数据重建 K 空间,采集时间根据心率进行变化。

22.1.4　呼吸固定

　　呼吸运动会导致图像模糊和信噪比降低,增加图像采集次数有助于提高信噪比,降低呼吸运动伪影[2]。临床有多种呼吸固定技术。

- 患者屏气
- 在图像采集中最常用。
- 用于标准的 MR 序列。
- 采集时间受限。
- 年纪大且病情严重者不适用。
- 呼吸门控(图 22.2)
- 监视患者的膈肌运动。
- 呼气末获得图像。

- 如果幅度小于 5mm,可采用特定的门控窗完成。
- 对缺乏合作的患者有效。
- 导致整个扫描时间延长。
- 自由呼吸模式

22.1.5　对比增强

　　团注造影剂可增加血液或目标组织信号强度。三维 MRA 可用于评估血管。目标组织的早期增强与组织的血流供应有关,能够同时反映组织的血容量比例和造影剂在血管外微循环血流灌注。炎性改变及富血供肿瘤组织表现为早期显著强化。心肌缺血时,增强早期造影剂的不同分布模式有助于鉴别正常心肌和病变心肌。

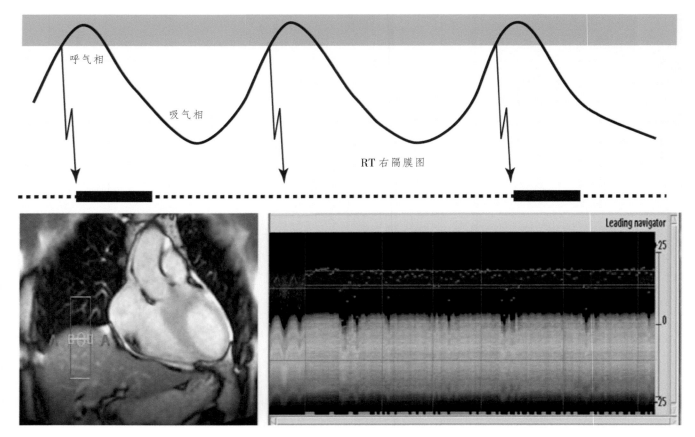

图 22.2　右隔膜上有导航回波的呼吸门控。当来自右隔膜的信号位于采集窗口内时执行扫描。当门控窗口小于 5mm 时图像很好。呼气相、吸气相和 RT 右隔图。

目标组织的晚期强化用于评估造影剂的淤积，评估组织纤维化的面积。翻转恢复序列能抑制正常心肌信号，更好地显示造影剂在心肌淤积。

- 造影剂的注射
- ◆ 最好采用团注(4~5mL/s，2~4s)。
- ◆ 继续团注生理盐水。
- ○ 冲刷入路内的造影剂。
- 对比增强
- ◆ 提高 MR 血管造影的信噪比。
- ◆ 能够获得不同结构的时序图像。
- ○ 如动脉或静脉。
- ◆ 提高组织特征的载噪比。
- ◆ 可用于获取目标图像的多个数据集。
- ○ 用于动态灌注研究。
- ◆ 用于评估肿瘤或炎症。
- ○ 应用于早期造影剂血池成像。
- ◆ 有助于评估梗死心肌。
- ○ 应用于延迟造影剂血池成像。

22.1.6　心脏基本视图(图 22.3)

心脏位于胸廓内，从标准的胸腔观察，走行倾斜。因此心脏 MRI 一般沿着心脏的长轴和短轴扫描，而不是胸腔。心脏的长轴是心底和心尖的连线，短轴垂直于心脏的长轴。虽然可以在任意方向，自由定位，全面观察心脏的结构，但我们常采用类似于超声心动图的定位方法，评估心腔的形态及功能，保证与临床医生的有效沟通。

- 两腔心
- ◆ 在心脏轴位上将定位线平行于左室心尖至二尖瓣中点的连线。
- 短轴位
- ◆ 从两腔心和四腔心定位，定位线垂直于心脏的长轴。
- 四腔心
- ◆ 在短轴位上，定位线平行于左心室的中心和心室下隔膜的短轴平面连线。

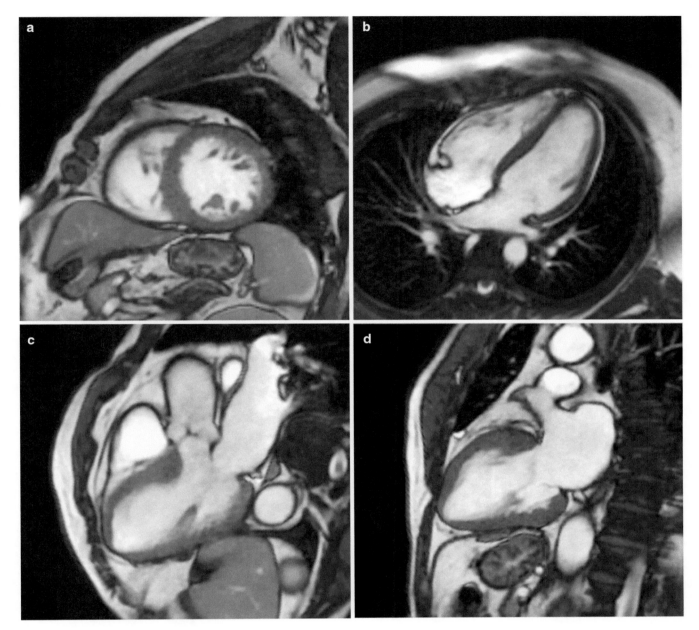

图 22.3　心脏基本视图。(a)短轴位、(b)四腔心位、(c)三腔心位、(d)两腔心位、(e)右心室流出道、(f)主动脉瓣位、(g)主动脉弓位。(待续)

● 三腔心

◆ 心脏短轴位的基底部定位,定位线通过左心室的中心与主动脉瓣连线。

● 可观察到肺动脉分叉的右心室流出道

◆ 心脏短轴位的基底部定位,定位线通过右心室的中心与肺动脉瓣连线。

● 主动脉弓(形态似"拐杖把")

◆ 在胸腔的轴位,定位线平行升主动脉和降主动脉中心的连线。

22.1.7　预备脉冲

在大多数情况下,MRI 信号强度非常弱,不能从目标图像获取准确的信息。预备脉冲的作用是在读出梯度上施加射频脉冲前预设脉冲,产生提前磁化。预备脉冲多在自旋回波序列和梯度回波序列采集前施加。该方法的主要作用是增加组织对比度,抑制目标组织信号强度。预备脉冲延长采集时间。

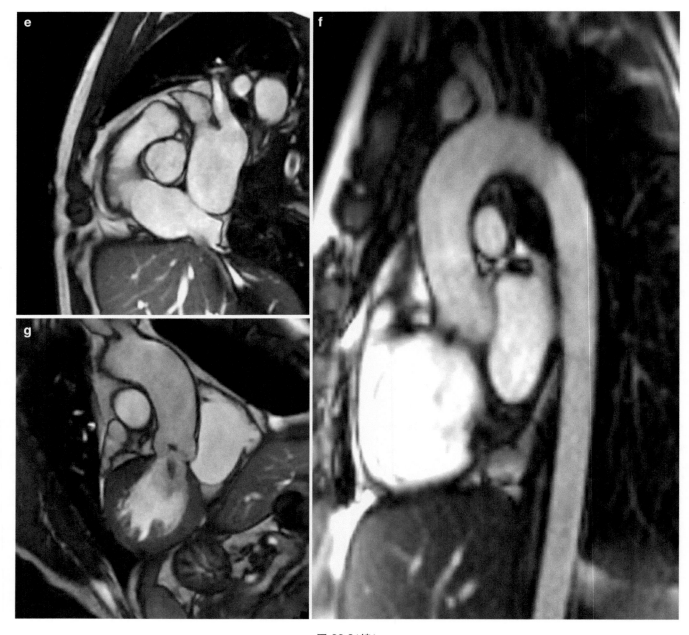

图 22.3(续)

- 反转脉冲(图 22.4)
- ◆ 目标组织 T1WI 成像效果明显。
- ◆ 能生成组织间多种对比图像。
- ◆ 可在自旋回波序列和梯度回波序列采集前施加。
- ◆ 采用 180°脉冲反转纵向磁化矢量。
- ◆ 如下方法用于抑制目标组织信号
- ○ 用于黑血序列的两反转脉冲。
- ○ 用于显示心肌水肿的三反转脉冲。
- ○ 脂肪饱和技术。
- ○ 用于抑制心肌的单反转脉冲。

- ○ 用于组织活性成像研究。
- ● T2 预备脉冲
- ◆ 有效显示目标组织的 T2 权重。
- ◆ 常用于 T2 值图成像,发现组织水肿。
- ◆ 采用 90°射频脉冲,紧随一系列 180°脉冲,最后再加−90°RF 脉冲恢复翻转。
- ◆ 用于目标组织加强 T2 加权成像。
- ○ T2 值图显示组织水肿[3]。
- ○ 心肌信号抑制(短 T2)。
- ○ 冠状动脉成像[4]。

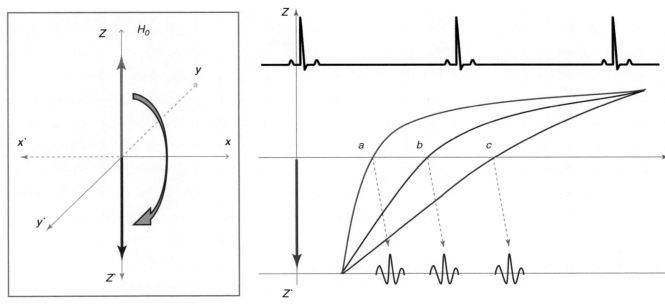

图 22.4　倒置脉冲的作用。反转脉冲用 180°脉冲反向磁化。根据反转时间反转脉冲可抑制靶组织,如脂肪、水、心肌或血液。

○ 钆剂增强扫描后黑血成像。

○ 用于心肌梗死成像[5]。

22.2　T1 和 T2 加权成像

MRI 信号强度一般取决于重复时间(TR)和回波时间(TE)。重复时间是指连续的激励之间的时间,回波时间是指激励与发现信号的时间,常用于自旋回波和梯度回波。我们需要选择适当、准确的 TR 和 TE 值去显示组织的成分。

22.2.1　T1 加权成像

● T1 加权图像的对比取决于不同组织的不同 T1 时间常数。

● 用于显示组织的解剖结构,区分组织周围的脂肪。

● 在自旋回波序列,TE 短,TR 时间等于 R-R 间隙时间。

● 脂肪组织呈高信号,水呈低信号。

● 常用于组织增强扫描前后对比。

22.2.2　T2 加权成像

● TE 直接决定横向信号衰减的多少。

● 可以显示水肿(炎症)的水信号。

● TE:当 TE 值增加引起失相位时,信噪比降低。

● TR 值一般等于 2 个 R-R 间期。

● 与水相比,脂肪组织的 T2 值较低。

● 流动的血液及血肿会有信号变化。

◆ 短时间反转恢复(STIR)序列可抑制脂肪更好地显示水肿成像(图 22.5)。

22.2.3　T2* 加权成像

● 由横向磁化(T2 效应)和局部磁场不均匀组成。

● 对局部磁场不均匀敏感。

● 采用梯度回波序列,非 180°脉冲。

● T2* 常低于 T2。

● 陈旧性出血及含铁血黄素沉积表现为信号丢失。

22.3　亮血和黑血成像

在 MRI 成像中,血液的信号受不同的运动效应影响。用于运动效应的 MRI 技术是时间飞跃(TOF)和相位对比成像。TOF 效应多用于血管成像,应用不同的预饱和脉冲,血管可表现为高信号或低信号。亮血是上游层面不饱和的血液与静止的心壁产生对比而形成的强信号,同时亮血信号能够不被新的磁化所取代(流动相关增强)。黑血是通过应用两个 180°脉冲抑制血流信号而产生的信号。第 1 个 180°脉冲是无平面选择的,使组织中所有的质子包括血液进行反转。第 2 个

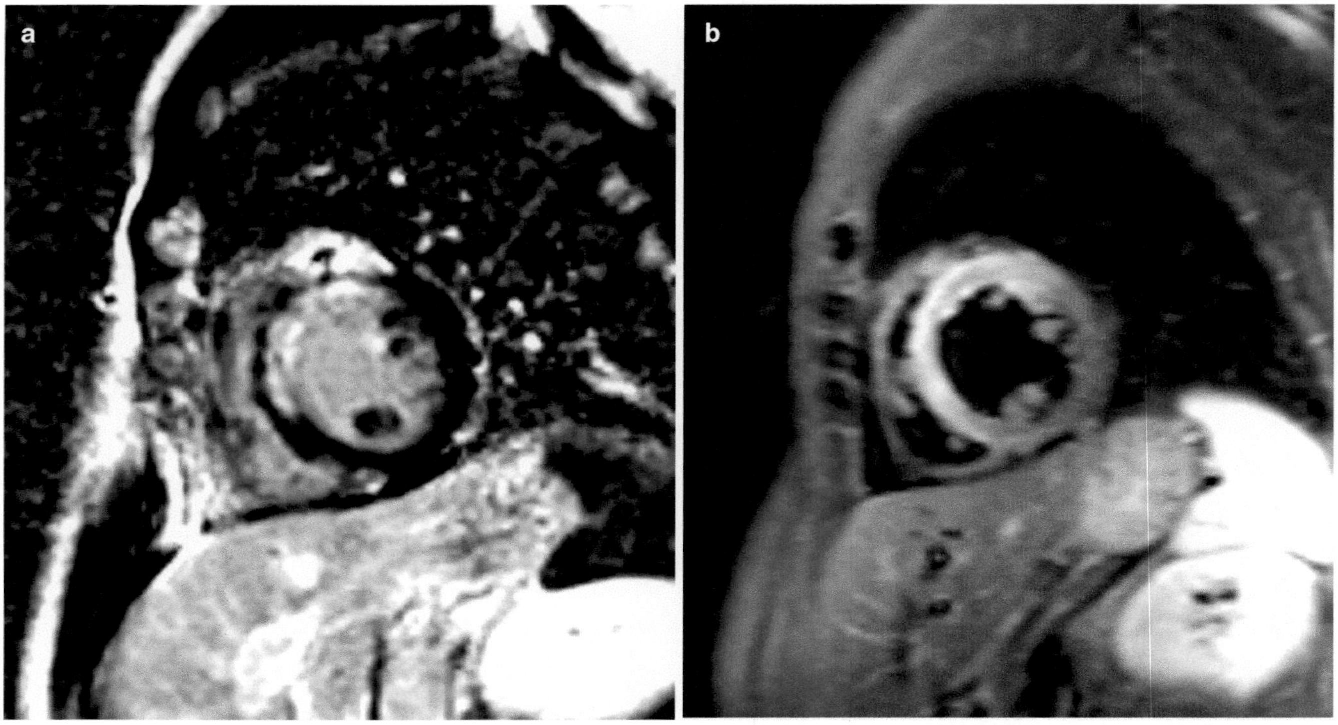

图 22.5　STIR 序列显示心肌梗死。(a)钆增强扫描显示左心室前壁的游离缘及室间隔明显强化。(b)STIR 序列显示左心室相同部位心肌水肿引起明显高信号。

180°脉冲有层面选择的，仅使目标层面组织的质子再次反转，恢复到原来的状态。该选择性脉冲一般在自旋回波或梯度回波序列之后。

22.3.1　亮血成像技术(图 22.6a)

- 与时间飞跃效应相关。
- 上游完全磁化的血液能够产生高信号。
- ◆ 取代目标层面的饱和血。
- 以流动相关增强为特点。
- 梯度回波序列可用（慢速血流的自旋回波成像）。

22.3.2　黑血成像技术(图 22.2b)

- 采用双反转脉冲获得图像。
- ◆ 非选择性反转脉冲应用于整体容积扫描。
- ◆ 有选择的反转脉冲用于目标组织磁化恢复。
- 充满血流的结构信号缺失，原因是被抑制的血流取代。
- ◆ 来自非选择的反转脉冲。

22.4　心脏电影成像

电影成像是来自心动周期不同时相高质量的运动成像，常在梯度回波序列成像。因此，流动相关的高信号主要依靠定位平面，血流方向（血管或心腔）垂直于定位平面表现为高信号。受反转角的影响，重复激励脉冲可减低相对静止的心肌信号。为减少采集时间，回波时间一般尽量短，稳定状态自由进动(SSFP)是心脏电影最常用的方法，该序列常采用回顾性心电门控，成像速度快且稳定。

22.4.1　稳定状态自由进动(图 22.7)

- 常用的序列是 TrueFisp、FIESTA 或平衡的快速梯度回波。
- 取代了早期的扰相梯度回波序列(FLASH)，有较高的载噪比和信噪比。
- 有较高的载噪比和时间分辨率。
- 快速重复射频脉冲引起的身体发热 (SAR)较弱，SAR 在高磁场更明显。

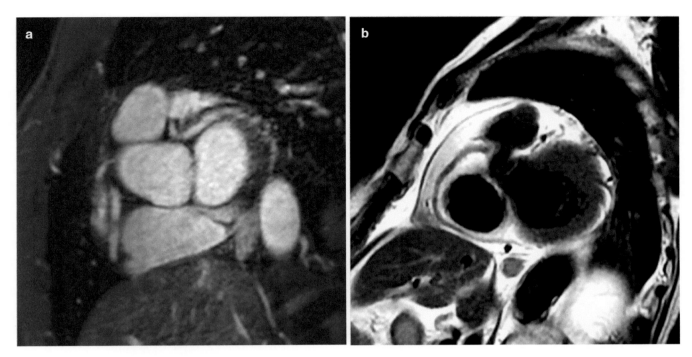

图 22.6 (a)亮血技术,右冠状动脉为高信号。(b)黑血技术,右冠状动脉为低信号。

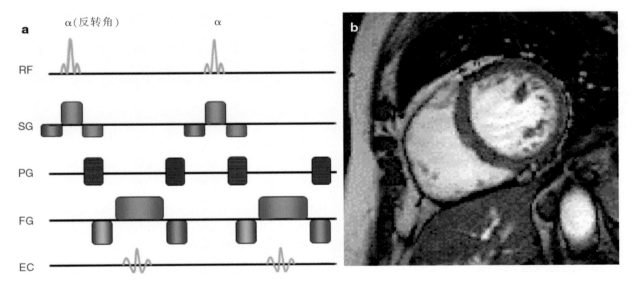

图 22.7 稳定状态自由进动序列(SSFP)。(a)图片显示扫描层面平行于平衡回波和频率编码方向。(b)TrueFisp 序列的左心室短轴位图像。

22.4.2 心功能评估(图 22.8)

- 常采用回顾性心电门控。
- 采用并行采集技术来减少采集时间。
- 采用短 TR,40~50ms,较多的 K 空间线。
- 空间分辨率高,一般小于 1.5mm/像素。
- 短轴位层面包括整个左心室腔。

22.4.3 心肌标记成像[6]

- 是电影成像衍变而来的技术。
- 联合电影成像和磁化标记,如磁化空间调节 (SPAMM)(图 22.9)。
- 用于定量分析局部心肌运动异常。
- 通过心肌局部变形计算心肌张力。

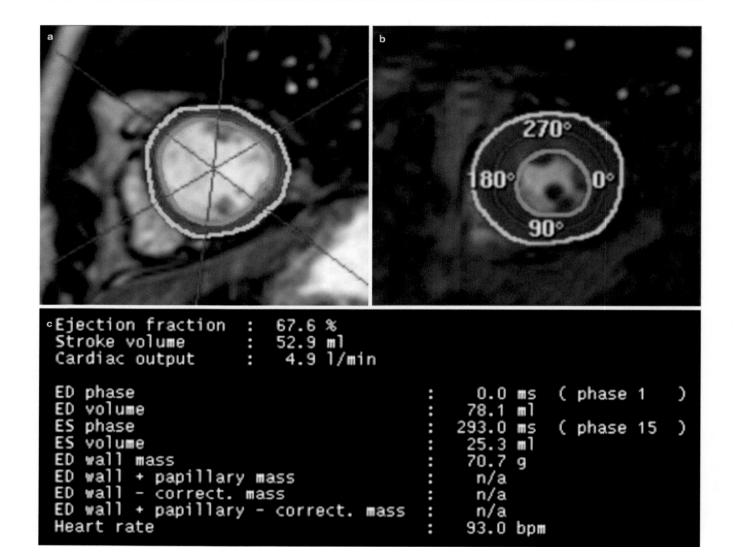

图 22.8 TrueFisp 序列评估左心室功能。(a,b)心脏收缩和舒张的短轴位成像。(c)采用改进的 Simpson 方法,数据来源于左心室连续的短轴位成像。

22.5 相位对比成像(流速编码梯度成像、速度编码值成像)

相位对比成像是另外一种电影成像衍变而来的技术,是基于运动引起的相位变化而成像。因此,我们能在相应的图像层面上评估运动血流的速度及血流容积。为了减小测量误差,成像平面需与目标血管腔垂直。速度的理想测量值取决于最佳的速度编码值,该值需调整到与相应速度一致。如果速度编码值太小或太大,由于低信噪比和速度变化之间的对比,结果会导致流速混淆或敏感性下降。

22.5.1 基本思路

- 该技术由电影成像衍变而来,有助于速度评估。
- 通常采用运动引起的相位偏移。由双极梯度脉冲引起(图 22.10)
  - 如图 22.10 所示,静止组织呈灰色,运动组织穿过静止组织。
  - 血流方向不同,扫描层面会出现白色或黑色。
  - 组织显示越白或越黑,表示其运动越快。
- 需要设计垂直于血流方向的层面成像
  - 减少使用大于 15°的成角,可降低速度模糊误差。

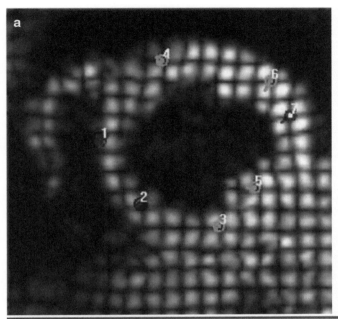

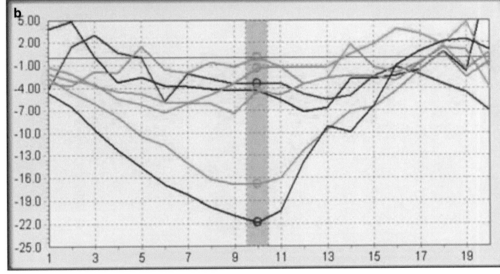

图 22.9 SPAMM 标记。(a) MRI 标记图像。(b) 曲线显示室间隔和左心室下壁运动减弱。侧壁收缩良好。

- 需要适当的时间分辨率, 25 帧/s 以上
- ◆ 较低的 TR 会低估峰值血流速度。
- 通过相位偏移度调节血流编码值
- ◆ 主动脉为 200~250cm/s。
- ◆ 动脉和瓣膜血流 100~150cm/s。
- ◆ 肺静脉血流<100cm/s。
- ◆ 全身静脉血流<50cm/s。

22.5.2 临床应用

- 测量通过主动脉和肺动脉的速度和容积。
- 测量左室及右心室流出道的血流量。
- 评估二尖瓣的流入量及左心室壁舒张期功能

障碍(图 22.11)。

- 评估三尖瓣及肺静脉的流入量。

22.6 心肌灌注成像

灌注早期成像与组织的血管化、血流过程中造影剂流入心肌组织量有关。心肌组织 T1 弛豫时间的改变由钆造影剂到达心肌细胞外间隙产生。为了获得全左心室高载噪比图像,我们通常采用扰相梯度回波、平衡 SSFP 和 GRE-EPI 序列。采用 90°的饱和恢复脉冲可得到较好的 T1 加权效应,单次激励梯度回波技术造影剂到达时表现为高信号。成像时间小于 1min,

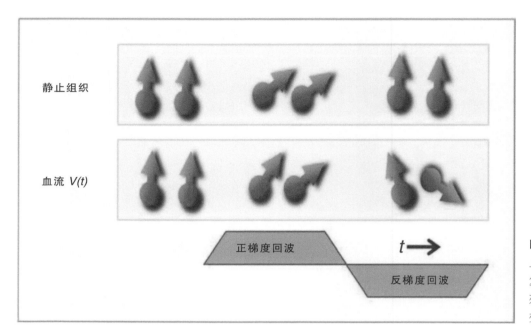

图 22.10 相位对比序列。静止组织在同一相位内完全恢复，但是在双极的梯度回波序列上同一相位会显示血流改变。

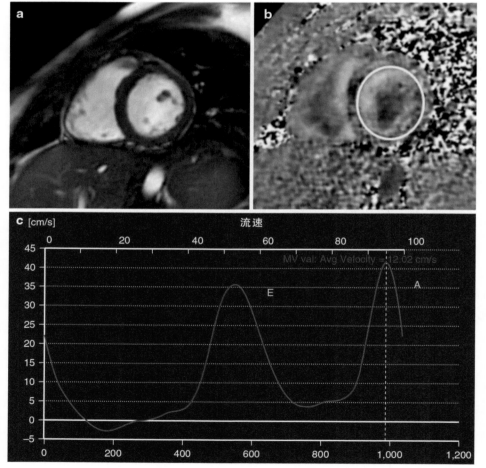

图 22.11 心脏舒张期二尖瓣流速编码梯度成像。(a)幅度电影 MR 成像。(b)相位电影成像。(c)左心室舒张功能不全，曲线显示为小 E 和高 A。

扫描过程中患者尽可能屏气。

22.6.1 首过灌注成像(图 22.12)

- 用于评估造影剂的心肌组织灌注(流入效应)。
- 采用 90°饱和恢复脉冲的单次激励梯度回波
- ◆ 抑制心肌组织信号,突出造影剂高信号。
- 成像时间小于 1min
- ◆ 在一个心动周期获得所有图像层面。
- 采用负荷成像药物,如腺苷
- ◆ 采用 140μg/(kg·min),共 6min。

22.7 钆剂增强成像

该成像方法的原理是钆造影剂在病变心肌沉积高于正常心肌。最基本的序列是 T1WI 超快速 GE 序列和 SSFP 序列。一般在注射造影剂 10~15min 后检查。正常心肌被 180°反转脉冲抑制,反转时间(T1)需通过 TI 探查技术确定。然而,最佳的反转时间选择非常困难,需根据患者的一般情况进行调整。相位敏感反转恢复技术(PSIR)非常有帮助和挑战性,该技术不依赖于反转时间。

22.7.1 钆剂增强成像

- 评估造影剂在心肌的沉积(流出效应)。
- 采用 T1WI 超快速梯度回波序列
- ◆ 采用带有预备反转恢复的扰相 GE 序列。
- ◆ 采用 TI 探测成像方法抑制心肌信号。
- 一般在注射造影剂 10~15min 后检查
- ◆ 钆剂增强早期成像
- ○ 用于诊断心肌缺血和亚急性心肌梗死。
- ○ 用于评估心肌炎及心肌感染(图 22.13)。
- ○ 用于评估富血供的心肌肿瘤。
- ◆ 钆剂增强晚期成像
- ○ 用于评估慢性心肌梗死心肌纤维化成分(图 22.14)。

22.7.2 相位敏感反转恢复成像

- 对反转时间不敏感。
- 在两次心动周期,获得主数据和参考数据两种图像。
- 从主数据中减去参考数据
- ◆ 梗死组织表现为亮信号(图 22.15)。

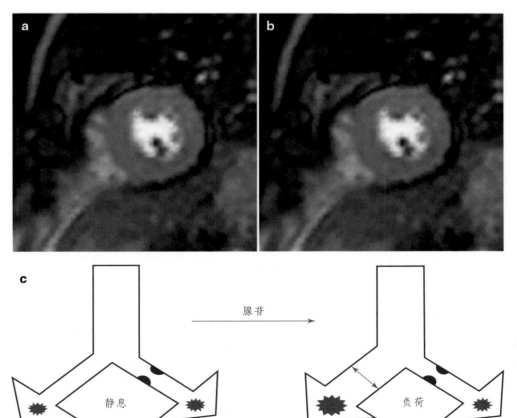

图 22.12 首过灌注成像。(a,b)负荷灌注成像显示左心室下外侧壁灌注缺失,该区静息灌注成像均匀增强。(c)曲线显示负荷状态病灶相对高灌注(右)。

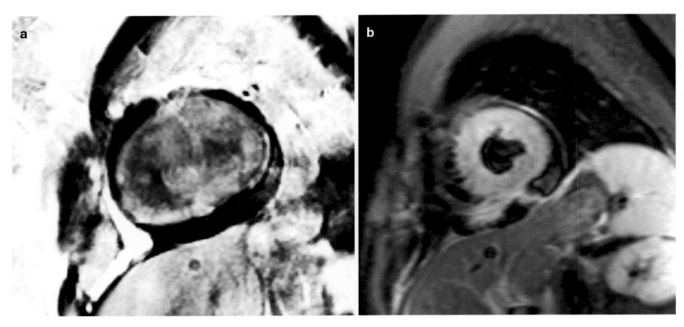

图 22.13　急性心肌梗死的 MRI 表现。(a)造影后 MR 图像显示钆剂增强早期的左心室壁明显强化。(b)STIR 成像显示弥漫性心肌水肿为高信号。

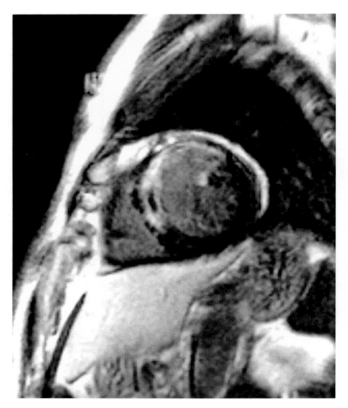

图 22.14　钆剂增强晚期成像显示，左心室心肌梗死前壁游离缘和室间隔明显强化,心肌梗死后黑边代表微循环灌注障碍区域。

- 不论反转时间是多少,正常心肌表现为高信号。

22.7.3　黑血相位敏感反转恢复成像(图 22.16)

- 在反转序列脉冲之前采用 T2 预备脉冲(磁化转移对比)。
- 生成黑血的 PSIR 图像。
- 提高梗死组织、血液及正常心肌之间的载噪比。

22.8　磁共振冠状动脉成像

　　冠状动脉造影是一种很有前途的技术,因为患者不需要辐射或注射碘造影剂的风险。严重钙化斑块的患者可通过冠状动脉磁共振血管造影检查,尽管钙化严重,但很容易显示管腔。屏气二维法是近 10 年来广泛应用的一种方法,但近年发展起来的三维梯度回波冠状动脉磁共振血管成像序列采用屏气法或呼吸门控自由呼吸方式。屏气方法具有时间效率高的优点,但它具有空间分辨率有限而且要花费三维体积覆盖的费用[7]。三维自由呼吸模式可在 10~15min 内覆盖整个心脏[8]。自由呼吸冠状动脉 MR 三维血管造影可用在 1.5T 扫描仪上无造影剂的导航仪门控 SSFP 或在 3T 扫描仪上有造影剂注射的损坏梯度回波进行。

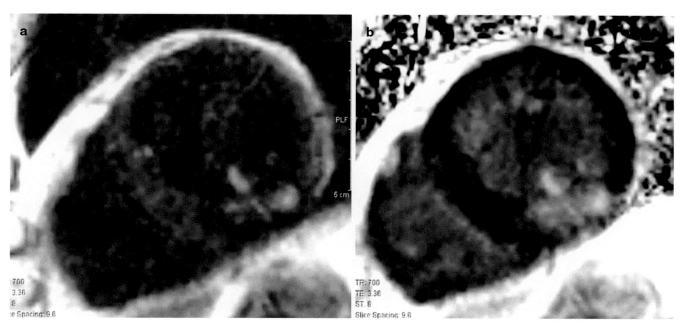

图 22.15　钆剂增强扫描晚期相位敏感反转成像。(a)由于反转时间值不准确,钆剂增强显示正常心肌和梗死心肌载噪比低。(b)相位敏感反转成像不需要恰当的反转时间,相同区域有非常好的载噪比。

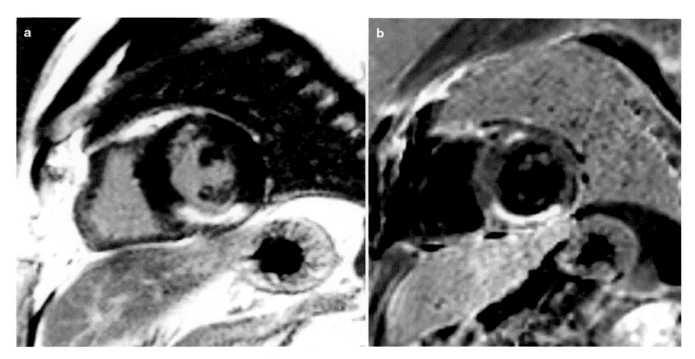

图 22.16　心肌梗死和黑血 PSIR 成像(FIDDLE 图像;在西门子机器上完成)。(a)LGE 成像显示左心室下壁明显强化。(b)FIDDLE 成像左心室同一部位强化。由于 FIDDLE 成像序列中的 T2 预备脉冲引起心室腔明显低信号。

22.8.1　磁共振冠状动脉成像扫描方案

- 在黑血技术下使用自旋回波序列。

- 常采用梯度回波序列
- ◆ 1.5T 扫描仪 SSFP 序列未注射造影剂(图 22.17)。
- ◆ 3T 扫描仪三维 TFE 序列注射造影剂(图 22.18)。

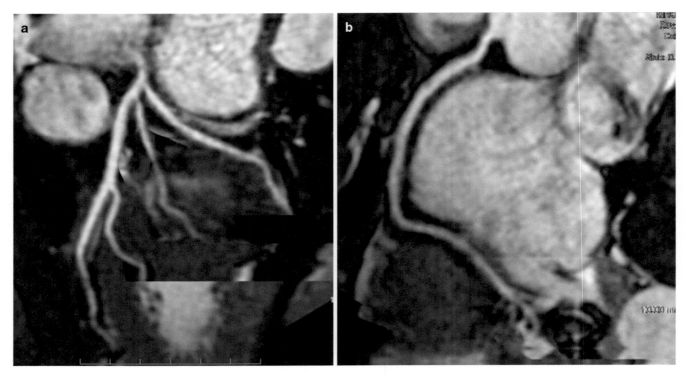

图 22.17 1.5T 磁共振冠状动脉成像。(a,b)平衡 FFE 序列未增强扫描在 MPR 曲面重建显示冠状动脉。

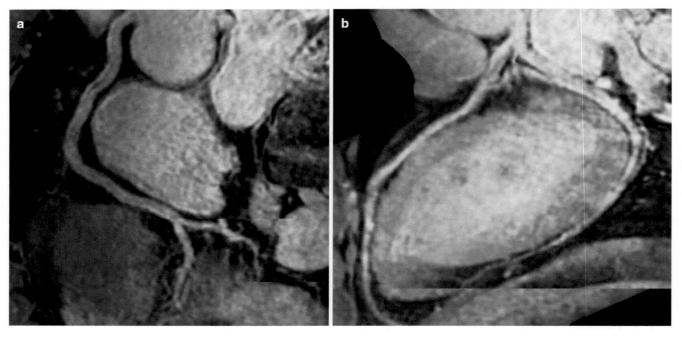

图 22.18 3T 磁共振冠状动脉成像。三维 TFE 序列成像增强扫描后 MPR 曲面重建显示冠状动脉。

22.8.2 临床应用

- 评估冠状动脉狭窄及冠状动脉搭桥术。
- 分析冠状动脉斑块及动脉管壁。

22.9 心肌图成像

定量技术能有效显示组织特征,在临床工作中指导患者治疗。定量研究各种情况下心肌纤维化及水含量。正常心肌保持水、蛋白及矿物质的平衡。T1 或 T2 值成像定量技术有助于发现心肌水肿,增强扫描后 T1 值成像发现纤维和蛋白沉积。

我们主要采用 T1 或 T2 预备脉冲,采用曲线拟合方法获取组织的 T1 或 T2 值。T1 值测量成像采用反转脉冲作为 T1 预脉冲,T2 成像采用 90°和 180°脉冲作为 T2 预备脉冲。每个值能在毫秒级显示,反映心肌组织的弛豫时间。这些过程不依赖采集条件及 MR 信号强度变化的影响。

22.9.1 T1 值图

- 在不同的反转恢复图像中产生,TI 随之不断变化。

◆ 一次屏气获得高空间分辨率图像。

- 采用反转脉冲作为 T1 预备脉冲。

- 可靠的运动矫正后,通过拟合曲线获得 T1 值图。

- 对运动不敏感。

- 有助于评估弥漫性心肌纤维化、水肿和心肌炎 (图 22.19)。

- 注射造影剂后,依赖心率和采集时间。

22.9.2 细胞外容积图

- 取决于细胞外容积及心肌纤维化。

- 按照正交年龄增加。

- 可通过以下公式获得[10]:

$$ECV_{(m)} = \frac{(1/T1)_{myo.post} - (1/T1)_{myo.pre}}{(1/T1)_{blood.post} - (1/T1)_{blood.pre}} \times (1 - hematocrit)$$

注:myo=心肌;pre=增强扫描前;post=增强扫描后。

22.9.3 T2 值图[11]

- 采用单次激励平衡 SSFP 梯度读出。

- 采用 90°、180°脉冲作为 T2 预备脉冲。

- 运动伪影矫正后通过拟合曲线获得 T2 值图。

- 与细胞内或细胞外含量水有关。

- 对运动伪影不敏感。

- 有助于发现心肌水肿(图 22.20)。

22.9.4 T2* 值图[12]

- 对顺磁效应敏感。

- 有助于发现出血和铁沉积。

- 出血后一天非常敏感。

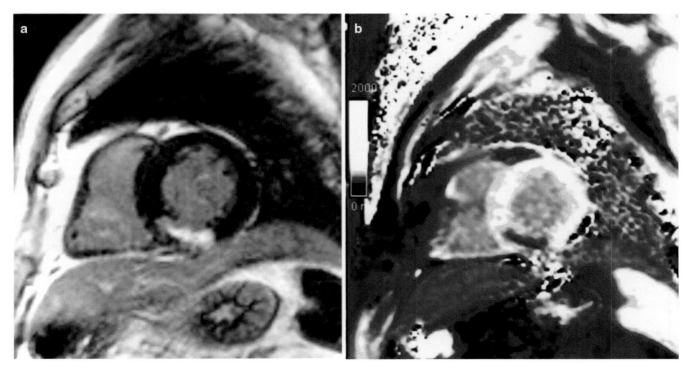

图 22.19 心肌梗死和 T1 值图。(a)增强扫描晚期显示左心室下壁明显强化。(b)T1 伪彩图显示心肌梗死引起造影剂沉积,T1 值缩短。

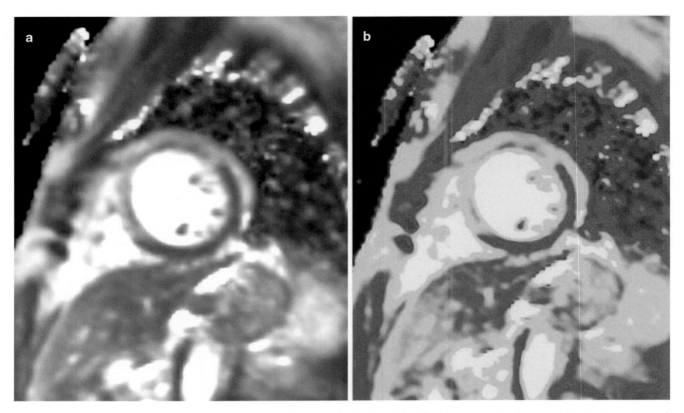

图 22.20　心肌水肿和 T2 值图。(a)T2WI 显示左心室前壁及室间隔水肿导致的高信号。(b)T2 伪彩图显示在左心室同一区域 T2 值延长。

- 血肿的顺磁效应表现为低信号。

22.9.5　图技术的临床应用

- T2 值图发现水肿。
- T1 值图发现心肌纤维化及心肌梗死。

参考文献

1. Levine GN, Gomes AS, Arai AE, Bluemke DA, Flamm SD, Kanal E, et al. Safety of magnetic resonance imaging in patients with cardiovascular devices: an American Heart Association scientific statement from the Committee on Diagnostic and Interventional Cardiac Catheterization, Council on Clinical Cardiology, and the Council on Cardiovascular Radiology and Intervention: endorsed by the American College of Cardiology Foundation, the North American Society for Cardiac Imaging, and the Society for Cardiovascular Magnetic Resonance. Circulation. 2007;116: 2878–91.
2. Haacke EM, Patrick JL. Reducing motion artifacts in two-dimensional Fourier transform imaging. Magn Reson Imaging. 1986;4:359–76.
3. Verhaert D, Thavendiranathan P, Giri S, Mihai G, Rajagopalan S, Simonetti OP, et al. Direct T2 quantification of myocardial edema in acute ischemic injury. JACC Cardiovasc Imaging. 2011;4: 269–78.
4. Botnar RM, Stuber M, Danias PG, Kissinger KV, Manning WJ. Improved coronary artery definition with T2-weighted, free-breathing, three-dimensional coronary MRA. Circulation. 1999;99:

3139–48.
5. Liu CY, Wieben O, Brittain JH, Reeder SB. Improved delayed enhanced myocardial imaging with T2-Prep inversion recovery magnetization preparation. J Magn Reson Imaging. 2008;28: 1280–6.
6. Ibrahim e SH. Myocardial tagging by cardiovascular magnetic resonance: evolution of techniques–pulse sequences, analysis algorithms, and applications. J Cardiovasc Magn Reson. 2011;13:36.
7. Foo TK, Ho VB, Saranathan M, Cheng LQ, Sakuma H, Kraitchman DL, et al. Feasibility of integrating high-spatial-resolution 3D breath-hold coronary MR angiography with myocardial perfusion and viability examinations. Radiology. 2005;235: 1025–30.
8. Sakuma H, Ichikawa Y, Suzawa N, Hirano T, Makino K, Koyama N, et al. Assessment of coronary arteries with total study time of less than 30 minutes by using whole-heart coronary MR angiography. Radiology. 2005;237:316–21.
9. Messroghli DR, Radjenovic A, Kozerke S, Higgins DM, Sivananthan MU, Ridgway JP. Modified Look-Locker inversion recovery (MOLLI) for high-resolution T1 mapping of the heart. Magn Reson Med. 2004;52:141–6.
10. Kellman P, Wilson JR, Xue H, Bandettini WP, Shanbhag SM, Druey KM, et al. Extracellular volume fraction mapping in the myocardium, part 2: initial clinical experience. J Cardiovasc Magn Reson. 2012;14:64.
11. Giri S, Chung YC, Merchant A, Mihai G, Rajagopalan S, Raman SV, et al. T2 quantification for improved detection of myocardial edema. J Cardiovasc Magn Reson. 2009;11:56.
12. O'Regan DP, Ahmed R, Karunanithy N, Neuwirth C, Tan Y, Durighel G, et al. Reperfusion hemorrhage following acute myocardial infarction: assessment with T2* mapping and effect on measuring the area at risk. Radiology. 2009;250:916–22.

索 引

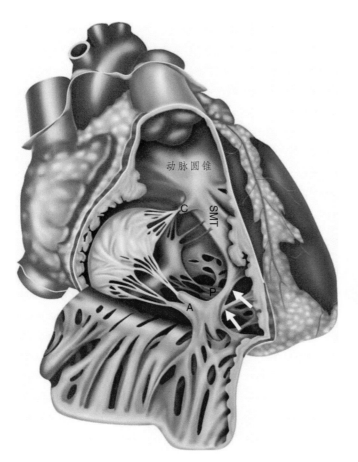

图 1.8

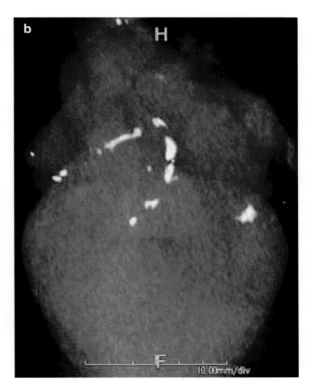

图 4.5b

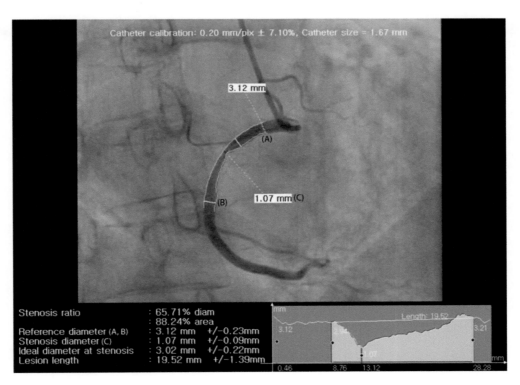

图 5.2

彩图 1

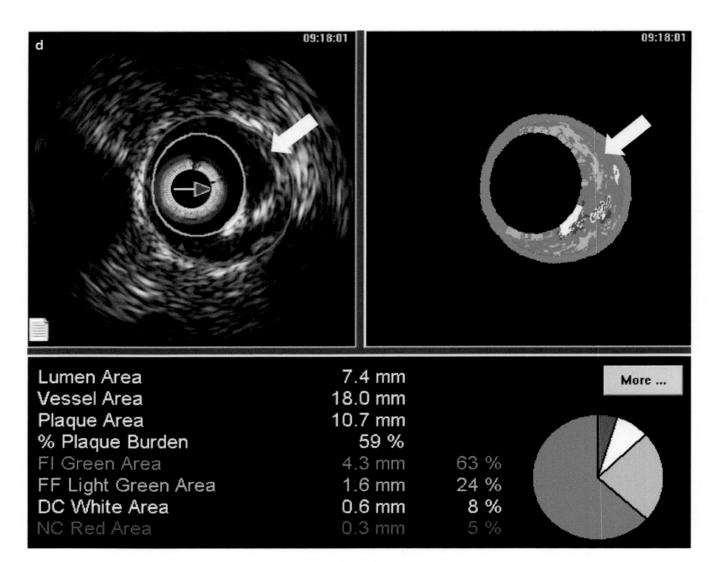

图 5.4d

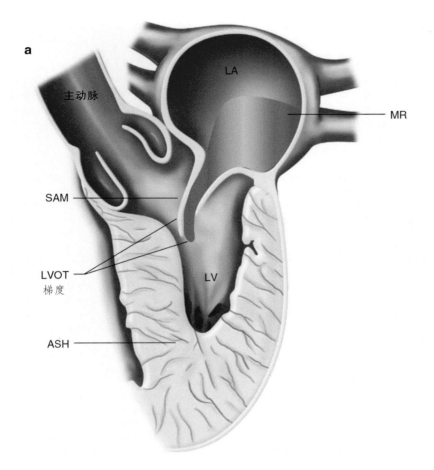

图 14.1a

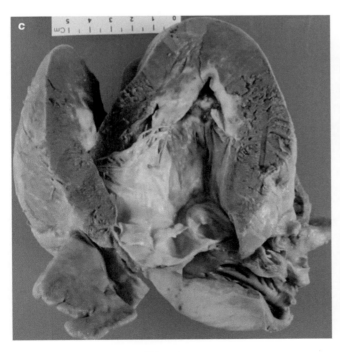

图 15.6c

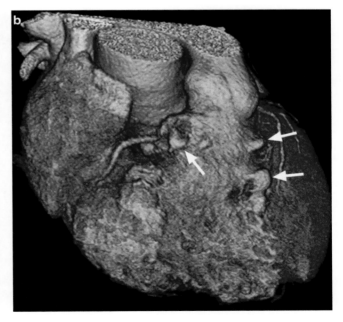

图 16.3b

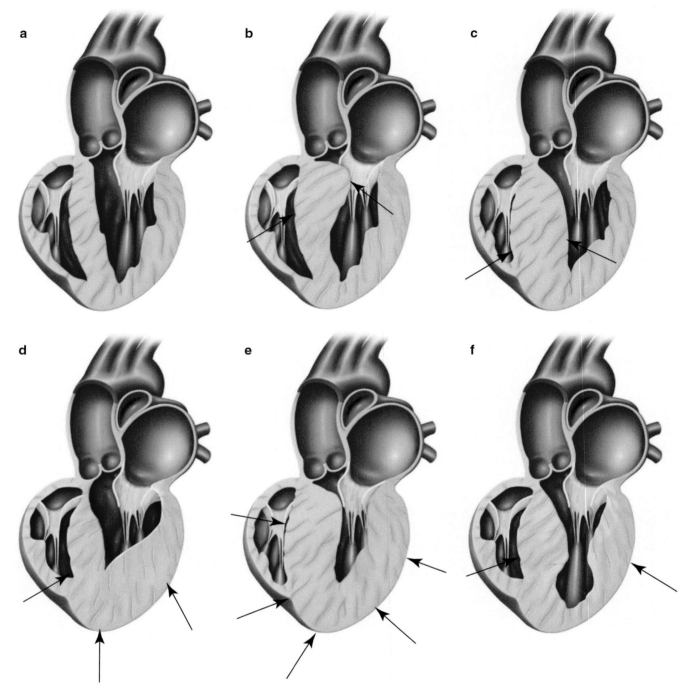

图 14.2a–f

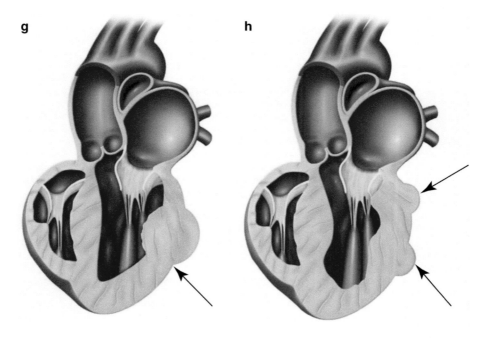

图 14.2g,h

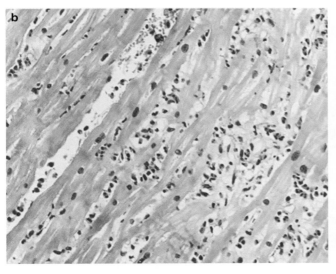

图 16.6b

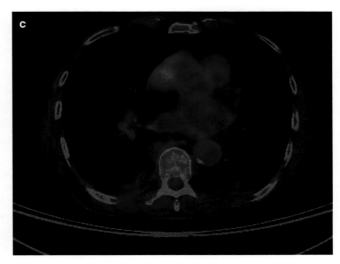

图 19.13c

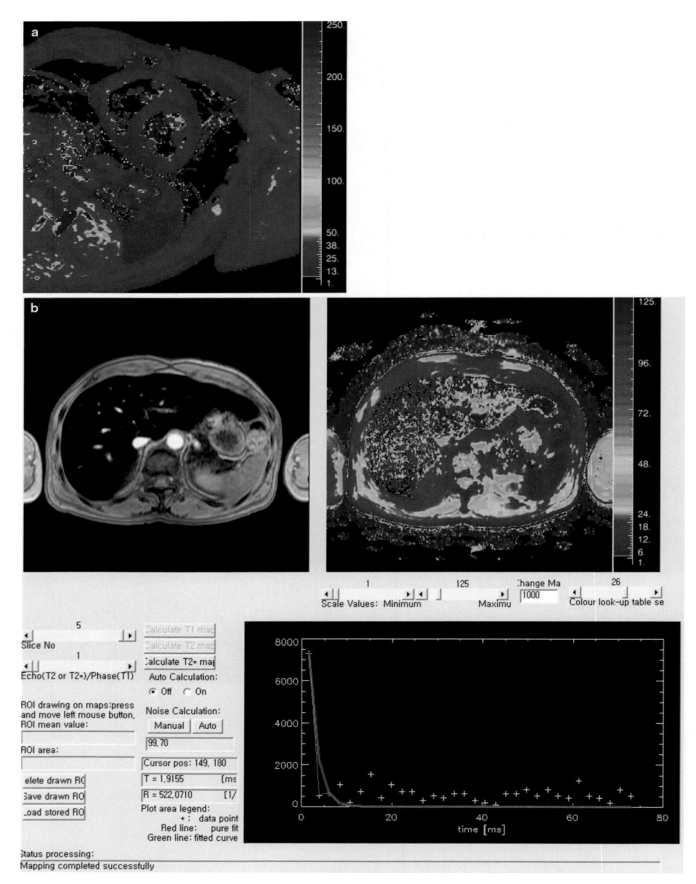

图 15.5

彩图 6

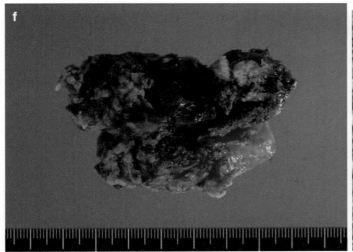
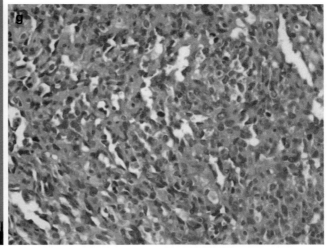

图 19.9f,g

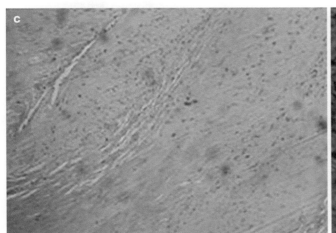
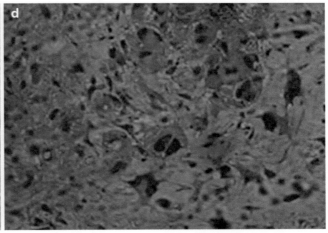

图 19.10c,d

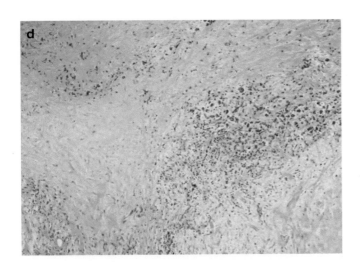

图 19.15d

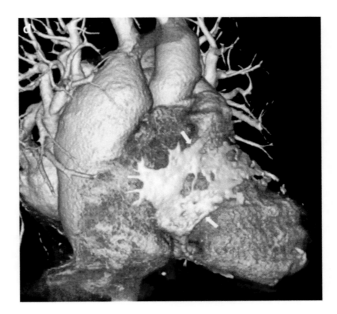

图 20.6d

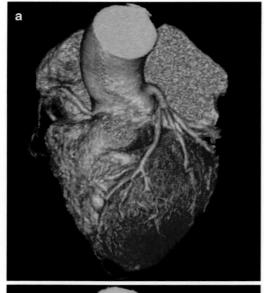

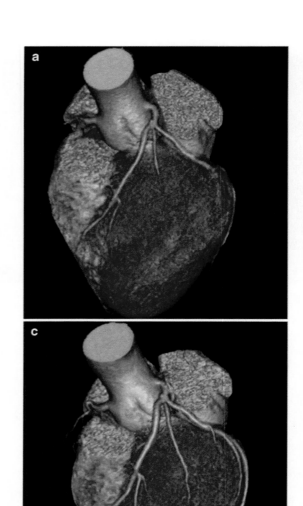

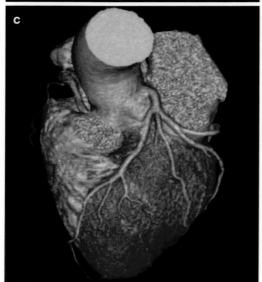

图 21.2a,c

图 21.3a,c

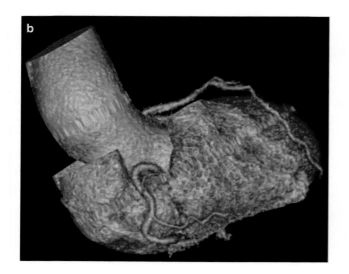

图 21.4b

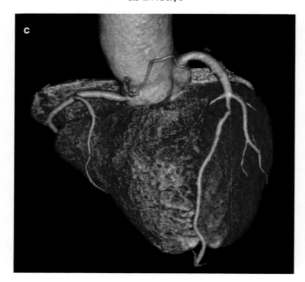

图 21.8c

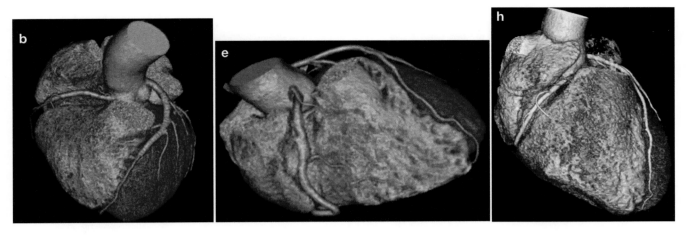

图 21.12b,e,h

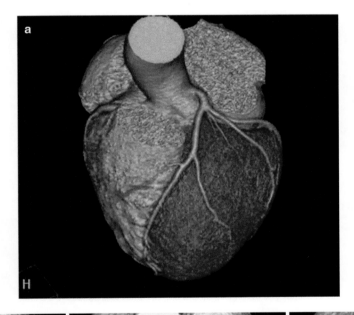

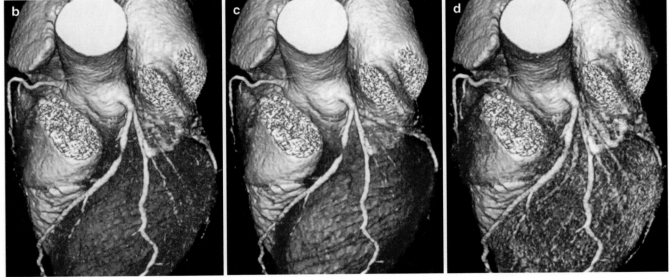

图 21.15a–d

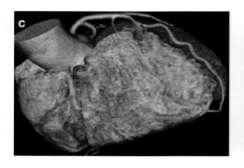
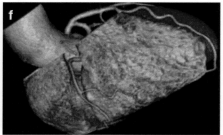

图 21.16c,f

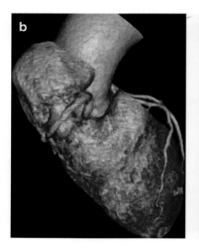
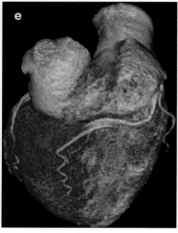

图 21.18b,e

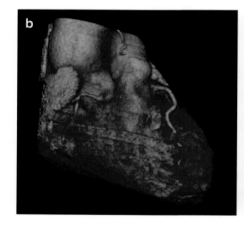
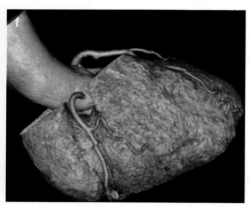

图 21.19b,f

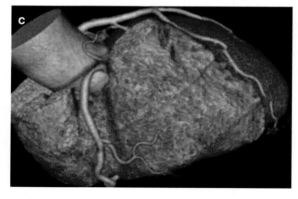

图 21.20c